CB123175

Atualização em Endoscopia Digestiva

Sociedade Brasileira de Endoscopia Digestiva
Gestão 2013-2014
Presidente – JOÃO CARLOS ANDREOLI
Vice-Presidente – RAMIRO R. F. MASCARENHAS
Primeiro-Secretário – JAIRO SILVA ALVES
Segundo-Secretário – SILVANA DAGOSTIM
Primeiro-Tesoureiro – DALTON MARQUES CHAVES
Segundo-Tesoureiro – LUÍS FERNANDO TÚLIO

Próximos Números

Novembro 2014 – Terapêutica Endoscópica no Esôfago
Maio 2015 – Terapêutica Endoscópica no Estômago e Delgado
Novembro 2015 – Terapêutica Endoscópica nos Cólons e Reto

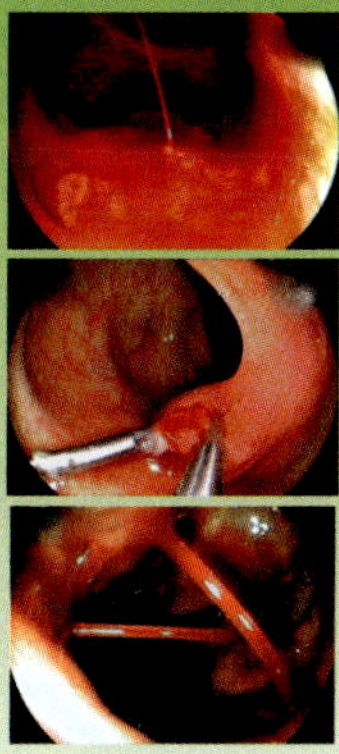

Atualização em Endoscopia Digestiva

Hemorragia Digestiva

Ano 1 – Volume 1/2014

Editor

Luiz Leite Luna

Coeditores

Cleber Vargas

Alexandre Pelosi

SOBED

REVINTER

Atualização em Endoscopia Digestiva – Hemorragia Digestiva
Ano 1, Volume 1
Copyright © 2014 by Livraria e Editora Revinter Ltda.

ISBN 978-85-372-0590-7

Todos os direitos reservados.
É expressamente proibida a reprodução
deste livro, no seu todo ou em parte,
por quaisquer meios, sem o consentimento,
por escrito, da Editora.

Contato com os autores:
lluna@openlink.com.br

CIP-BRASIL. CATALOGAÇÃO NA PUBLICAÇÃO
SINDICATO NACIONAL DOS EDITORES DE LIVROS, RJ

L983a

Luna, Luiz Leite
Atualização em endoscopia digestiva: hemorragia digestiva, n 1, v. 1/Luiz Leite Luna. - 1. ed. - Rio de Janeiro: Revinter, 2014.

il.

Inclui índice
ISBN 978-85-372-0590-7

1. Endoscopia. 2. Ultrassonografia. 3. Diagnóstico por imagem. I. Título.

14-10238 CDD: 616.3307545
CDU: 616-072.1

A precisão das indicações, as reações adversas e as relações de dosagem para as drogas citadas nesta obra podem sofrer alterações.
Solicitamos que o leitor reveja a farmacologia dos medicamentos aqui mencionados.
A responsabilidade civil e criminal, perante terceiros e perante a Editora Revinter, sobre o conteúdo total desta obra, incluindo as ilustrações e autorizações/créditos correspondentes, é do(s) autor(es) da mesma.

Livraria e Editora REVINTER Ltda.
Rua do Matoso, 170 – Tijuca
20270-135 – Rio de Janeiro – RJ
Tel.: (21) 2563-9700 – Fax: (21) 2563-9701
livraria@revinter.com.br – www.revinter.com.br

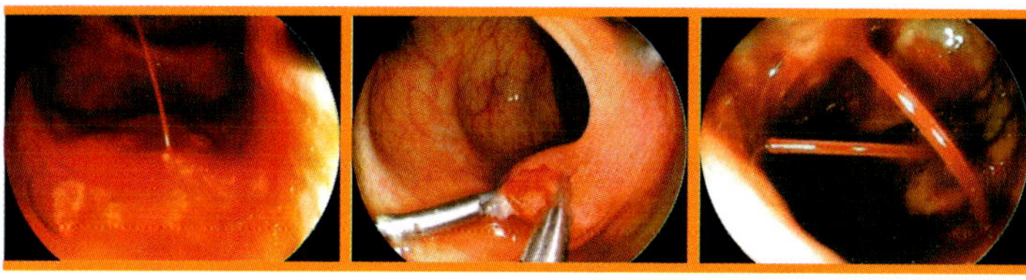

PREFÁCIO

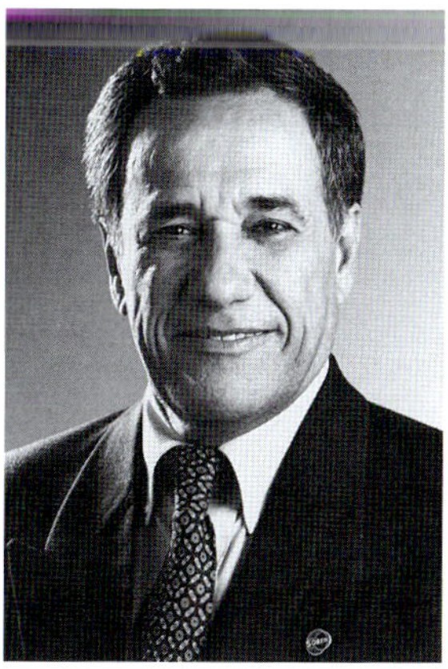

Estou honrado em prefaciar o Volume 1 do Ano 1 de ***Atualização em Endoscopia Digestiva***.

A SOBED, nos seus quase 40 anos de existência, tem-se caracterizado por proporcionar um ativo programa de Educação Médica Continuada por meio dos seus congressos nacionais e regionais, cursos, frequentes transmissões de aulas pela *web*, conferências, mesas-redondas e outros materiais didáticos, além de repetidas publicações de compêndios sobre Endoscopia Digestiva, tendo como autores vários dos seus membros. A qualidade destas vem progressivamente melhorando. Como Membro Fundador desta Sociedade, nos meus 45 anos de atividade endoscópica, tenho acompanhado de perto esta saudável e admirável qualidade da SOBED.

A rápida evolução dos métodos endoscópicos, com novas técnicas e modificações surgindo quase diariamente, obriga ao bom endoscopista permanente atualização.

Julgamos, pois, pertinente e oportuno, o lançamento de uma publicação periódica que intitulamos ***Atualização em Endoscopia Digestiva***, pela qual, de maneira objetiva e concisa, os vários temas da especialidade sejam revistos e atualizados. A ideia atual é o lançamento anual de dois números, estando sua continuidade e periodicidade condicionadas à aceitação do periódico pela comunidade endoscópica brasileira. É nosso pensamento atual e da Diretoria da nossa Sociedade que, à semelhança de publicações já existentes em outros países, este tipo de periódico, de fácil manuseio, claro, objetivo, com ampla e boa iconografia e com um viés brasileiro, tenha boas chances de sucesso.

A concepção desta publicação surgiu na gestão do Dr. Sérgio Luiz Bizinelli e foi concretizada agora na do Dr. João Carlos Andreoli, ambos os presidentes dando-nos amplo apoio para a sua realização e aos quais profundamente agradeço. Não pouparei esforços para a sua concretização.

Fiquei feliz com a aceitação de dois colegas do Rio de Janeiro, Dr. Cleber Vargas e Dr. Alexandre Dias Pelosi, para serem Coeditores da nova publicação.

A Livraria e Editora Revinter Ltda., já parceira da SOBED em várias publicações da mais alta qualidade, inclusive recebendo o honroso Prêmio Jabuti, será a responsável pela edição. Agradecemos, de antemão, ao seu Diretor, Sr. Sérgio Duarte Dortas, à Sra. Renata Barcellos Dias, Assistente da Diretoria, e ao Sr. Leonardo Dortas, pela cordialidade com que nos tem recebido, pelo otimismo com a nossa publicação e com a disposição para editá-la.

Neste Volume 1 do Ano 1, atualizaremos a Hemorragia Digestiva, assunto do mais alto interesse não só dos endoscopistas do trato digestório, mas também de todos os profissionais que eventualmente se envolvem com esta patologia.

Luiz Leite Luna
Editor

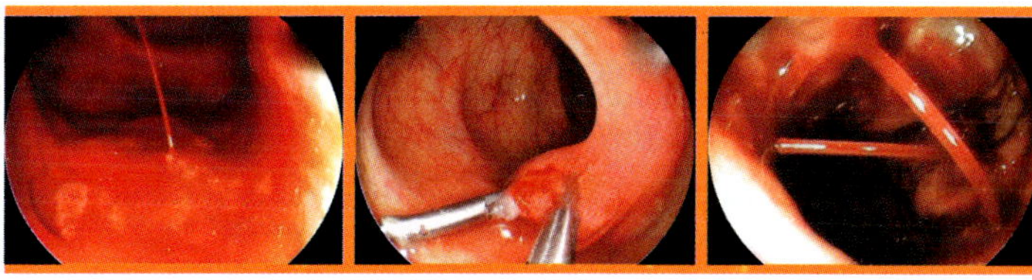

COLABORADORES

Adávio de Oliveira e Silva
Professor Livre-Docente do Departamento de Gastroenterologia da FMUSP
Diretor do CETEFI (Centro Terapêutico Especializado em Fígado) do Hospital da Beneficência Portuguesa de São Paulo
Chefe Clínico do Instituto do Fígado do Hospital da Beneficência Portuguesa de São Paulo

Admar Borges da Costa Júnior
Coordenador do Serviço, da Residência e do CET em Endoscopia Digestiva do Hospital da Restauração – Recife

Adriana Vaz Safatle-Ribeiro
Professora Livre-Docente em Cirurgia do Aparelho Digestivo e Coloproctologia pelo Departamento de Gastroenterologia da Faculdade de Medicina da Universidade de São Paulo
Médica-Assistente do Serviço de Endoscopia Gastrointestinal do Hospital das Clínicas e do Instituto do Câncer do Estado de São Paulo pelo Departamento de Gastroenterologia da Faculdade de Medicina da USP
Médica-Assistente do Serviço de Endoscopia do Hospital Sírio-Libanês

Alexandre de Tarso Machado
Doutorado em Medicina pela FMUSP
Radiologista Intervencionista dos Hospitais HC-UFMG, Monte Sinai e Santa Casa de Misericórdia de Juiz de Fora
Membro Titular da SOBRICE (Sociedade Brasileira de Radiologia Intervencionista e Cirurgia Endovascular)

Alexandre Pelosi
Membro Titular Especialista da Sociedade Brasileira de Endoscopia Digestiva
Staff do Serviço de Endoscopia Digestiva I do Instituto Nacional de Câncer – Rio de Janeiro, RJ
Staff do Serviço de Endoscopia Digestiva do Hospital Federal de Ipanema – Rio de Janeiro, RJ
Staff do Serviço de Endoscopia Digestiva do Hospital São Vicente de Paulo – Rio de Janeiro, RJ

Aline Campos de Britto
Residência de Clínica Médica pelo Hospital de Base do Distrito Federal
Residência e Título de Especialista em Gastroenterologia pelo HC-UFPE
Preceptora da Residência de Endoscopia Digestiva do Hospital da Restauração – PE

Angelita Habr Gama
Professora da Faculdade de Medicina da Universidade de São Paulo

Artur Adolfo Parada
Coordenador do Serviço de Endoscopia Digestiva do Hospital Nove de Julho – São Paulo, SP
Ex-Presidente da SOBED

Ben-Hur Ferraz Neto
Professor Livre-Docente pela Faculdade de Medicina da USP – Ribeirão Preto, SP
Diretor Cirúrgico do Instituto do Fígado do Hospital da Beneficência Portuguesa de São Paulo

Bernardo Rodrigues Caetano
Radiologista Intervencionista dos Hospitais da Rede D'OR no Rio de Janeiro e do INCA-RJ (Instituto Nacional de Câncer)

Charisse M. S. de Rodriguez Valido
Mestrado em Gastroenterologia pela UFRJ
Membro Titular da Sociedade Brasileira de Endoscopia Digestiva (SOBED)
Médica-Endoscopista dos Hospitais do Andaraí e Carlos Chagas – Rio de Janeiro, RJ

Christiane Soares Poncinelli
Endoscopista do Hospital da Polícia Militar e da Clínica BIOGASTRO – Belo Horizonte, MG
Membro Titular da SOBED

Cleber Vargas
Professor Adjunto da Faculdade de Medicina da UFRJ
Mestrado em Gastroenterologia pela UFRJ
Ex-Presidente e Membro Honorário da Sociedade Brasileira de Endoscopia Digestiva (SOBED)

Dalton Marques Chaves
Médico do Serviço de Endoscopia do Hospital das Clínicas da FMUSP
Doutorado pelo Departamento de Gastroenterologia da FMUSP

Daniela Teixeira Oliveira
Especialização em Endoscopia pela Sociedade Brasileira de Endoscopia Digestiva (SOBED)
Médica-Assistente do Serviço de Endoscopia Digestiva e Centro de Hemorragia Digestiva Prof. Dr. Igelmar Barreto Paes do Hospital Geral Roberto Santos – Salvador, BA
Médica-Assistente do Serviço de Endoscopia Digestiva do Hospital Aliança – Salvador, BA

David Corrêa Alves de Lima
Membro Titular da SOBED
Diretor e Endoscopista da Clínica BIOGASTRO – Núcleo de Gastroenterologia e Videoendoscopia Digestiva – Belo Horizonte, MG
Membro Titular da SOBED
Membro da *ASGE (American Society of Gastrointestinal Endoscopy)*

Evandro de Oliveira Souza
Médico-Assistente Clínico do CETEFI (Centro Terapêutico Especializado em Fígado) do Hospital da Beneficência Portuguesa de São Paulo
Doutorando do Departamento de Gastroenterologia da FMUSP

Felipe Paes Diniz
Radiologista Intervencionista dos Hospitais da Rede D'OR no Rio de Janeiro e do INCA-RJ (Instituto Nacional de Câncer)

Giovani Antonio Bemvenuti
Professor de Clínica Médica da Universidade Federal do Rio Grande do Sul
Ex-Presidente e Membro Honorário da SOBED

Gustavo Andrade de Paulo
Mestrado em Gastroenterologia pela Universidade de Londres
Doutorado em Gastroenterologia pela UNIFESP-EPM
Médico do Serviço de Endoscopia Digestiva do Hospital Albert Einstein – São Paulo, SP

Henrique Salas Martin
Radiologista Intervencionista dos Hospitais da Rede D'OR no Rio de Janeiro e do INCA-RJ (Instituto Nacional de Câncer)
Membro Titular da SOBRICE (Sociedade Brasileira de Radiologia Intervencionista e Cirurgia Endovascular)

Hugo Rodrigues Gouveia
Radiologista Intervencionista dos Hospitais da Rede D'OR no Rio de Janeiro e do INCA-RJ (Instituto Nacional de Câncer)
Membro Titular da SOBRICE (Sociedade Brasileira de Radiologia Intervencionista e Cirurgia Endovascular)

Igelmar Barreto Paes
Professor Adjunto de Gastroenterologia da Faculdade de Medicina da Universidade Federal da Bahia (UFBa)
Chefe do Serviço de Endoscopia Digestiva e Centro de Hemorragia Digestiva Prof. Dr. Igelmar Barreto Paes do Hospital Geral Roberto Santos – Salvador, BA
Chefe do Serviço de Endoscopia Digestiva do Hospital Aliança – Salvador, BA

José Hugo Mendes Luz
Radiologista Intervencionista dos Hospitais da Rede D'OR no Rio de Janeiro e do INCA-RJ (Instituto Nacional de Câncer)
Membro Titular da SOBRICE (Sociedade Brasileira de Radiologia Intervencionista e Cirurgia Endovascular)

Laercio Tenório Ribeiro
Membro Titular da Federação Brasileira de Gastroenterologia e da Sociedade Brasileira de Endoscopia Digestiva (SOBED)

Lígia Almeida Carlos Diniz
Residência em Clínica Médica pelo Hospital Universitário da UFPB
Residência em Gastroenterologia pelo Hospital Universitário Oswaldo Cruz da UPE
Residência em Endoscopia Digestiva pelo Hospital da Restauração – Recife, PE
Preceptora da Residência de Endoscopia Digestiva do Hospital da Restauração – Recife, PE

Lourianne Nascimento Cavalcante
Doutorado em Medicina e Saúde pela Universidade Federal da Bahia
Médica-Assistente do Núcleo de Hepatologia do Serviço de Endoscopia Digestiva e Centro de Hemorragia Digestiva Prof. Dr. Igelmar Barreto Paes do Hospital Geral Roberto Santos – Salvador, BA
Médica e Pesquisadora do Serviço de Gastro-Hepatologia do Hospital São Rafael – Salvador, BA

Luciana Harlacher
Médica-Residente do Serviço de Endoscopia Digestiva do Hospital de Clínicas de Porto Alegre

Luiz Felipe Paula Soares
Professor de Clínica Médica da Universidade Federal do Paraná
Ex-Presidente e Membro Honorário da SOBED

Luiz Leite Luna
Membro Titular, Especialista, Fundador e Honorário da Sociedade Brasileira de Endoscopia Digestiva
Membro Titular Especialista da Federação Brasileira de Gastroenterologia
Fellow em Gastroenterologia da *Lahey Clinic Foundation* – Boston, USA
Staff do Serviço de Endoscopia Digestiva do Hospital São Vicente de Paulo – Rio de Janeiro, RJ

Luiz Ronaldo Alberti
Professor Adjunto da Faculdade de Medicina da UFMG – Mestrado e Doutorado em Medicina pela UFMG
Endoscopista da Clínica BIOGASTRO e do Instituto Alfa de Gastroenterologia do Hospital das Clínicas da UFMG
Membro Titular da FBG e da SOBED

Maira Ribeiro de Almeida
Médica Pós-Graduanda pelo Departamento de Gastroenterologia da FMUSP

Marcela Mendes Assumpção
Médica-Assistente da Clínica do CETEFI (Centro Terapêutico Especializado em Fígado) do Hospital da Beneficência Portuguesa de São Paulo

Marcelo Averbach
Doutorado em Cirurgia pela Faculdade de Medicina da Universidade de São Paulo
Cirurgião e Colonoscopista do Hospital Sírio-Libanês – São Paulo, SP

Marcos Clarêncio Batista Silva
Mestrado em Medicina e Saúde pela Universidade Federal da Bahia
Coordenador do Serviço de Endoscopia Digestiva e Centro de Hemorragia Digestiva Prof. Igelmar Barreto Paes e do Programa de Residência Médica de Gastroenterologia do Hospital Geral Roberto Santos – Salvador, BA
Especialização em Endoscopia pela Sociedade Brasileira de Endoscopia Digestiva (SOBED)

Patricia Abrantes Luna
Membro Titular Especialista da Sociedade Brasileira de Endoscopia Digestiva
Membro Titular da Federação Brasileira de Gastroenterologia
Staff do Serviço de Endoscopia Digestiva do Hospital São Vicente de Paulo – Rio de Janeiro, RJ
Staff do Serviço de Endoscopia Digestiva do Hospital Federal de Bonsucesso – Rio de Janeiro, RJ
Staff do Serviço de Endoscopia Digestiva II do Instituto Nacional de Câncer

Paula Bechara Poletti
Diretora do Serviço de Gastroenterologia da Clínica do Hospital do Servidor Público Estadual de São Paulo
Assistente do Serviço de Endoscopia Digestiva do Hospital Nove de Julho – São Paulo, SP
Especialização em Endoscopia Digestiva pela SOBED

Paulo Corrêa
Cirurgião e Colonoscopista do Hospital Sírio-Libanês – São Paulo, SP
TSOBED, TSBCP, TSOBRACIL, FCBCD

Paulo Roberto Arruda Alves
Professor da Faculdade de Medicina da Universidade de São Paulo

Ramiro Robson Fernandes Mascarenhas
Doutorado em Medicina Interna pela Universidade Federal da Bahia
Preceptor do Programa de Residência Médica do Serviço de Gastroenterologia e do Serviço de Endoscopia Digestiva e Centro de Hemorragia Digestiva Prof. Igelmar Barreto Paes do Hospital Geral Roberto Santos – Salvador, BA

Raphael Braz Levigard
Radiologista Intervencionista dos Hospitais da Rede D'OR no Rio de Janeiro e do Hospital Federal de Bonsucesso – Rio de Janeiro, RJ
Membro Titular da SOBRICE (Sociedade Brasileira de Radiologia Intervencionista e Cirurgia Endovascular)

Raul Carlos Wahle
Médico-Assistente Clínico do CETEFI (Centro Terapêutico Especializado em Fígado) do Hospital da Beneficência Portuguesa de São Paulo
Doutorando da Disciplina de Gastroenterologia da UNIFESP

Renato Abrantes Luna
Membro Titular do Colégio Brasileiro de Cirurgiões
Staff do Serviço de Cirurgia Geral II do Hospital Federal dos Servidores do Estado – Rio de Janeiro, RJ (licenciado)
Fellow em Cirurgia Minimamente Invasiva, Oregon, *Health and Sciency University*, USA
Mestrado em Técnicas Videoendoscópicas pela Universidade Federal do Estado do Rio de Janeiro, RJ

Renzo Ruiz
Estagiário do Serviço de Endoscopia do Hospital Alemão Oswaldo Cruz – São Paulo, SP

Thiago Secchi
Assistente do Serviço de Endoscopia Digestiva do Hospital Nove de Julho – São Paulo, SP
Especialização em Endoscopia Digestiva pela SOBED

Tiago Nepomuceno
Radiologista Intervencionista dos Hospitais da Rede D'OR no Rio de Janeiro e do INCA-RJ (Instituto Nacional de Câncer)

Ulysses Ribeiro Jr.
Professor-Associado de Cirurgia do Aparelho Digestivo da Faculdade de Medicina da Universidade de São Paulo
Coordenador Cirúrgico do Instituto do Câncer do Estado de São Paulo – ICESP-HCFMUSP
Chefe do Centro Cirúrgico – ICESP-HCFMUSP

Vagner Birk Jeismann
Residente de Cirurgia do Aparelho Digestivo do Hospital das Clínicas da Faculdade de Medicina da Universidade de São Paulo

Verônica Desirée Samudio Cardoso
Médica-Assistente Clínica do CETEFI (Centro Terapêutico Especializado em Fígado) do Hospital da Beneficência Portuguesa de São Paulo

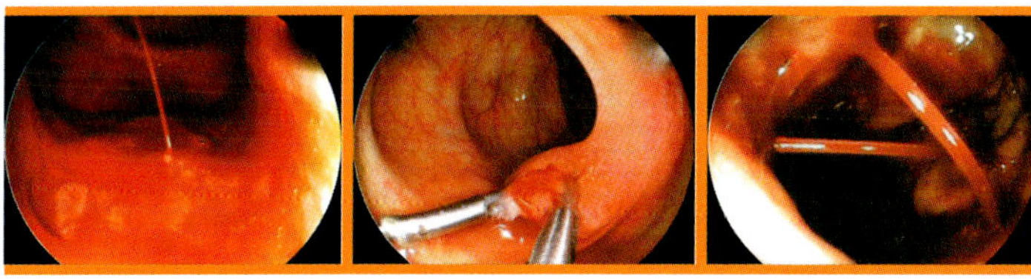

Sumário

Atualização em Endoscopia Digestiva

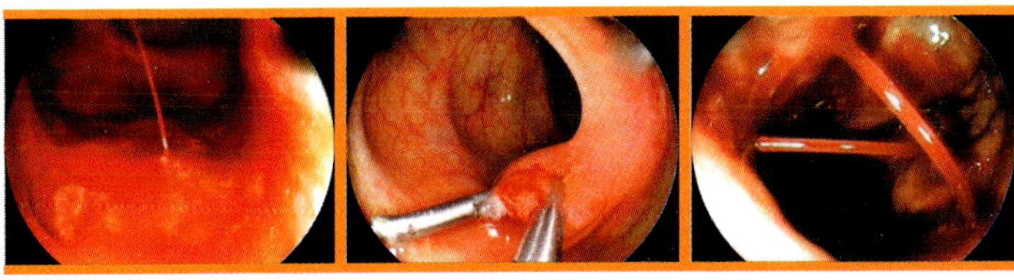

1

Hemorragia Digestiva Alta em 2014 – Uma Visão Geral

Cleber Vargas
Clarisse M. S. de Rodriguez Valido

INTRODUÇÃO

Foi certamente uma feliz casualidade para os médicos gastroenterologistas, em atividade na segunda metade do século passado, terem o privilégio de ver surgir e desenvolver a endoscopia digestiva. Entre as suas múltiplas indicações, a hemorragia aguda no tubo digestório foi a manifestação clínica que mais estimulou e deu prestígio à especialidade em seus primórdios.

Embora proposta por Eddy Palmer, desde 1952, a abordagem endoscópica precoce da hemorragia digestiva alta (HDA) só pode ser plenamente aplicada a partir dos anos 1970, quando a Olympus lançou o seu panendoscópio GIF-D, de visão distal, que possibilitava a visualização de todo o trato digestório alto (Figs. 1-1 e 1-2).[1]

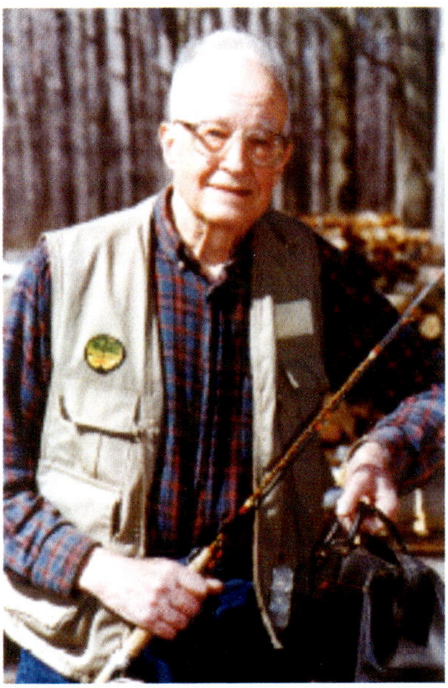

Fig. 1-1. Eddy Palmer (1918-2010).

O estudo radiológico – seriografia esofagogastroduodenal – feito com sulfato de bário como contraste, tinha muitas limitações, como a gravidade dos pacientes, prejudicando o seu transporte, a identificação de mais de uma lesão, sem poder definir qual era a responsável pelo sangramento e a não percepção de lesões planas. A endoscopia digestiva alta (EDA) emergencial firmou-se logo como o exame

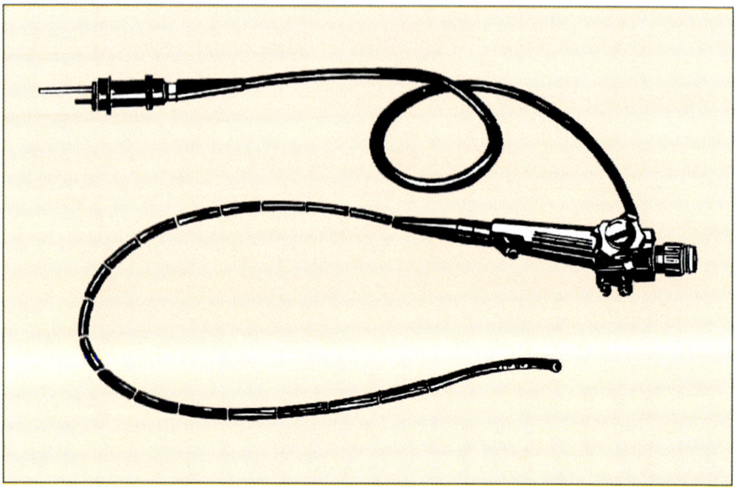

Fig. 1-2. Endoscópio Olympus GIF-D.

diagnóstico por excelência, pela sua capacidade de visualizar a lesão, definir suas características e localização, ver se estava sangrando ou não, permitir a colheita de biópsias para histologia e emitir um prognóstico. Com estes dados, a abordagem cirúrgica, quando necessária, teve muito facilitada a sua atuação.

No período de junho de 1975 a agosto de 1982, no Centro de Hemorragia Digestiva do Hospital do Andaraí, no Rio de Janeiro, foram examinados 2.561 pacientes com HDA. As etiologias encontradas estão no Quadro 1-1.

Nos últimos 40 anos, com a introdução gradativa de novos recursos terapêuticos endoscópicos na HDA, houve uma redução das indicações cirúrgicas e da mortalidade, comprovada pela comparação de séries históricas antes e depois desta introdução – Laine e Peterson,[2] em 1994, e Cook *et al.*,[3] em 1992 – e, justificando o primeiro Consenso do Instituto Nacional de Saúde (NIH) norte-americano,[4] definindo a endoscopia como a primeira opção terapêutica para a HDA.

A incidência da hemorragia digestiva alta (HDA) é calculada em 20 a 60 casos por 100.000 adultos/ano para sangramento não varicoso.[5,6] Nos Estados Unidos, são feitas 300.000 internações/ano, com uma mortalidade acima de 10%, significando 30.000 mortes anuais.[7]

Estes números vêm diminuindo apenas discretamente com o tempo, apesar de todo o desenvolvimento dos recursos endoscópicos e da cirurgia. Com o advento dos inibidores da bomba de prótons, observou-se redução da frequência e da mortalidade nos pacientes ulcerosos, mas que foi compensada pela incidência, cada vez maior, em pacientes idosos e/ou com doenças crônicas, em

Quadro 1-1. Etiologia da HDA (Hospital do Andaraí)

Etiologia		Nº de pacientes	%
Úlcera duodenal		923	35%
Varizes esofagianas		563	20%
Úlcera gástrica		382	14%
Lesão aguda de mucosa gástrica	Úlcera aguda	164	10%
	Gastrite hemorrágica	129	
Blastoma gástrico		102	3,7%
Esofagite		78	2,8%
Mallory-Weiss		72	[illegible]
Úlcera de boca anastomótica		50	1,8%
Causas raras		32	1,1%
Não diagnosticados		66	2,4%
Não endoscopados		154	5,6%
TOTAL		2.715	

especial as hepatopatias (Quadro 1-2).[8] Eles resistem menos do que os mais jovens e têm alto risco de morte, em razão das comorbidades e frequentes complicações. A hipotensão arterial agrava problemas vasculares, ocasionando infarto do miocárdio, acidente vascular encefálico e insuficiência renal aguda.[8-12]

É nestes pacientes críticos que a endoscopia digestiva exerce uma atuação plena, ao fazer o diagnóstico da lesão hemorrágica, avaliar o seu risco de ressangramento, fazer a sua profilaxia, se indicado e, na vigência dele, proceder à hemostasia. Completa-se a equipe médica com a participação do clínico, do cirurgião e do radiologista intervencionista, quando necessário.

O atendimento aos pacientes, no entanto, é heterogêneo, havendo hospitais com capacitação variável, às vezes sem endoscopista experiente ou cirurgião habilitado. A formatação de Centros de Hemorragia Digestiva, com especialistas treinados e voltados para o problema, tem produzido excelentes resultados.

Quadro 1-2. Mortalidade em pacientes com hemorragia digestiva alta[8]

	Czernichow[9]	Di Fiore[10]	Theocharis[11]	Hearnshaw[12]
Ano de publicação	2000	2005	2008	2010
Nº de pacientes	2.133	453	353	6.750
Mortalidade total %	14,3	7,2	6,5	7,4
Varizes %	22,8	15,2	9	15
Úlcera péptica %	13,3	5	4,2	8,7

FORMAS DE APRESENTAÇÃO

O sangue originário do tubo digestório pode ser visualizado por três formas: hematêmese, melena e enterorragia.

1. **Hematêmese**: o vômito de sangue é facilmente reconhecido quando constituído de sangue vivo e rutilante, ou quando, parcialmente digerido, com aspecto de "borra de café". A hemorragia de pequena monta pode ter o reconhecimento dificultado, ao se misturar com o líquido escuro de estase ou com resíduos alimentares. O médico deve cultivar o hábito de ver pessoalmente o material eliminado. A hematêmese sugere que a lesão hemorrágica está situada entre a boca e o ângulo de Treitz. Falsas hematêmeses devem ser excluídas, como a epistaxe, hemoptise, sangramento dentário ou mordedura de língua (convulsão).
2. **Melena**: é a passagem de sangue digerido pelo ânus. Geralmente misturado com fezes diarreicas, tem cor preta e odor fétido característico. Pode ser contemporânea com a hematêmese ou vir isoladamente. Sua presença indica que a lesão situa-se antes da válvula ileocecal, face ao processo digestivo sofrido. São também as lesões do esôfago e estômago, mas principalmente as duodenais, as que podem cursar apenas como melena. Já os sangramentos originários do intestino delgado, menos frequentes, sempre se comportam assim. As falsas melenas são observadas na ingestão de sais de ferro, compostos com bismuto e alimentos, como a beterraba. O exame das evacuações é útil após a internação, como mais um dado para avaliar se o sangramento persiste, cessou ou recidivou. É sabido, no entanto, que o volume da melena não se correlaciona necessariamente com o volume sanguíneo perdido. Se por um lado, a ingestão de 100 mL de sangue total é suficiente para dar melena, volume muito maior pode não se exteriorizar, retido no colo com doença diverticular. Quando se colocam 1.000 mL de sangue no estômago normal, constata-se enterorragia seguida de melena por até 5 dias, demonstrando a dificuldade de se interpretar a melena como indício de persistência do sangramento.
3. **Enterorragia:** é a saída de sangue vivo pelo ânus. Na maioria dos casos, implica em sangramento baixo, ao nível dos colos ou do reto. No entanto, algumas hemorragias oriundas do tubo digestório alto podem, assim, exteriorizar-se quando o volume de sangue perdido for muito grande, o trânsito intestinal for muito acelerado ou houver algum trajeto fistuloso entre o tubo digestório alto e o colo. É útil precisar se o sangue está misturado ou incluído no bolo fecal (lesão de colo proximal ou mais alta) ou apenas o tinge externamente (lesão de sigmoide e reto).

EPIDEMIOLOGIA

Nos últimos anos, observa-se uma diminuição na incidência da hemorragia digestiva alta não varicosa (HDANV). Trabalhos epidemiológicos recentes têm confirmado esta impressão (Quadro 1-2). Em levantamentos em 2001 e 2009, a HDA em geral foi responsável por 92% das complicações digestivas que motivaram internação hospitalar. Nos anos 1990, nos Estados Unidos, a hospitalização por HDA era de 100 casos por 100.000 habitantes, ou seja, 5 vezes maior que a por sangramento digestivo baixo (Quadros 1-3 e 1-4).[13,14]

Laine e Peterson (1994)[2] estimaram que a úlcera péptica hemorrágica fosse responsável por 250 a 300 mil internações anuais, com gastos de 2,5 bilhões de dólares e mortalidade de 5 a 14%. Em 2012, contabilizando 5 milhões de internações por HDA, Laine *et al.*[15] mostraram que, no período de 2001 a 2009, hou-

Quadro 1-3. Hospitalização e morte por complicações GI nos EUA de 2004 a 2009 (5 milhões de internações)[15]

Hospitalização		
< 65 anos	=	63/100 mil
65-75 anos	=	548/100 mil 9× +
> 75 anos	=	1.269/100 mil 20× +
Os > 65 anos tiveram 13× + HDA	e	39× + HDB que os < 65 anos
Mortalidade		
< 65 a = 1,7%		> 75 a = 3,1%

HDA = hemorragia digestiva alta; HDB = hemorragia digestiva baixa.

Quadro 1-4. Hospitalização e morte por complicações GI nos EUA (5 milhões de internações)[15]

Internações /100 mil hab.	2004	2009
HDA	85	65 (– 24%)
HDB	46	38 (– 19%)
HDOO	52	57 (+ 10%)
TOTAL	188	160 (– 13%)
Mortalidade (%)		
HDA	2,5	2,4
HDB	1,7	1,5
HDOO	4,3	3,0

HDA = hemorragia digestiva alta; HDB = hemorragia digestiva baixa; HDOO = hemorragia digestiva de origem obscura.

ve uma diminuição de 17,8% nestas internações (78,4 para 60,6 por 100.000 hab.), p = 0,004.

Quando colecionadas e comparadas às principais etiologias de HDANV em dois períodos – anos 2001 e 2009 – é possível observar a significativa redução da frequência da úlcera péptica como causa de sangramento digestivo (48,7 para 32,1/100.000 hab., com p < 0,001). A localização gástrica permanece a mais frequente. Os sangramentos originários de gastrites e duodenites hemorrágicas, no mesmo período, também diminuíram de 17,4 para 10,0 por 100.000 habitantes. No total, o sangramento por lesões pépticas diminuiu mais de 1/3 em comparação à década anterior. A mortalidade geral teve leve declínio, com p = 0,005. O Quadro 1-5 mostra as principais etiologias e a mortalidade. Autores de diferentes países comunicaram resultados até mais expressivos: 44% na Suécia, entre 1987 e 2005[16] e 52% na Espanha, entre 1966 e 2005.[16,17]

Embora vários autores atribuam esta diminuição da HDANV ao uso mais frequente de IBP e a erradicação do *Helicobacter pylori*, outros como Lewis *et al.*[18] e Laine *et al.*[15] discordam que a prescrição de IBP e anti-inflamatórios não esteroides sejam responsáveis por esta diminuição. Alegam que estudos populacionais, entre 2006 e 2010, mostraram que não houve aumento da prescrição dos IBP, dos bloqueadores H2 e dos AINE no mesmo período.

A mortalidade atual da HDANV nos EUA é muito baixa – 3,5% em 2009 – mesmo naqueles com mais de 75 anos.[15]

ALTERAÇÕES HEMODINÂMICAS

Um sumário das alterações hemodinâmicas na HDA é mostrado na Figura 1-3. As principais consequências da hipotensão arterial são a hipovolemia e a anoxia tecidual, com a consequente lesão de órgãos, aumento das transfusões e de cirurgias, internações prolongadas e aumento dos custos.

Quadro 1-5. Etiologia da HDANV (por 100.000 hab.) e mortalidade (%)[15]

Etiologia (%)	2001	2009
Úlcera péptica	48,7	32,1 p < 0,001
Úlcera gástrica	26,5	17,2
Úlcera duodenal	19,7	12,6
Gastrite/duodenite	17,4	10,0
Angiodisplasias	4,11	5,03
Úlcera de esôfago	3,65	2,71
Dieulafoy	1,0	1,26
Mortalidade (%)	**2,95**	**2,45** p = 0,005

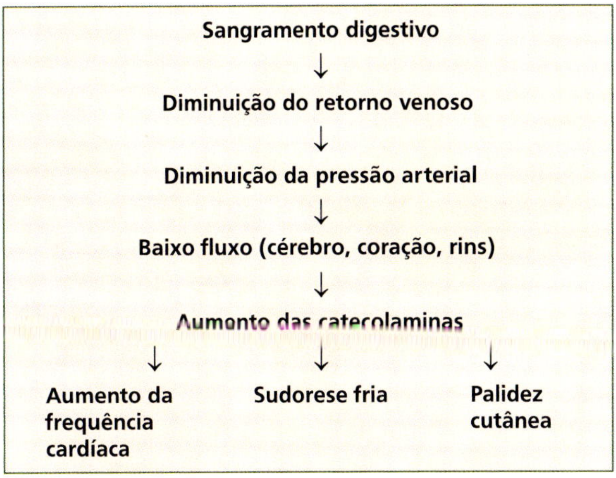

Fig. 1-3. Fisiopatologia do choque hipovolêmico.

ATENDIMENTO INICIAL – RESSUSCITAÇÃO

A maioria dos pacientes com HDA não obscura é atendida inicialmente nos serviços de emergência. A prioridade inicial é uma avaliação das vias áreas e do estado hemodinâmico. Um acesso venoso calibroso deve ser rapidamente estabelecido e, dependendo do estado pressórico, por vezes são recomendáveis dois. Os pacientes com sangramento ativo importante devem ser monitorizados com oximetria de pulso, pressão sanguínea repetida, monitorização cardíaca, volume urinário e, eventualmente, pressão venosa central. Estes pacientes devem ter seu tipo sanguíneo determinado e cruzado, e o hematócrito, hemoglobina, plaquetas, coagulograma e eletrólitos requisitados de urgência.

O choque hipovolêmico está associado ao aumento da mortalidade, e o restabelecimento do volume circulatório é a prioridade. Estudo em paciente críticos – revisão sistemática/metanálise – comparando os efeitos da reposição a cristaloides *vs*. coloides, não demonstrou a superioridade de um sobre o outro na ressuscitação dos pacientes.[19] Dessa forma, a restauração inicial do volume nos pacientes com HDANV pode ser iniciada com cristaloides ou coloides. Na hipótese de cirrose hepática, deve-se dar preferência à albumina e aos coloides.

O uso de componentes de sangue é frequente na HDANV, com o propósito de melhorar o aporte de oxigênio aos tecidos e promover a hemostasia, representando 14% das transfusões de concentrados de hemácias.[20] Pacientes necessitando transfusões maciças de concentrados de hemácias (mais de 10 unidades ou perda de mais de um volume circulante) podem desenvolver coagulopatia dilucional e necessitar transfusões de plaquetas e plasma fresco. Entretanto, nos pacientes com menor volume de sangramento, o uso de derivados de sangue é duvidoso. Um estudo observacional retrospectivo de 4.441 pacientes com HDA mostrou que, em pacientes com hemoglobina > 8 g%, as transfusões feitas nas primeiras 12 horas foram associadas a um risco de ressangramento duas vezes maior (com um OR de 2,26, 95% CI 1,76-2,90).[21]

Revisão sistemática de 10 trabalhos controlados e randomizados, totalizando 1.780 pacientes, comparou uso liberal *versus* uso restrito de concentrado de hemácias e concluiu que o uso restrito reduziu em 42% o número de transfusões, sem repercutir nos índices de mortalidade, eventos cardíacos, morbidade ou duração da internação.[22] Três desses trabalhos foram em pacientes com sangramento agudo, incluindo um com HDA aguda. Portanto, a evidência atual é que, na HDANV sem sangramento maciço, as transfusões sanguíneas podem ser evitadas, enquanto a hemoglobina estiver > 7 g%, desde que não existam comorbidades cardiovasculares importantes.

Um recente estudo de Barcelona[23] confirma esta opinião: a maioria dos pacientes com HDA, com ou sem hipertensão portal, só deve ser transfundida quando a hemoglobina cair abaixo de 7 g%. Este critério restritivo mostrou-se vantajoso em relação ao critério mais liberal (com transfusões quando a hemoglobina atingir 9 g), não só quanto a mortalidade (redução de 45% no risco relativo de mortalidade OR = 0,55 95% CI 0,33-0,92 p = 0,02), mas também quanto ao ressangramento (p = 0,01).[24] Especificamente no subgrupo de úlceras pépticas, este resultado, embora menos evidente, também foi positivo (OR = 0,70, 95% CI 0,26-1,25), embora sem atingir significado estatístico (Fig. 1-4). Para

Subgrupo	Estratégia restritiva	Estratégia liberal	OR (95% CI)	P
	nº pac / nº total			
Geral	23/444	41/445	0,55 (0,33-0,92)	0,02
Cirróticos	15/139	25/138	0,57 (0,30-1,08)	0,08
Child A ou B	5/113	13/109	0,30 (0,11-0,85)	0,02
Child C	10/26	12/29	1,04 (0,45-2,37)	0,91
Sangra/varizes	10/93	17/97	0,58 (0,27-1,27)	0,18
Sangra/úlcera	7/228	11/209	0,70 (0,26-1,25)	0,26

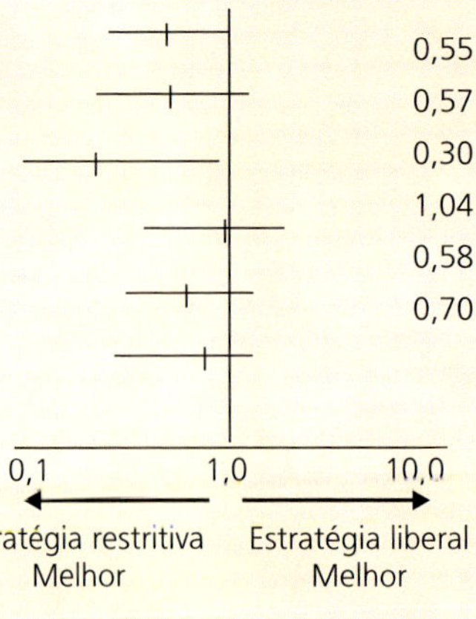

Fig. 1-4. Mortalidade em 6 semanas conforme transfusão de sangue restrita (7 g% Hgb) ou liberal (9 g%) nos pacientes com HDA.[23]

outros autores, nos pacientes com comorbidades cardiovasculares significativas a linha de corte deve ser de 8 g% de hemoglobina.[15]

Outro ponto importante é a correção de coagulopatias.[25] Em estudo feito com 5.535 pacientes, a coagulação estava alterada em 18% (996), caracterizada por um INR > 1,5 ou um tempo de protrombina maior que 3 segundos acima do normal. Mesmo depois de excluídos os pacientes usando anticoagulantes e cirróticos, 6,2% tinham uma coagulopatia e um risco aumentado de mortalidade e ressangramento.[26] Da mesma maneira, uma coorte de 1.869 pacientes com HDANV do "*Canadian Registry on Nonvariceal Upper Gastrointestinal Bleedind and Endoscopy*" (RUGBE), com um INR > 1,5, foi associada a uma mortalidade 2 vezes maior (OR 1,95. 95% CI 1,13-3,41), sem ter havido um aumento no risco de ressangramento.[27] Assim, nos pacientes com coagulopatia devemos corrigi-la rapidamente com plasma fresco, concentrados de plaquetas ou complexo de protrombina. Tendo em vista os benefícios da endoscopia terapêutica, a correção da coagulopatia não deve atrasar sua realização.[5] Observações limitadas sugerem que a hemostasia endoscópica pode ter sucesso em pacientes com INR elevados, desde que não estejam em um nível supraterapêutico (ao redor de 2,5).[27]

TERAPÊUTICA ENDOSCÓPICA

A visão em "*close up*" das lesões sangrantes levou endoscopistas pioneiros e visionários a realizar tentativas de hemostasia endoscópica destas lesões. De início sem instrumentos dedicados para este fim, eletrocoaguladores foram improvisados e, na segunda metade da década de 1970, as primeiras publicações surgiram com as eletrocoagulações monopolares. A descrença inicial na hemostasia endoscópica foi desfeita com a publicação de excelente metanálise por Cook *et al.*,[3] em 1992, que mostraram diminuição dos ressangramentos, da necessidade de cirurgias e da mortalidade. Este trabalho foi repetidamente validado nos anos seguintes.

Logo a seguir surgiram o *Heater Probe*, as coagulações bi e multipolares e a coagulação com gás de argônio. Paralelamente, desenvolveu-se também o método injetável, com soluções de adrenalina, esclerosantes, álcool absoluto, colas de fibrina e cianoacrilato, que foram intensamente utilizados e motivaram inúmeras publicações. Também os métodos mecânicos de hemostasia, como o endoclipe, os anéis elásticos (*loops*) e os instrumentos para sutura, têm sido usados com sucesso, mas limitados pelo seu custo mais elevado.

Ultimamente, algumas publicações mostraram bons resultados com a aplicação tópica de um pó nas lesões hemorrágicas (Hemospary Cook Medical, Winston-Salem, North Carlina, EUA).[28,29] É um material inorgânico, sem vegetal ou proteína humana ou animal em sua composição. Age de duas maneiras, como uma barreira mecânica e por absorção. Em contato com o local da ruptura, o pó forma uma barreira na parede do vaso, cessando o sangramento e, em seguida, aumenta a concentração de fatores de coagulação no local, facilitando a formação do coágulo.

Em 2014, independente do método aplicado, a hemostasia endoscópica é o padrão de excelência no tratamento da HD.

Embora estejam em uso algumas classificações de risco de sangramento e mortalidade na HDA, mais uma foi proposta por Hyett *et al.*,[30] a AIMS65. Estas letras significam albumina < 3 g, INR > 1,5, estado mental alterado, pressão sistólica < 90 mm Hg e > 65 anos. Com estes cinco fatores – um ponto para cada – observaram que o escore AIMS65 < 2 teve ressangramento de 3% e uma morte, enquanto o escore ≥ 2 teve 10% de ressangramento com 17 óbitos. Comparado ao escore Blatchford modificado, o AIMS65 mostrou uma maior acurácia.

No terreno da hemorragia digestiva alta varicosa os progressos também têm sido constantes. A proximidade do ponto de ruptura das varizes visto endoscopicamente levou pioneiros, como Soehendra *et al.*,[31] a aperfeiçoar a técnica da esclerose endoscópica que, em 1939, já tinha sido realizada na Europa com aparelhos rígidos de maneira menos eficaz.[32] O desenvolvimento da ligadura elástica de varizes (LEV) nos EUA, em 1986, por Stiegmann *et al.*,[33] consolidou esta forma de tratamento, em razão da maior facilidade da realização em relação à escleroterapia e com uma curva de aprendizado menor.

As varizes gástricas têm sido tratadas endoscopicamente, com alto índice de sucesso, usando-se LEV, "*loops*" e, preferencialmente, com a injeção de cianoacrilato com ou sem *coil* e com ou sem a orientação do ultrassom endoscópico. Na falha dos métodos endoscópicos, a radiologia intervencionista moderna dispõe de angiografias superseletivas, embolizações, BRTO, Tips etc., que têm sido usadas com sucesso na cobertura das falhas endoscópicas.

Estes métodos radiológicos e endoscópicos, associados aos melhores cuidados intensivos e ao uso de antibióticos sistêmicos, são responsáveis pela grande diminuição da morbimortalidade dos pacientes com HDA secundária à ruptura de varizes esofagogástricas. Carbonel *et al.* (2004)[34] mostraram interessante comparação estatística em Paris, demonstrando a diminuição da mortalidade entre 1980 e 2000: pacientes Child A e B tiveram mortalidade nula, e os Child C a diminuíram de 70% para 32% (Quadro 1-6). Portanto, estamos ganhando, também, a batalha na hemorragia digestiva varicosa.

O intestino delgado, com sua grande extensão e tortuosidade, foi considerado de difícil acesso aos métodos diagnósticos e terapêuticos, sendo chamado, até pouco tempo, por epônimo tipo "continente desconhecido". Nele ocor-

Quadro 1-6. Comparação da sobrevida em cirróticos, em 2 décadas[34]

	1980	2000
Mortalidade hospitalar (%)	46,6	14,5
Child A	9	0
Child B	46	0
Child C	70	32
Ressangramento (%)	47	13
Infecções bacterianas (%)	38	14

A endoscopia digestiva alta e a antibioticoterapia profilática foram fatores preditivos de aumento da sobrevida.

rem aproximadamente 5% dos sangramentos digestivos, cujo diagnóstico era muito difícil antes deste século.

Iddan *et al.*,[35] em 2000, apresentaram a enteroscopia com videocápsula (VCE) e, logo a seguir, em 2001, H. Yamamoto *et al.*,[36] no Japão, divulgam a enteroscopia com balão duplo (EDB). Este método trouxe efetiva vantagem em relação à "*push* enteroscopia" (PE) que só permitia visualização de pequenas distâncias além do Treitz. Matsumoto *et al.*,[37] em 2001, comparando a extensão média de introdução, além do ligamento de Treitz, viram que a EDB foi bem superior (média de 92 cm) do que a PE (média de 22 cm). Grandes extensões do jejuno e íleo, à semelhança da EDA e da colonoscopia, puderam, agora, ser visualizadas.

A introdução da EDB por vias alta e baixa permite estudo integral do delgado, em alta definição, à semelhança dos segmentos altos e baixos do tubo digestório. As lesões hemorrágicas nestes segmentos puderam ser mais diagnosticadas e também tratadas com a EDB e seus derivados, a enteroscopia com balão único e a enteroscopia espiral (referências), posteriormente desenvolvidas.

Estes novos avanços levaram os autores a proporem uma nova divisão para a HD, tornando obsoleta a classificação em alta (até o Treitz) e baixa (do Treitz ao ânus). Agora, teríamos:

1. **HD alta**: até o ângulo de Treitz, área para a EDA.
2. **HD média**: subentende jejuno e íleo, área da videocápsula e a enteroscopia.
3. **HD baixa**: terreno da colonoscopia.

A chamada hemorragia de origem obscura (HDOO) representa 5% dos sangramentos digestivos. Em 20%, a origem do sangramento está ao alcance da EDA ou da colonoscopia e, em 80%, localizada no delgado. O desenvolvimento de novos métodos de diagnóstico endoscópico, as angiotomografias e as angiografias estão deixando o rótulo de HDOO cada vez mais raro. No que pese estes avanços, a eficácia e a disponibilidade das enteroscopias nas suas formas diagnósticas e terapêuticas ainda não se aproximaram dos níveis da endoscopia alta ou baixa.

Os sangramentos digestivos baixos (HDB) correspondem aproximadamente a 25% dos sangramentos digestivos. É possível que a maior sobrevida da população e o uso abusivo de antiplaquetários e anticoagulantes possam aumentar este número.

A colonoscopia e seus recursos, em contínuo aperfeiçoamento, muito têm contribuído para o diagnóstico etiológico das lesões sangrantes dos colons e do reto, à semelhança da HDA. Os métodos para o tratamento seguiram os mesmos passos da HDA. Da mesma forma, a radiologia intervencionista é a opção terapêutica.

É mister reforçar que apesar de todo o progresso mencionado, a HD é uma síndrome grave, eventualmente fatal, e que deve ser tratada por equipe médica formada por intensivistas, gastroenterologistas, radiologistas intervencionistas e cirurgiões, usando protocolos e "*guidelines*" com eficiência demonstrada em trabalhos com base em evidência.

Em um curto vídeo do Dr. N Reddy, famoso endoscopista indiano, no DDW de 2013, fantasia um caso de paciente que apresenta sangramento digestivo. O paciente telefona para uma central de atendimentos a distância e explica seu caso ao médico atendente. Este lhe sugere que degluta a cápsula endoscópica, que é dirigida à distância via WEB e permite visualização das imagens *on line* e em tempo real, através da qual sua velocidade de migração é controlada. Uma vez atingido o ponto sangrante, também pelo controle remoto, o médico libera drogas hemostáticas ou aciona "braços" que mecanicamente clipam o vaso sangrante. Uma vez controlado o sangramento, o paciente volta a dormir, e o médico a ver seu futebol na TV. Fantasia? Quem em sã consciência, 50 anos atrás, imaginaria as formas atuais de diagnóstico e tratamento de hemorragia digestiva?

O futuro a Deus pertence, e quem viver verá.

REFERÊNCIAS BIBLIOGRÁFICAS

1. Palmer ED. Observation on the vigorous diagnostic approach to severe upper gastrointestinal hemorrhage. *Ann Int Med* 1952;36:1484-91.
2. Laine L, Peterson WL. Bleeding peptic ulcer. *N Engl J Med* 1994;331:717-27.
3. Cook DJ, Guyatt GH, Salena BJ *et al*. Endoscopic therapy for acute nonvariceal upper gastrointestinal hemorrhage: a meta-analysis. *Gastroenterology* 1992;102:139-48.
4. NIH Consensus Development Conference. Therapeutic endoscopy and bleeding ulcers. *JAMA* 1989;262:1369-72.

5. Barkun AN, Bardou M, Kuipers EJ *et al.* International consensus recommendations on the management of patients with nonvariceal upper gastrointestinal bleeding. *Ann Intern Med* 2010;152:101-13.
6. Blatchford O, Murray WR, Blatchford M. A risk score to predict need for treatment for upper gastrointestinal haemorrhage. *Lancet* 2000;356:1318-21.
7. Cappell MS, Friedel D. Initial management of acute gastrointestinal bleeding: from initial evaluation up to gastrointestinal endoscopy. *Med Clin of North Am* 2008;92:491-509.
8. Holster IL, Kuipers EJ. Management of acute nonvariceal upper gastrointestinal bleeding: current policies and future perspectives. *World J Gastroenterol* 2012;18(11):1202-7.
9. Czernichow P, Hochain P, Nousbaum JD *et al.* Epidemiology and course of acute upper gastro-intestinal haemorrhage in four French geographical areas. *Eur J Gastroenterol Hepatol* 2000;12:175-81.
10. Di Fiore F, Lecleire S, Merle V *et al.* Changes in characteristics and outcome of acute upper gastrointestinal haemorrhage: a comparison of epidemiology and practices between 1996 and 2000 in a multicentre French study. *Eur J Gastroenterol Hepatol* 2005;17:641-47.
11. Theocharis GJ, Thomopoulos KC, Sakellaropoulos G *et al.* Changing trends in the epidemiology and clinical outcome of acute upper gastrointestinal bleeding in a defined geographical area in Greece. *J Clin Gastroenterol* 2008;42:128-33.
12. Hearnshaw SA, Logan RF, Lowe D *et al.* Use of endoscopy for management of acute upper gastrointestinal bleeding in the UK: results of a nationwide audit. *Gut* 2010;59:1022-29.
13. Longstreth GF. Epidemiology and outcome of patients hospitalized with acute lower gastrointestinal hemorrhage: a population based study. *Am J Gastroenterol* 1977;92:419-24.
14. Longstreh GF. Epidemiology of hospitalization for acute upper gastrointestinal hemorrhage: a population based study. *Am J Gastroenterol* 1995;90:206-10.
15. Laine L, Yang H, Chang S *et al.* Trends for incidence of hospitalization and death due to GI complications in the United States from 2001 to 2009. *Am J Gastroenterol* 2012;107:1190-95.
16. Ashberg K, Ye W, Lu Y *et al.* Hospitalization of and mortality from bleeding peptic ulcer in Sweden: a Nationwide time-trend analysis. *Aliment Pharnacol Ther* 2011;33:578-84.
17. Lanas A, Garcia Rodrigues LA, Polo Tomas M *et al.* The changing face of hospitalization due to gastrointestinal bleeding and perforation. *Aliment Pharmacol Ther* 2011;33:585-91.
18. Lewis J, Bilker WB, Brensinger C *et al.* Hospitalization and mortality rates from peptic ulcer disease and GI bleeding in the 1990s: relationship to sales of nonsteroidal anti-inflammatory drugs and acid suppression medications. *Am J Gastroenterol* 2002;97:2540-49.
19. Perel P, Roberts I. Colloids versus crystalloids for fluid ressucutation in critically ill patients. *Cochrane Database Sist Rev* 2011;3:CD 000567.
20. Wallis JP, Wells AW, Chapman CE. Changing indications for red cell transfusion from 2000 to 2004 in the North of England. *Transfus Med* 2006;16:411-17.
21. Hearnshaw SA, Logan RF, Palmer KR *et al.* Outcomes following early blood cell transfusion in acute gastrointestinal bleeding. *Aliment Pharmacol Ther* 2010;32:215-24.

22. Carson JL, Hil S, Carless P *et al.* Transfusion triggers: a systematic review of the literature. *Transfus Med Rev* 2002;16:187-99.
23. Villanueva C, Colombo A, Bosch A *et al.* Transfusion strategies for acute gastrointestinal bleeding. *N Eng J Med* 2013;368:11-21.
24. Carson L, Grossman BJ, Kleinman S *et al.* Red blood cell transfusion: a clinical practice guideline from AABB. *Ann Int Med* 2012;157:49-58.
25. Jairath V, Haershaw S, Travis SP *et al.* Early coagulopathy is associated with increase mortality and rebleeding in non-cirrhotics with acute upper gastrointestinal bleeding (Abstract). *Br J Haematol* 2010;149(Suppl 1):5.
26. Shingina A, Barkun AN, Razzaghi A *et al.* Systematic Review: the presenting international normalized ratio (INR) as a predictor of outcome in patients with upper gastrointestinal non variceal bleeding. *Alimont Pharmacol Ther* 2011;33:1010-18.
27. Choudari CP, Rajgopal C, Palmer KR. Acute gastrointestinal hemorrhage in anticoagulated patients: diagnosis and response to endoscopic treatment. *Gut* 1994;35:464-66.
28. Holster IL, Kuipers EJ, Tjwa ET. Hemospray in the treatment of upper gastrointestinal hemorrhage in patients on antithrombotic therapy. *Endoscopy* 2013;45:63-66.
29. Sung JJ, Luo D, Wu JC *et al.* Early clinical experience of the safety and effectiveness of hemospray in achieving hemostasis in patients with acute peptic ulcer bleeding. *Endoscopy* 2011;43:291-95.
30. Hyett B, Kumar N, Charpentier J *et al.* A novel upper gastrointestinal bleeding score (AIMS65) is more accurate than the modified Blatchford score in predicting mortality and rebleeding. *Gastrointest Endosc* 2011;73(4 Suppl):AB225-26.
31. Soehendra N, Binmoeller KF, Grimm H. Management of esophageal varices. *Curr Gastroenterol* 1991;7:56-571.
32. Craaford C, Frenckner P. New surgical treatment of varicose vein of esophagus. *Acta Otolaryngol* 1939;27:422-29.
33. Stiegmann GV, Cambre T, Sun JH. A new endoscopic elastic band ligation device. *Gastrointest Endosc* 1986;32:230-33.
34. Carbonel L. Improved survival after variceal bleeding in patients with cirrhosis over the past two decades. *Hepatology* 2004 Sept.;40(3):652-59.
35. Iddan G, Meron G, Glukhovsky *et al.* Wireless capsule endoscopy. *Nature* 2000;405(6785):417.
36. Yamamoto H, Sekine Y, Sato Y *et al.* Total enteroscopy with a non surgical steerable double-balloon method. *Gastrointest Endosc* 2001;53:216-20.
37. Matsumoto T, Moryiama T, Esaki M *et al.* Performance of antegrade double-balloon enteroscopy: comparison with push enteroscopy. *Gastrointest Endosc* 2005;62:392-98.

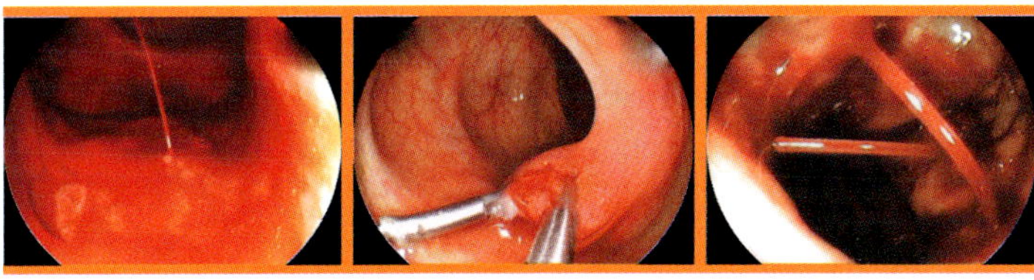

2

Hemorragia Digestiva Alta Varicosa nos Cirróticos – Fisiopatologia, Aspectos Clínicos e Terapêuticos

Adávio de Oliveira e Silva
Evandro de Oliveira Souza
Verônica Desirée Samudio Cardoso
Raul Carlos Wahle
Marcela Mendes Assumpção
Ben-Hur Ferraz Neto

INTRODUÇÃO

Instalações de esteato-hepatite não alcoólica em forma avançada, pseudocirrose, esclerose biliar, doença hepática veno-oclusiva, síndrome de obstrução sinusoidal, hepatites crônicas avançadas, hepatites autoimunes, colangite esclerosante primária, cirrose biliar primária e/ou induzidos por fármacos são hepatopatias graves que histologicamente se acompanham de fibrose e regeneração nodular.[1] São esses fenômenos histológicos que distorcem a arquitetura hepática e modificam a hemodinâmica do sistema venoso portal, voltado à drenagem sanguínea do trato gastrointestinal, pâncreas, vesícula biliar e baço em direção ao parênquima hepático. Como consequência do comprometimento do livre fluxo sanguíneo nesse território instala-se a hipertensão portal, fenômeno hemodinâmico gerador das formações de varizes esofagogástricas, nosso motivo de preocupação nesse capítulo. Mensurações hemodinâmicas definem que o fluxo sanguíneo nesse território é de aproximadamente 1 litro por minuto, e a pressão média de 7 mm Hg, propiciando o afluxo de cerca de 70% do oxigênio vital ao funcionamento perfeito de células parenquimatosas e não parenquimatosas que compõem o fígado, ao mesmo tempo em que fornece a essas estruturas fatores hepatotróficos fundamentais ao funcionamento desse órgão.[2]

PATOGÊNESE DA FIBROSE E INSTALAÇÃO DA CIRROSE HEPÁTICA

Revela-se complexa e multifatorial, relacionada com ativas participações de miofibroblastos portais/septais, das células hepáticas endoteliais ativadas e da musculatura lisa de vênulas portais. Envolve-se nesse processo o fluxo sanguíneo esplâncnico, que tem relação com o desbalanceamento estabelecido entre síntese de potentes vasoconstritores, como endotelina-1, leucotrienos, tromboxano A2 e de outros, as moléculas vasodilatadoras, como óxido nítrico (NO), anandamida e monóxido de carbono (CO). Assumem importância também efetores múltiplos participando diretamente da instalação da fibrose, regenerações macro e micronodulares e da angiogênese. São efetores da inflamação também moléculas, como células NK, NKT e de Kupffer, gerando-se fatores de crescimento diversos além de citocinas e quimiocininas. Esse conjunto molecular exerce efeitos pleiotróficos em nível parenquimatoso, gerando síntese da matriz extracelular e contração tecidual, quando, então, essa resistência ao livre fluxo sanguíneo no interior do parênquima hepático também depende de modificações da inter-relação entre células endoteliais sinusoidais e estelares, que exercem regulação parácrina das funções vasodilatadoras e vasoconstritoras, mecanismos que são regulados, também pelo conjunto óxido nítrico-endotelina. A todo esse estado hemodinâmico soma-se o hiperfluxo via artéria hepática, além da hiperangiogênese e hipersecreção excessiva do fator de crescimento plaquetário (PDGFR)/ TGH-β.[3] Assim, em futuro bem próximo esse entendimento mais pronunciado sobre mecanismos moleculares de hipertensão portal permitirá que se bloqueando as vias de sinalizações específicas através de administrações de inibidores de receptores de tirosina quinase, como Sorafenib e Imatinib, associados ou não a estatinas e outros fármacos que merecerão considerações logo adiante, bloquear-se-ão a síntese de óxido nítrico e angiotensina, levando à redução dos níveis portais, com menores índices de sangramento digestivo alto consequente a essas modificações que se processam não apenas sobre microvasculatura hepática, mas também esplâncnica e sistêmica, responsáveis pela evolução de eventos sequenciais para instalação de hipertensão portal (Fig. 2-1).[4]

INSTALAÇÃO DAS VARIZES ESOFAGOGÁSTRICAS

Complicações próprias desse distúrbio apenas instalar-se-ão, uma vez que a pressão portal, mensurável por cateterismo de veias hepáticas, ultrapasse a

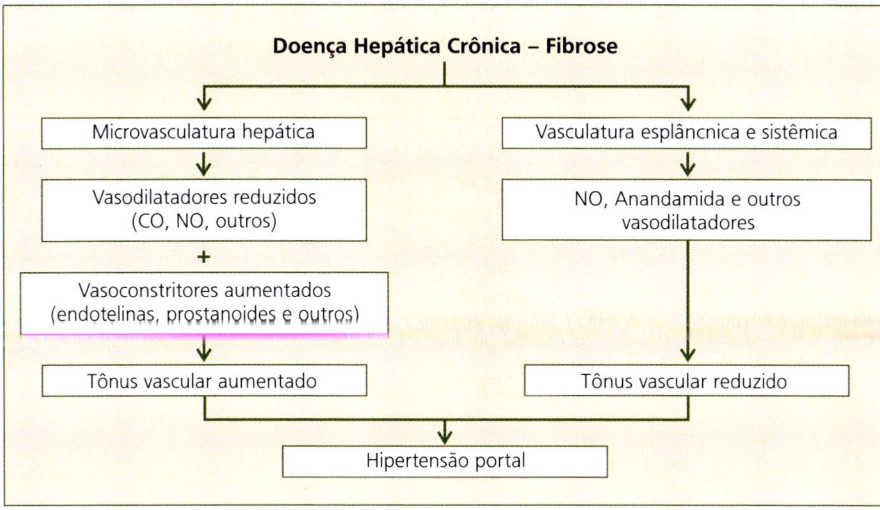

Fig. 2-1. Eventos sequenciais precipitando hipertensão portal.

10-12 mm Hg. Nessa ocasião, desenvolverão varizes esofagogástricas, sobretudo os pacientes cirróticos classificados como Child B ou C. Nesses, a instalação da hipertensão portal também ocorrerá em paralelo à abertura de microvasos e de colaterais venosas voltadas a descomprimir o território hipertenso para a circulação sistêmica, hipotensa. Formam-se, assim, as varizes esofagogástricas, além de ectasias venosas dispostas também no estômago, duodeno, cólon, reto, parede abdominal, retroperitônio, vesícula e ductos biliares.[5-7] Associam-se ainda nessa evolução fenômenos hemodinâmicos outros, nesses cirróticos, conforme exposto na Figura 2-2.[2,8-11]

Aspectos diagnósticos

O diagnóstico dessas manifestações baseia-se no emprego da endoscopia digestiva alta, constituindo-se no método responsável, geralmente, pela primeira caracterização de hipertensão portal. Através desse método identificam-se varizes esofágicas de pequeno, médio e grande calibres, lisas ou retilíneas, preocupando-se, sobretudo, quando evidenciam-se tortuosidade e sinais que indicam risco maior de sangramento, como manchas hematocísticas, ou sinais de cor vermelha. Varizes subcárdicas, em geral, comportam-se como as esofágicas, sobretudo aquelas com mais de 5 mm de diâmetro e recobertas por manchas. Essas cursam com instalações de episódios hemorrágicos mais precoces, mesmo naqueles que estejam evoluindo com baixa pressão portal, sendo então causa de grande preocupação, pois também cursam com índice maior de episódios de ressangramentos. Em geral acompanham-se associadamente de

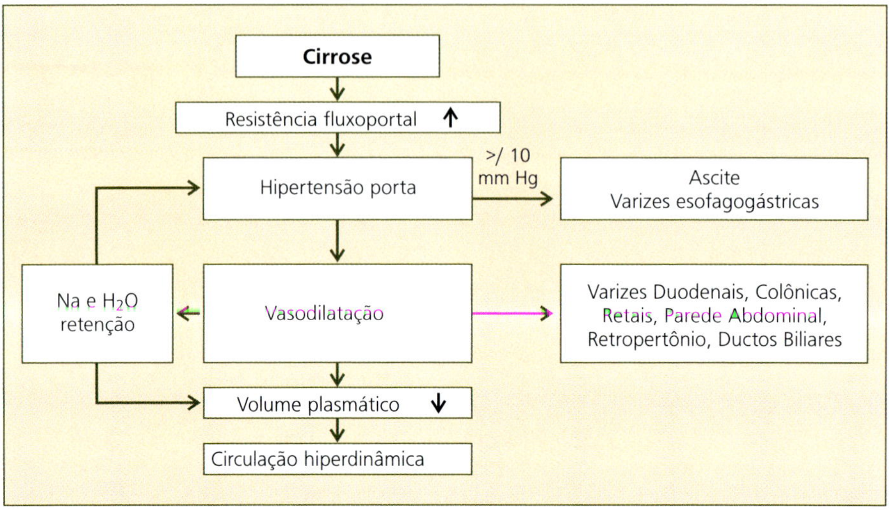

Fig. 2-2. Fenômenos hemodinâmicos outros associados à hipertensão portal.

gastropatia hipertensiva portal, que se traduz pela presença do padrão em mosaico da mucosa gástrica, merecendo maior preocupação quando essas ectasias venosas também distribuem-se pelo duodeno.[1-3,12]

Vasos intra-abdominais, como veia esplênica, mesentéricas superior e inferior, além do tronco e ramos venosos portais direito e esquerdo e de veias hepáticas, são identificados pela ultrassonografia de abdome com Doppler, angiorressonância magnética ou angiotomografia computadorizada. São métodos importantes também, pois permitem identificar perviedade de veias gástricas e de umbilical, além de anastomoses espontâneas ou cirurgicamente construídas, visando a promover descompressão desses territórios hipertensos.

Mensuração de gradiente pressórico portal, por sua vez, define a verdadeira pressão portal. Para tal deve valer-se de angiografia invasiva, com acesso do cateter se processando pela punção de veia jugular, propiciando definição de valores obtidos em veias hepáticas ocluída e livre (GPVH). Conceitua-se, então, a partir desse método, que hipertensão portal confirma-se quando a diferença entre essas mensurações atinge o nível máximo de 7-10 mm Hg, sendo risco maior de cursarem com ascite e ruptura de varizes esofagogástricas quando ultrapassa a 12 mm Hg.[10,11]

Importância desses achados hemodinâmicos e morfológicos

Clinicamente pode-se definir com bastante certeza que: 1. trinta por cento daqueles com cirrose compensada têm varizes esofagogástricas, índice que se amplia para 60% naqueles com a forma descompensada da doença; 2. risco anual de formações de novas ectasias venosas é de 8%, com ruptura nesse período ocorrendo entre 20-70%, comportamento que depende da gravidade da doença hepática e do nível pressórico portal, conforme relatado anteriormente; 3. importante lembrar que sangram mais aquelas varizes de grosso calibre, azuladas, tortuosas e que apresentam sobre sua superfície sinais endoscópicos, como manchas hematocísticas e do vergão vermelho; 4. são mais graves as hemorragias desencadeadas a partir da ruptura das varizes de fundo gástrico, com gastropatia hipertensiva portal tendo sido conceituada como uma síndrome que se traduz por modificações típicas da mucosa gástrica, observadas entre 7-98% dos cirróticos, sendo responsável por cerca de 4-38% dos episódios agudos hemorrágicos que tais pacientes apresentam, com ressangramento incidindo entre 62-75%.[12,13] As outras características típicas identificadas nesses pacientes encontram-se discriminadas no Quadro 2-1, aspectos que merecerão considerações mais aprofundadas logo adiante.[14-16]

Fatores preditivos de sangramento

▪ Endoscópicos

1. Cerca de 65-70% dos cirróticos com varizes esofagogástricas (VEG) não sangram dentro dos próximos 2 anos a partir do diagnóstico, porém 50% deles poderão falecer já no primeiro episódio.
2. Cerca de 73-76% desses pacientes exibindo VEG de grande calibre e sinais vermelho-cerejas à endoscopia (*cherry-red spots*) sangram, *versus* apenas 6% daqueles que não apresentam esses sinais, embora com varizes gástricas presentes.[17,18]

▪ Aos métodos de imagens

1. Através da ultrassonografia com *Doppler* definem-se aqueles cursando com um elevado índice congestivo (proporção entre área da veia porta e o fluxo

Quadro 2-1. Outras características típicas da gastropatia hipertensiva portal[12-16]

- Histologicamente identificam-se dilatações de capilares e vênulas da mucosa gástrica íntegra e sem inflamação
- Mais comumente observada naqueles submetidos previamente à escleroterapia ou ligadura endoscópica das varizes esofágicas
- São inoperantes tratamentos com drogas antissecretoras, como inibidores de bombas de prótons
- Relacionada com a hipertensão portal, o que faz com que tais pacientes sejam conduzidos pelas administrações de betabloqueadores, com ou sem nitratos associados
- Na falência da atitude 4, recomendável tratar aqueles com HDA através de implante do TIPS ou realização de cirurgias descompressivas clássicas do sistema venoso portal

sanguíneo portal) que têm maior risco de apresentarem sangramento, tendência que se identifica naqueles com trombose portal, e varizes gástricas, com evidências de fluxo hepatofugal.

2. Funciona como importante fator preditivo de sangramento a ultrapassagem de 12 mm Hg da GPVH, medido por cateterismo de veias hepáticas, sendo esse parâmetro a tradução da verdadeira pressão portal, conforme relatado anteriormente.[10,11]

ASPECTOS TERAPÊUTICOS

Profilaxia primária

Deve estar inicialmente voltada à adoção de medidas terapêuticas que revertam a fibrogênese e suas consequências, valendo-se de: 1. tratamento específico das hepatites crônicas induzidas pelos vírus B e C e suas consequências, através de administrações de interferons peguilados e ribavirina e/ou análogos nucleosídicos; 2. depleção dos estoques corpóreos de ferro na hemocromatose genética através de realizações de sangrias; 3. quelação do cobre naqueles com doença de Wilson; 4. uso de corticoides, azatioprina e outros imunossupressores na hepatite autoimune; 5. melhorar o fluxo biliar através de tratamento com ácido ursodesoxicólico naqueles com cirrose biliar primária e colangite esclerosante primária; 6. abstinência alcoólica nos etilistas; 7. redução de peso corpóreo e controle do diabetes, hipercolesterolemia e hipertensão arterial naqueles com cirrose por esteato-hepatite não alcoólica, aos quais a administração de estatinas inibirá o sistema vasoconstritor via COX-1/TXA2, perspectivas atualmente consideradas como experimentais.

Pacientes com varizes esofágicas com mais de 5 mm Hg e apresentando sinais como manchas hematocísticas ou de vergões vermelhos deverão ser tratados com betabloqueadores, pois o risco de sangramento atinge 30 a 35% desses cirróticos no período de 2 anos.[19,20] Atuando-se através dessa estratégia, reduz-se o risco hemorrágico em 50%, sobretudo naqueles com níveis de GHP abaixo de 12 mm Hg, evolução que decorre do baixo fluxo sanguíneo em veia ázigo ou da menor translocação bacteriana intestinal que passam a apresentar.[19-21]

Preconiza-se, então, que esses deverão ser tratados profilaticamente com betabloqueadores, administrando-se por via oral propranolol na dose inicial de 20-40 mg/dia, na tentativa de promover redução da pressão portal e vasoconstrição esplâncnica. Aceita-se que esses pacientes sejam considerados como betabloqueados, e potencialmente protegidos do risco de HDA, quando a frequência cardíaca encontra-se reduzida em, pelo menos, 15-20% de seu valor inicial. Se esse comportamento não for observado, deve-se ampliar a dose a cada semana em 10 mg, sem que ocorram efeitos colaterais, como lipotimia e hipotensão arterial. Frise-se que esse comportamento encontra-se diretamente relacionado com a reserva funcional hepática e com a existência ou não de miocardiopatia, sobretudo alcoólica. Porém, atuando-se dessa forma, promove-se redução de hemorragia por ruptura dos vasos de grosso calibre em 40%, principalmente nos pacientes classificados Child A ou B.

Alternativamente, aqueles que evoluem com complicações próprias ou não são responsivas ao emprego desse betabloqueador deverão ser medicados com os nitratos em doses de 20-40 mg/dia (Quadro 2-2).[22-29]

Mais recentemente advoga-se que esses cirróticos sejam conduzidos por administrações dos agentes redutores da resistência intra-hepática dotados de capacidade de reduzir a pressão portal, mantendo a perfusão sanguínea ao fígado, consequentemente melhorando a função hepatocelular. Inconveniente desse uso reside na comprovação de que tais efeitos estendem-se à circulação sistêmica, promovendo hipotensão arterial e baixa perfusão renal. Entre esses fármacos incluem-se os doadores de óxido nítrico, agentes antialfa-adrenérgicos, bloqueadores do sistema renina-angiotensina e dos receptores de endotelina e canais de cálcio, conforme visto no Quadro 2-3.[26]

Nessa fase, discute-se se deve ser empregada de forma associada a administração desses fármacos à escleroterapia ou da ligadura elástica das varizes esofagogástricas. Embora alguns estudos demonstrem que os pacientes assim conduzidos evoluem com redução na incidência de hemorragia digestiva alta, outros caracterizam índices mais elevados de morbidade e mortalidade em

Quadro 2-2. Profilaxia primária da hemorragia por varizes esofágicas com isosorbide-5-mononitrato (ISO-5-MT)[22-29]

1. Resultados no cotejamento com propranolol
- **A.** 2 anos – resultados similares (sobrevida e sangramento)
- **B.** 5 anos – índice de mortalidade menor com ISO-5MT, sobretudo de pacientes com mais de 50 anos de idade

2. Resultados no cotejamento com nadolol (pacientes com ascite)
- **A.** ISO-5-MT menos eficaz e gerando mais efeitos colaterais
- **B.** Sem significância estatística quanto à mortalidade
- **C.** ISO-5-MT não deve ser usado

3. Prevenção do ressangramento
- **A.** ISO-5-MT + betabloqueador melhor que:
  - **A1.** Escleroterapia em pacientes *Child C*
  - **A2.** Escleroterapia + anastomose descompressiva em pacientes *Child B*
  - **A3.** Não há diferença estatística entre os grupos

4. Outra opção

Nadolol × nadolol + espironolactona: resultados similares entre os dois grupos

Quadro 2-3. Agentes redutores da resistência intra-hepática[26]

Doadores de óxido nítrico[a]	Isosorbide[b] 5-mononitrato[b] V-PYRRO/NO NCX-1000
Agentes antialfa-adrenérgicos[a]	Prazosin[b] Clonidine[b] Carvedilol[b]
Bloqueadores do sistema renina-angiotensina	Losartan[b] Irbesartan[b]
Bloqueadores de receptores de endotelina	Bosetan R048-5695 LU 135252 FR 139317
Bloqueadores de canais de cálcio	Verapamil[b] Nifedipine[b] Nicardipine[b]

[a]Não há dados disponíveis para seu uso combinado com betabloqueadores não seletivos.
[b]Testados em humanos.

relação ao tratamento efetuado na vigência do sangramento. Alguns autores propõem que essa última opção terapêutica fique reservada apenas para aqueles que evoluem com intolerância aos betabloqueadores.[13]

Vigência do sangramento

A apresentação clínica da hemorragia digestiva alta varicosa nos cirróticos depende da intensidade do sangramento. Hematêmese e melena são os sinais clínicos mais frequentemente observados, acompanhados ou não de instabilidade hemodinâmica (lipotimia, taquicardia, hipotensão arterial e sonolência nos casos mais graves). Nesses pacientes, mostra-se fundamental caracterizar o número e intensidade dos episódios de sangramento, a reserva funcional parenquimatosa e o uso por esses pacientes de drogas potencialmente hemorragíparas. Em geral, cursam com palidez cutaneo-mucosa, sinais clínicos de encefalopatia portossistêmica, com ou sem repercussões hemodinâmicas importantes, com tendência maior a desenvolverem icterícia, infecções, distúrbios de coagulação, ascite, peritonite bacteriana espontânea e insuficiência renal.[27,28]

Exige-se também que se entenda que esses graves pacientes, em vigência de sangramento, merecem ser conduzidos valendo-se de monitorização de condições cardiovasculares, pois apresentam circulação sistêmica hiperdinâmica, que se traduz por débito cardíaco elevado, reduzida resistência vascular periférica e hipotensão arterial. Associam-se a essas modificações resposta contrátil sistólica e diastólica comprometida durante estresse, prolongado intervalo QT e aumento de câmaras cardíacas. São distúrbios graves responsáveis pela maior mortalidade de pacientes Child-Pugh C, que podem cursar associadamente à coronariopatia, arritmias cardíacas, doença vascular de extremidade e com história de prévio acidente encefálico.[29-32]

Atualmente conduzimos tais pacientes ao CETEFI, ao vigência do sangramento, valendo-se da administração de terlipressina, um vasoconstritor arteriolar e esplâncnico, que proporciona potente e imediato efeito hemodinâmico, interrompendo a HDA por ruptura de VEG ao reduzir o nível do gradiente hepatoportal. É recomendável aplicar esse fármaco em bolo endovenoso na dose de 2 mg, repetindo-a a cada 4 a 6 horas e, finalmente, reduzindo-se para 1 mg a cada 4 horas, caso o sangramento tenha sido interrompido. Esse fármaco atua após transformar-se em seu metabólito lisina-vasopressina, reduzindo significativamente pressões intravarizes e no interior do sistema venoso portal, bem como do fluxo em veias ázigos e varizes esofagogástricas, a partir do desenvolvimento do equilíbrio hemodinâmico. Atuando dessa forma reduz-se mortalidade de pacientes Child-Pugh C, com a vantagem de preservar a função renal com o inconveniente de poder induzir complicações em caso de choque hipovolêmico grave.

Na ausência de interrupção da hemorragia ou existência de contraindicações à terlipressina, deve-se optar pela administração de somatostatina, um peptídeo endógeno que em infusão endovenosa contínua promove vasoconstrição arteriolar esplâncnica, reduzindo o fluxo sanguíneo portal, e, nas colaterais, diminuindo a GHP de forma muito segura. A dose utilizada deve ser de 250 μg, por via endovenosa em bolo, seguida de infusão contínua de 250 μg/h, por 2-5 dias, gerando potentes reduções da pressão portal e no interior das varizes, bem como no fluxo da veia ázigo. Ausência de resposta exige que seja dobrada a dose, sendo raros os eventos colaterais induzidos à sua administração sendo necessário sempre se associar à escleroterapia ou ligadura endoscópica dos vasos rotos.

Recentemente, como alternativa, temos utilizado um análogo sintético, o octreotídeo, que apresenta vida média mais longa (1-2 horas), sendo menos oneroso quando comparado à somatostatina, esta de vida média mais curta (1-2 minutos), capaz de promover a interrupção do sangramento em 80-90% dos casos. Deve-se também infundir uma primeira dose em bolo, de 50-100 mcg/h por via endovenosa, e continuar com dose de manutenção de 25 mcg/hora por 24-48 horas. Poucos efeitos adversos são observados, e a eficácia é semelhante ao tamponamento com balão, uso de vasopressina, escleroterapia ou ligadura endoscópica realizados de emergência, com complicações sen-

Quadro 2-4. Drogas usadas de forma isolada visando ao controle da ruptura de varizes esofagogástricas em cirróticos[27,33]

Drogas	Dosagem e administração
Somatostatina	Injeção em bolo de 250 mg por via endovenosa, seguida de 250 mg/hora, durante 2-5 dias Se ocorrer ressangramento durante a terapêutica, considerar TIPS
Octreotídeo	Injeção em bolo de 50 mcg endovenoso, seguida de infusão de 50 mcg/hora, durante 2-5 dias Se ocorrer ressangramento durante terapêutica, considerar TIPS
Terlipressina	Administração de 2 mg por via endovenosa cada 4 horas/48 horas, seguida de 1 mg administrado cada 4 horas, por 2-5 dias Se ocorrer ressangramento durante terapêutica, considerar TIPS
Terlipressina + Nitratos	1-2 mg em bolo a cada 4-6 horas 10 mcg de nitroglicerina, adesivo trocado após 24 horas
Vasopressina + Nitratos	20 unidades (US) por 15 minutos (0,4 U/minuto) Infusão intravenosa até 12 horas pós-interrupção do sangramento 10 mcg de nitroglicerina (adesivo) trocado após 24 horas

do raramente observadas. Menos frequente, pode-se valer da administração de vasopressina associada a nitratos (Quadro 2-4).[27,33]

Quaisquer das técnicas endoscópicas empregadas, na complementação da terapêutica vasopressora, mostram-se eficazes, promovendo efetiva e imediata parada do sangramento em 80 a 90% dos pacientes, permitindo adequado reequilíbrio hemodinâmico e menor volume de hemotransfusão, com redução do número de episódios de ressangramento nos próximos 5 dias.[32] Algumas complicações relacionadas com a escleroterapia endoscópica (EE) chegam a 2-3%, caracterizadas por ulcerações, estenoses esofagianas ou ressangramento, que ocorrem até 6 meses após a parada do tratamento. Por outro lado, a ligadura (LE) promove erradicação mais precoce das varizes, redução da incidência de ressangramento e menor extensão em profundidade da lesão tecidual esofágica. Tem, no entanto, algumas desvantagens, como risco de perfuração e estenose da luz esofagiana, complicações que estão relacionadas, sobretudo, com a experiência do endoscopista, podendo ser observadas já nas primeiras semanas.

O balão de Sangstaken-Blakemore deverá ser empregado como última opção, ou seja, quando não se consegue a interrupção do sangramento ativo em pacientes com instabilidade hemodinâmica grave, e diante da indisponibilidade do endoscopista no momento ou das drogas redutoras da GHP. Para que exerça sua eficácia terapêutica, após sua colocação deve-se injetar ar o suficiente para mantê-lo fixado no fundo gástrico, promovendo-se pressão de 15 a 25 mm Hg no dispositivo esofágico. Ressalte-se que deverá ser mantido implantado não mais do que 24 horas. Esse procedimento permite controle da HDA em 45-90%, sendo frequentes os surtos de ressangramento precoce ocorrendo logo após sua retirada. São comuns complicações como ulcerações isquêmicas da mucosa esofagiana, necrose da asa do nariz e perfurações, complicações observadas em 10-20% daqueles assim manipulados por mais de 72 horas, com mortalidade de 70% em algumas séries estudadas, sobretudo quando assim são tratados pacientes Child C. Torna-se exigência formal que sejam tratados associadamente pela administração endovenosa de cefalosporinas de primeira geração, atitude que também contribui para redução do índice de infecção bacteriana, desde que tratados por via endovenosa, valendo-se de cefazolina ou ceftriaxona. A falência dessa medida traduz-se por instalação de peritonite bacteriana espontânea, infecção urinária ou broncopulmonar, ampliando o índice de mortalidade desses graves pacientes.

Significado clínico do sangramento

Mostra-se mais significativo desde que existam: *a)* requerimento de 2 unidades de sangue nas primeiras 24 horas; *b)* pressão arterial sistólica menor que 100 mm Hg, ou frequência cardíaca além de 100 bpm e outros sinais de hipovolemia ou choque, como queda pressórica superior a 20 mm Hg e/ou frequência de pulso radial excedendo 100 bpm, já no início do atendimento. Esses critérios podem persistir por mais de 5 dias, desde que não sejam adotadas as medidas necessárias de interrupção.

Sangramento agudo sem controle dentro de 6 horas

Caracteriza-se por: *a)* necessária administração de 4 ou mais unidades de bolsas de sangue; *b)* incapacidade de elevar a pressão sistólica além de 20 mm Hg da mensuração basal, ou acima de 70 mm Hg; *c)* incapacidade de redução da frequência cardíaca a menos de 100 bpm; *d)* eclosão de novo surto hemorrágico expresso por hematêmese cerca de 2 horas após início da terapêutica; *e)* hematócrito abaixo de 27%, ou hemoglobina menor que 9 g/dL. Enquadramento nesses itens exigirá estadiamento da gravidade da doença hepática, segundo critérios de Child-Pugh ou MELD, sendo recomendável associar avaliação da função renal e pesquisa de sinais neurológicos que definam encefalopatia hepática.

Profilaxia do ressangramento

Essas medidas visam a impedir o aparecimento de novos surtos hemorrágicos e deverão ser tomadas até, no máximo, 6 dias, após o controle da HDA. Baseiam-se na realização de sessões de EE ou LE em intervalos de 15 dias, associadas à administração de drogas betabloqueadoras, nitratos e/ou octreotídeo. Apesar dessas medidas, recorrência do sangramento pode ocorrer cerca de 5 dias após a interrupção do primeiro sangramento, relacionando esse comportamento com as presenças de GHP acima de 20 mm Hg, concomitância com infecção bacteriana, existência de trombose venosa portal, evolução em choque hemorrágico e naqueles Child-Pugh B ou C, conforme relatado anteriormente e com níveis séricos elevados de alanina-aminotransferase (ALT). Também pode ser observado em 30-70% dos pacientes no primeiro ano, ampliando-se além desses números a partir de 2 anos após interrupção do primeiro episódio de sangramento. Por isso recomendamos iniciar logo em seguida ao controle do sangramento, naqueles hemodinamicamente estáveis, o uso do propranolol, atitude que reduz esses índices de ressagramento para 10 e 20% nos primeiros 12-24 meses, respectivamente. Esse betabloqueador nesse período deve ser administrado na dose inicial de 40 mg, ascendendo progressivamente até que possa chegar a 80 mg/dia, dependendo da reserva parenquimatosa hepática, aderência do paciente ao tratamento ou repercussões hemodinâmicas. Mais recentemente tem sido proposto conduzi-los valendo-se de novas opções farmacológicas redutoras da pressão portal, conforme visto no Quadro 2-5.[26] Além disso, torna-se exigência a administração endovenosa de antibióticos profiláticos visando a reduzir índices de infecção geradora de quadro séptico com translocação bacteriana e

Quadro 2-5. Novas opções de drogas redutoras da pressão portal em cirróticos[26]

Agentes farmacológicos	Evidências disponíveis e recomendações
Propranolol ou Nadolol	Recomendável na profilaxia primária e no ressangramento por ruptura de varizes
Isosorbide 5-mononitrato (ISMN)	Menos eficaz, apresentando mais efeitos colaterais que os betabloqueadores Não se mostra eficaz naqueles em que há contraindicação quanto ao uso de betabloqueadores
Propranolol ou Nadalol + ISMN ou Carvedilol	Deve ser usado na profilaxia do ressangramento, pois promove redução da GHP, mas amplia a necessidade de diuréticos Frise-se que serão necessários mais estudos para melhor definição de eficácia
Prazosin + Propranolol	Promove redução mais acentuada na GHP Poucos dados que suportem seu uso clínico atualmente são disponíveis
Espironolactona + Nadolol	Não reduz GHP nem o risco de eclosão do ressangramento
Inibidores do NO	Melhora da hemodinâmica portal e da função renal em avaliação e sem conclusões definitivas sobre eficácia

GHP = gradiente de pressão portal.

evolução para choque séptico, assim deverão ser conduzidos no período pós-controle com tomadas de 400 mg, via oral, ao dia de norfloxacina.

Frise-se que a mortalidade por ocasião do ressagramento, ou seja, ao fim de 6 semanas da admissão, ocorre naqueles que ao serem admitidos em vigência do sangramento encontram-se em choque hipovolêmico, ou são portadores de carcinoma hepatocelular, cursando em encefalopatia hepática e/ou infectados, classificados como Child-Pugh B ou C. Também observa-se essa evolução naqueles com alargamento do tempo de protrombina, hiperbilirrubinemia, hipoalbuminemia, níveis séricos elevados de ureia e creatinina e trombose venosa portal.

Situações especiais

■ Gastropatia hipertensiva portal

O desenvolvimento dessa complicação é observado em 50% dos pacientes cirróticos, sendo secundária à formação de fístulas AV que se estabelecem entre a submucosa e a *muscularis mucosae* do estômago, sobretudo quando a gastropatia hipertensiva portal se encontra além de 12 mm Hg. A incidência geralmente acentua-se após sessões repetidas de EE ou LE das VEGR, sendo responsável por 10-20% das HDA em cirróticos, expressando-se inicialmente sob forma de perdas microscópicas de sangue nas fezes, mas que pode acentuar-se, evoluindo para situação de difícil controle, aspecto clínico que não raramente se observa também naqueles com colopatia hipertensiva. Apresenta resposta terapêutica baixa à infusão de drogas vasoativas.[5,32,33] Nesse caso, a terapêutica ideal não cirúrgica consiste no implante do TIPS (anastomose portacava intra-hepática transjugular), uma prótese metálica, intra-hepática, de 8-10 mm, autoexpansível, introduzida por via jugular, que comunica a veia hepática com ramo da veia porta. Esse procedimento é realizado por radiologista intervencionista, com tempo de duração para seu implante, sendo variável entre 90 a 120 minutos. Mostra-se capaz de interromper o sangramento ativo por varizes esofagogástricas rotas ou gastropatia hipertensiva portal entre 90-100%, ao promover redução de 30-40% da gastropatia hipertensiva portal em relação ao nível inicial. Complicações precoces e tardias podem ocorrer, como encefalopatia hepática, observadas em 16-20% dos casos, que costuma instalar-se após 24-72 horas do procedimento, mais comum nos pacientes acima de 50 anos de idade e com MELD além de 18, sendo, em geral, de leve intensidade e fácil controle clínico. Insuficiência cardíaca congestiva ou edema agudo de pulmão ocorre raramente, mais frequente em cirróticos alcoólatras com miocardiopatia. Outra complicação é a insuficiência renal, provavelmente instalada pelo uso de grande volume de contraste endovenoso em pacientes com instabilidade hemodinâmica prévia e que fizeram uso antecipado de drogas vasoconstritoras em portadores de nefropatias, podendo ser evitada ao promover-se hidratação adequada durante e após o procedimento. Anemia hemolítica surge em 12% dos casos, geralmente nos primeiros 3-4 meses, em decorrência da presença da prótese e aumento do fluxo local. Obstrução ocorre entre 20-40% nos primeiros 6 meses, elevando-se para mais de 50% ao final de 12 meses. Visando a detectá-la mais precocemente, deve-se proceder à realização de controle ultrassonográfico do TIPS com Doppler inicialmente a cada 3 meses, para avaliação do fluxo. Ao se comprovar redução do calibre, deve-se promover dilatação, valendo-se de balão de 8-10 mm, com colocação de nova prótese. Esse método terapêutico tem sido utilizado como ponte para o transplante de fígado, ao permitir que pacientes evoluam com melhora do estado nutricional, redistribuição de volume hídrico, melhor controle do sangramento e da ascite refratária. Essa resposta efetiva tem sido mais comumente observada nos cirróticos Child A ou B, com gastropatia hipertensiva portal não muito elevada e reserva funcional hepática satisfatória.[27,34]

■ Varizes gástricas[40]

Ocorrem em 15-70% dos cirróticos com hipertensão portal acentuada, aumentando o risco de sangramento com a evolução da doença. São responsáveis por cerca de 8-10% dos eventos hemorrágicos, representando controle clínico difícil e mortalidade alta. A terapêutica envolve conduzi-las pela administração de β-bloqueadores, como propranolol, associados ou não aos nitratos, conforme proposto na condução das varizes esofágicas hemorrágicas. Preferencialmente deverão ser conduzidos pelas injeções de 5-8 mL por sessão de cola biológica (Histoacryl-Lipiodol), ou implante do TIPS.[40] Ressangramento será observado apenas nos casos em que obliteração mostrou-se incompleta, podendo já ocorrer cerca de 3-4 dias após o procedimento. Reações colaterais ao procedimento traduzem-se por febre, sem sinais de infecção e risco de tromboembolismo. Falência dessas opções exige que sejam conduzidas pelo implante do TIPS, ou de cirurgias descompressivas clássicas do sistema venoso portal. Essas opções atuam como pontes para o transplante de fígado, sendo recomendável que sejam executadas naqueles classificados com escore Child-Pugh igual ou acima de 7. Assim conduzidos, os refratários às medidas clássicas de controle de hemorragia têm sua sobrevida ampliada entre 1, 2 e 3 anos para, respectivamente, 92, 92 e 86% acima dos 20 a 60%, sem que essa medida terapêutica radiológica invasiva seja adotada.

De forma resumida, considerando-se as três fases do tratamento não cirúrgico, pode-se concluir que: 1. HDA por VEGR no cirrótico cessa espontaneamente em 40-50% dos casos; 2. a mortalidade no primeiro surto é de 50%, dos quais 30% dos pacientes estão hospitalizados; 3. a incidência de ressangramento eleva-se para 70% ao final de 2 anos, apesar dos tratamentos clínico e endoscópico empregados, com mortalidade de até 80%; 4. a profilaxia secundária reduz essas taxas para 50-60%, mas sem interferir na evolução natural da cirrose hepática; 5. o TIPS é uma alternativa eficaz na emergência do sangramento, porém não representa tratamento definitivo por não interferir sobre evolução da doença de base; 6. a HDA em cirróticos é uma complicação clínica grave que promove agravamento da função hepática, redução da perfusão renal, incidência maior de infecções e falência de múltiplos órgãos, limitando o prognóstico do paciente.[27]

■ Síndrome da ectasia vascular gástrica antral

Responsável por 4% dos sangramentos gastrointestinais não varicosos. Essa forma de expressão da hipertensão portal instala-se mais comumente em mulheres mais velhas, associada à cirrose autoimune, com apenas 30% sendo cirróticos,[16,17] quando exterioriza-se sob forma de estrias gástricas longitudinais. Traduzem-se histologicamente por vasos ectasiados da mucosa com tromboses focais envolvidas por hiperplasia fibromuscular. Terapêutica envolve associação composta de hormônios (estrógeno-progesterona). É importante resaltar que tal modalidade de atuação acompanha-se de risco aumentado de câncer de mama e endométrio. Eficácia de octreotídeo apresenta-se duvidosa. Mais eficaz será conduzi-los via de coagulação valendo-se de aplicação de plasma de argônio ou de *laser* (Nd: YAG), 2 a 3 sessões.[35-38] Falência dessas medidas exige que sejam conduzidos via TIPS, medida que não se mostra eficaz a longo prazo.[39]

AUSÊNCIA DE CONTROLE DO SANGRAMENTO ATRAVÉS DAS MEDIDAS CLÍNICAS, ENDOSCÓPICAS E RADIOLÓGICAS

Todos esses aspectos reforçam a necessidade de conduzir esses pacientes, na impossibilidade de controle do sangramento através das medidas clínicas, endoscópicas e radiológicas relatadas nesse capítulo, valendo-se de outras alternativas, ou seja, através de modalidades cirúrgicas (Quadro 2-6).[44] Nesse terreno torna-se fundamental que sejam empregadas técnicas que não envolvam a manipulação do hilo hepático, para que não se torne inviável a realização posterior do transplante de fígado. Qualquer delas promoverá descompressão do sistema venoso portal e merecerão considerações em separado.[41-43]

Quadro 2-6. Modalidades cirúrgicas empregadas no tratamento de varizes esofagogástricas rotas na era dos transplantes de fígado[44]

Derivações portossistêmicas
■ Anastomose portocava
■ Anastomose mesentérico-cava
■ Anastomose esplenorrenal distal (Warren)

DERIVAÇÕES PORTOSSISTÊMICAS (DESCOMPRESSÃO DO SISTEMA VENOSO PORTAL)

As mais conhecidas e utilizadas são as anastomoses portocava, mesentericocava e esplenorrenal distal, sendo as duas primeiras também chamadas de não seletivas, e a última, de seletiva, as quais merecerão considerações em separado.

A anastomose portocava (APC) tem sido amplamente empregada, revelando-se modalidade laterolateral mais eficaz, pois corrige a ascite se presente no pré-operatório, sendo utilizada tanto nas situações de vigência hemorrágica ou eletivamente após controle do sangramento. A mortalidade é maior quando realizada na emergência, situando-se em torno de 19%, comportamento que guarda relação com reserva funcional hepática, tempo operatório, volume de hemotransfusão e condições hemodinâmicas no intra e no pós-operatório. Quando esse resultado compara-se ao obtido pelos métodos endoscópicos, ele se mostra diferente, porém aqueles que cursaram sem outras complicações apresentar-se-ão em melhores condições para serem conduzidos pelo transplante de fígado.

Por sua vez, a anastomose mesentérico-cava foi idealizada como um procedimento alternativo, mais simples e com menor risco cirúrgico. Consiste na interposição de uma prótese calibrada, variando de 8 a 12 mm, entre as veias mesentérica superior e a cava inferior. Os resultados apresentados são similares aos da APC quanto à mortalidade e às complicações pós-operatórias (ascite, encefalopatia etc.), com o inconveniente de que 30% dos operados evoluem com trombose da prótese em torno de 2 anos de pós-operatório. Apesar disso, tem-se dado preferência a essa técnica em pacientes portadores de ascite intratável e que são candidatos ao transplante hepático.

Com intuito de obter melhores resultados no tratamento cirúrgico, valendo-se das duas técnicas descritas anteriormnte idealizaram-se as chamadas derivações portossistêmicas seletivas (Warren). Através dessa técnica descomprimem-se as varizes esofagogástricas, ao mesmo tempo em que se mantém o fluxo sanguíneo portal preservado. Respeitando esses princípios, pacientes têm sido conduzidos pela anastomose esplenorrenal distal, associando-se à ligadura das veias gástricas, direita e esquerda, e da gastroepiploica direita, sem realizar esplenectomia. Aqueles assim conduzidos mostraram uma menor incidência de encefalopatia hepática pós-operatória em relação às não seletivas, porém com uma maior frequência de formação de ascite. Em virtude da maior dificuldade técnica, do tempo operatório mais longo e, muitas vezes, da necessidade de maiores experiência e habilidade do cirurgião na condução desses jovens pacientes.

De forma resumida pode-se definir a conduta terapêutica dos cirróticos com hipertensão portal e com sangramento agudo por varizes esofagogástricas rotas, através do algoritmo discriminado na Figura 2-3.[5]

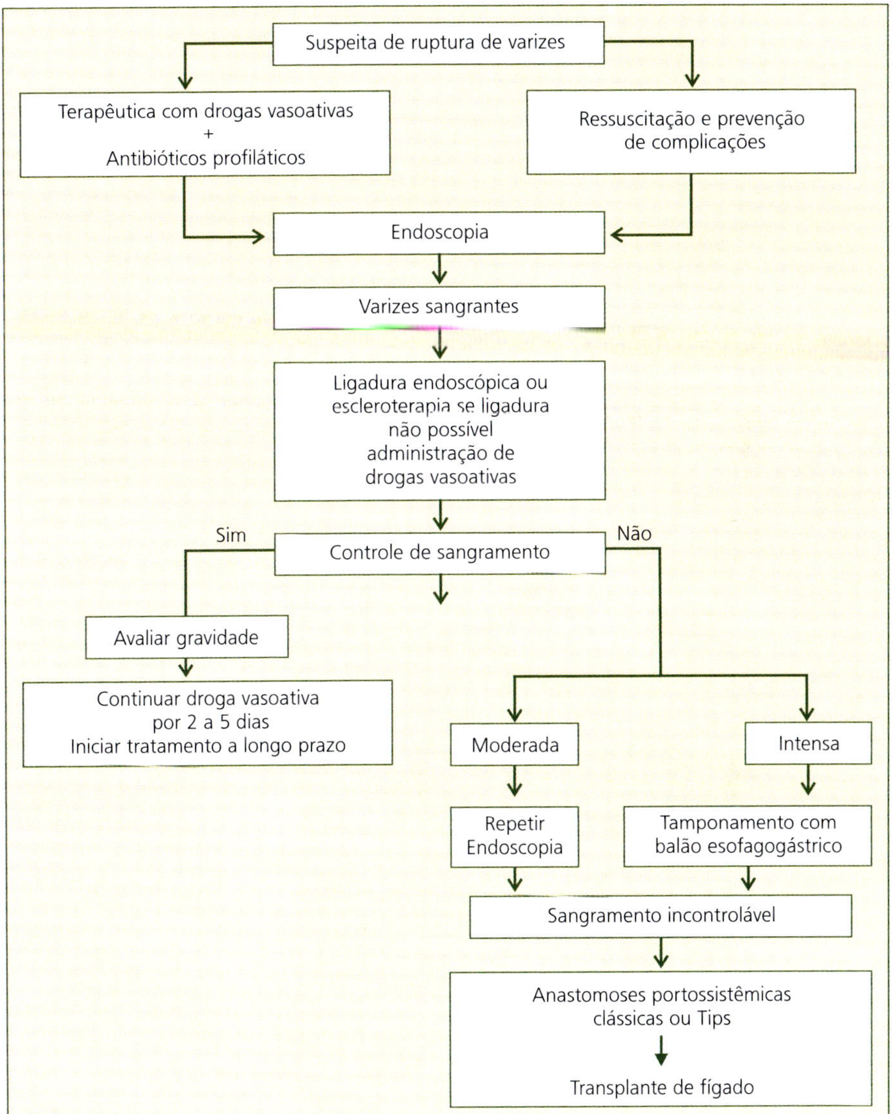

Fig. 2-3. Algoritmo de manuseio do sangramento agudo de ruptura de varizes esofagogástricas (Bosch *et al.*, 2008).[5]

REFERÊNCIAS BIBLIOGRÁFICAS

1. Rockey DC, Friedman SL. Hepatic fibrosis and cirrhosis. In: Boyer TD, Manns MP, Sanyal AJ. (Eds.). *Zakin and Boyer's hepatology. A textbook of liver disease.* Philadelphia: Elsevier Saunders, 2012. p. 64.
2. de Franchis R, Primignani M. Natural hostory of portal hypertension in patients with cirrhosis. *Clin Liver Dis* 2001;5:645-63.
3. Kamath OS, Shah VH. Portal hypertension and bleeding oesophageal varices. In: Boyer TD, Manns MP, Sanyal AJ. (Eds.). Zakin and Boyer's hepatology. A textbook of liver disease. Philadelphia: Elsevier Saunders, 2012. p. 286.
4. Groszmann RJ. Progression of portal hypertension: an analysis of variants. In: Arroyo V, Forns X, Garcia-Pagan JC *et al.* (Eds.). Propgress in the treatment of livedr diseases. Barcelona: Ars Medica, 2001. p. 3.
5. Bosch J, Berzigotti A, Garcia-Pagan JC *et al.* The management of portal hypertension: Rational basis, available treatment and future options. *J Hepatol* 2008;48:S68-92.
6. Garcia-Tsao G, Sanyal AJ, Grace ND *et al.* Prevention and management of gastroesophageal varices and variceal hemorrhage in cirrhosis. *Hepatology* 2077;46:922-38.
7. De Franchis R. Evolving consensus in portal hypertension. Repor of the Baveno IV consensus workshop on methodology of diagnosis and therapy in portal hypertension. *J Hepatol* 2005;43:167-76.
8. Garcia-Tsao G, Groszmann RJ, Fisher RL. Portal hypertension and its complications. *Gastroenterology* 2008;134:419-24.
9. De Franchis R. Evolving consensus in portal hypertension. Report of Baveno IV consensus workshop on methodology of diagnosis and therapy in portal hypertension. *J Hepatgol* 2005;43:167-76.
10. Merkel C, Bolognesi M, Bellon S *et al.* Prognostic usefulness of hepatic vein catheterization in patients with cirrthosis and esophageal varices. *Gastroenterology* 1992;102:973-79.
11. Abraldes JG, Villanueva C, Bañares R *et al.* Hepatic venous pressure gradient and prognosis in patients with acute variceal bleeding treated with pharmacological and endoscopic therapy. *J Hepatol* 2008;48:229-36.
12. Thabut D, Moreau R, Lebrec D. Screening for esophageal varices endoscopy, other tools, or endoscopy and other tools? *Hepatology* 2008;47:1434-36.
13. Biecker E. Portal hypertension and gastrointestinal bleeding: diagnosis, prevention and management. *World J Gastroenterol* 2013;19:5035-50.
14. Hoskings SW, Kennedy HJ, Seddon I *et al.* The role of propranolol in congestive gastropathy of portal hypertension. *Hepatology* 1987;7:437-41.
15. Orloff MJ, Orloff MS, Orloff SL *et al.* Treatment of bleeding from portal hypertensive gastropathy by portocaval shunt. *Hepatology* 1995;21:1011-13.
16. Urata J, Yamashita Y, Tsuchigame T *et al.* The effects of transjugular intrahepatic shunt on portal hypertensive gastropathy. *J Gastroenterol Hepatol* 1998;13:1061-67.
17. Gostout CJ, Viggiano TR, Ahlquist DA *et al.* The clinical and endoscopic spectrum of the watermellon stomach. The clinical and endoscopic spectrum of the watermelon stomach. *J Clin Gastroenterol* 1992;15:256-63.
18. Burak KW, Lee SS, Beck PL. Portal hypertensive gastropathy and gastric antral vascular ectasia (GAVE) syndrome. *GUT* 2001;53:764-70.

19. Groszmann RJ, Garcia-Tsao G, Bosch J *et al.* Beta blockers to prevent gastroesophageal varices in patients with cirrhosis. *N Eng J Med* 2005;353:2254-61.
20. Turnes J, Garcia-Pagán JG, Abraldes JG *et al.* Pharmacological reduction of portal pressure and long-term risk of first variceal bleeding in patients with cirrhosis. *Am J Gastroenterol* 2006;101:506-12.
21. Feu F, Bordas JM, Luca A *et al.* Reduction of variceal pressure by propranolol: Comparison of the effects on portal pressure and azygos blood flow in patients with cirrhosis. *Hepatology* 1993;18:1082-89.
22. Angelico M, Carli L, Piat C *et al.* Effects of isosorbide-5-mononitrate compared with propranolol on first bleeding and long-term survival in cirrhosis. *Gastroenterology* 1997;113:1632-39.
23. Salerno F, Borroni G, Cazzaniga M *et al.* Nadolol and isosorbide-5-mononitrate (IS-5-Mn) for preventing bleeding in cirrhotics with ascites. *J Hepatol* 1996;25:92S.
24. Feu F, Mc Cormick PAA, Planas R *et al.* Randomized controlled trial comparing propranolol 1 isosorbide-5-mononitrate vs shunt surgery/sclerotherapy in the prevention of variceal rebleeding. *J Hepatol* 1995;23:69S.
25. Abecasis R, Kravetz D, Fassio E *et al.* Nadolol plus spironolactone vs nadolol alone in the prophylaxis of the first variceal bleeding in non-ascitic cirrhotic patients. Preliminary results of a multicenter double-blind and radomized trial. *Hepatology* 1997;26:135 A.
26. Turnes J, Abraldes JG, Bosch J. Pharmacology of portal hypertension: Beyond β-blockers. In: Arroyo V, Forns X, Garcia-Pagán JC *et al.* (Eds.). Progress in the Treatment of liver diseases. Barcelona: Ars Medica, 2003. p. 13.
27. Oliveira e Silva A, Samudio Cardozo VD, de Oliveira Souza E *et al.* Hemorragia digestiva alta no cirrótico. In: Dani R, Friche PMC. (Eds.). Rio de Janeiro: Guanabara Koogan, 2011. p. 698-709.
28. Oliveira e Silva A, Oliveira Souza E, Samúdio Cardozo VD *et al.* Ascite hepatogênica. In: Dani R, Friche PMC (ed.). Rio de Janeiro: Guanabara Koogan 2011. p. 673-83.
29. Cagnin L, Rodrigues Cremonin RH, Oliveira e Silva A de. Síndrome hepatorrenal. In: Senra D (Ed.). *Medicina intensiva.* São Paulo: Atheneu, 2013. p. 971.
30. Rodrigues Cremonin RH, Cagnin L, Oliveira e Silva A de. In: Senra D. (Ed.). *Medicina intensiva.* São Paulo: Atheneu, 2013. p. 979.
31. Cagnin L, Rodrigues Cremonin RH, Oliveira e Silva A de. O coração no pacientes cirrótico. In: Senra D. (Ed.). *Medicina intensiva. Fundamentos e prática.* São Paulo: Atheneu, 2013. p. 989.
32. Oliveira e Silva A de, Wahle RC, de Oliveira Souza E *et al.* In: Senra D. (Ed.). *Medicina intensiva. Fundamentos e prática.* São Paulo: Atheneu, 2013. p. 1023.
33. Mc Cormick PAA, Mc Cormick A. A practical guide to the management of oesophageal varices. *Disease Management* 1999;57:327-31.
34. Cubillas R, Rockey DC. Portal hypertensive gastropathy: a review. *Liver Int* 2010;30:1094-102.
35. Marbara G, De Giorgio R, Salviole B *et al.* Unsuccessful octreotide treatment of the watermelon stomach. *J Clin Gastroenterol* 1998;26:345-46.
36. Sebastian S, McLoughlin R, Qasim A *et al.* Endoscopic argon plasma coagulation for the treatment of gastric antral vasculçar ectasia (watermelon stomach): long-term results. *Dig Liver Dis* 2004;36:212-17.
37. Yusoff J, Brennan F, Ormonde D *et al.* Argon plasma coagulation for treatment of watermelon stomach. *Endoscopy* 2002;34:407-10.

38. Potamiano S, Carter R, Anderson JR. Endoscopia laser treatment of diffuse gastric antral vascular ectasia. *GUT* 1994;35:461-63.
39. Kamath PS, Lacerda M, Ahlquist DA *et al.* Gastric mucosal responses to intrahepatic portosystemic shunting in patients with cirrhosis. *Gastroenterology* 2000;118:905-11.
40. Sarin SK, Lahoti D, Saxena SP *et al.* Prevalence, classification and natural history of gastric varices: a long-term follow-up study in 568 portal hypertension patients. *Hepatology* 1992;16:1343-49.
41. Augustin S, Altamirano J, Gonzalez A *et al.* Effectiveness of combined variceal pharmacological and ligations therapy in high-risk patients with acute esophageal variceal bleeding. *Am H Gastroenterol* 2011;106:1787-95.
42. D'Amico G, Luca A. Natural history. Clinical-harmodynamic correlations. Predictor of the risk of bleeding. *Baillieres Clin Gastroenterol* 1997;11:243-56.
43. Zoli M, Merkel C, Magalotti D *et al.* Natural history of cirrhotic patients with small esophageal varices: A prospective study. *Am J Gastroenterol* 2000;35:503-8.
44. Kamath PS, Shah VH. Portal hypertension and bleeding esophageal varices. In: Boyer TD, Manns MO, Sanyal AJ. (Ed.). *Zakim and Boyer's Hepatology. A textbook of liver disease.* Londres: Elsevier Saunders, 2012. p. 286.
45. Bosch J, Berzigotti A, Garcia-Pagán JC *et al.* The management of portal hypertension: Rational basis. Available treatment and future options. *J Hepatol* 2008;48:S68-92.

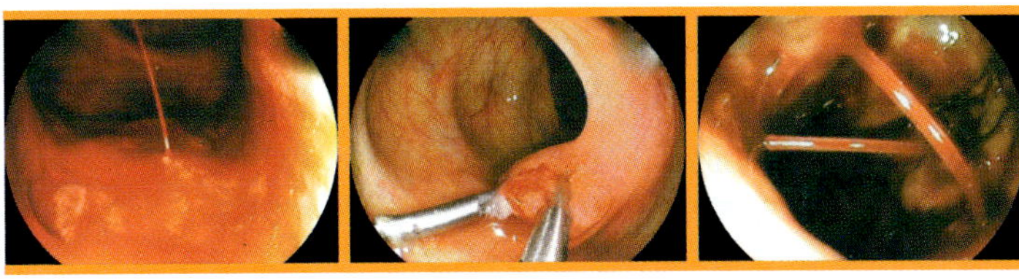

3

Antiplaquetários e Anticoagulantes na Hemorragia Digestiva – Interface com os Inibidores da Bomba de Prótons

Laercio Tenório Ribeiro

INTRODUÇÃO

A importância das doenças vasculares tromboembólicas é enfatizada nas inúmeras estatísticas relacionadas com o tema, como relatado a seguir:

A) Estima-se que cerca de 30 milhões de indivíduos são afetados por doenças arteriais periféricas na Europa ocidental e nos EUA. Em indivíduos idosos, ou naqueles com fatores de risco como diabetes melito ou tabagismo, sua prevalência pode ser de 20-30%.[1]

B) Estima-se em 300.000 a 600.000 casos de trombose venosa profunda/embolia pulmonar por ano nos Estados Unidos (um a dois casos por 1.000 habitantes). Na população com mais de 80 anos a frequência é ainda maior (1 caso em 100).[2]

C) As doenças isquêmicas cardíacas são a principal causa de morte nas Américas, seguidas das doenças cerebrovasculares, segundo a Organização Panamericana de Saúde (OPS). Ainda segundo a OPS, a principal causa de mortalidade no Brasil são as doenças cardiovasculares (26,4%).[3]

D) Estima-se que ocorram nos Estados Unidos 785.000 casos novos e 470.000 recorrências de isquemia coronariana por ano. A cada ano ocorrem, também nos EUA, 795.000 casos novos ou recorrentes de acidentes vasculares encefálicos.[4]

Os dados anteriores servem para enfatizar o grande número de indivíduos que poderão necessitar do uso profilático ou terapêutico de antiadesivos plaquetários e/ou anticoagulantes, medicamentos extremamente efetivos, mas que são associados a riscos expressivos de sangramento. Apesar disso, seu uso é imprescindível em algumas situações, como forma de evitar complicações. Ananthasubramanian *et al.*[5] demonstraram que a incidência de eventos tromboembólicos em pacientes portadores de próteses valvulares é de aproximadamente 4% por paciente/ano na ausência de tratamento antitrombótico, 2% por paciente/ano naqueles em uso de antiadesivos plaquetários, e 1% por paciente/ano nos que fazem uso de warfarin.

A hemorragia digestiva é uma das origens de sangramento em pacientes tratados conservadoramente de doenças coronarianas, assim como naqueles que se submetem, de forma eletiva ou de urgência, a intervenções coronarianas percutâneas.[6] Após seguimento de intervenções coronarianas em 13.819 pacientes, Nikolsky *et al.*[6] observaram hemorragia digestiva em 1,3% deles, e definiram como fatores de risco independentes: idade avançada, anemia ao ser incluído no estudo, duração do uso da droga antes da angiografia, tabagismo e diabetes melito. Os pacientes que apresentaram hemorragia digestiva evoluíram desfavoravelmente quanto à mortalidade geral, mortalidade por cardiopatia, infarto do miocárdio e complicações isquêmicas mistas, tanto no seguimento de 30 dias, como no de 1 ano, com diferenças estatisticamente significativas para todos estes parâmetros, quando comparados aos pacientes que não sangraram.[6] A presença de comorbidades (história de AVE ou de hemorragia digestiva de grande monta) e a intensidade do tratamento anticoagulante aumentam a incidência de sangramentos.[5]

O controle da natalidade e os cuidados gerais com a saúde têm propiciado o aumento da sobrevida média da população. Segundo dados da Secretaria de Direitos Humanos do Brasil,[7] 1 em cada 9 brasileiros tinha mais de 60 anos em 2012, com projeção para 1 em cada 5 para 2050. Nos EUA, estima-se que em 2050 os americanos com mais de 65 anos serão aproximadamente 89 milhões.[8] Isto implica na presença mais frequente de condições mórbidas que exigem uso terapêutico ou profilático de medicamentos, com seus inerentes benefícios e riscos. Poderíamos citar, nesse grupo: a maior incidência de artropatias, exigindo uso regular de anti-inflamatórios não esteroides, assim como de hipertensão arterial e vasculopatias, relacionadas com o uso crônico de antiadesivos plaquetários e anticoagulantes. Sabe-se que 1/4 a 1/3 dos indivíduos com mais de 65 anos fazem uso de antiadesivos plaquetários.[9]

ANTIADESIVOS PLAQUETÁRIOS E ANTICOAGULANTES

As plaquetas têm um papel primordial na formação inicial do trombo, o que as torna um alvo na profilaxia das doenças tromboembólicas. Atualmente, estão disponíveis diversos agentes antiadesivos plaquetários: aspirina, tienopiridinas (ticoplidina, clopidogrel, prasugrel), ticagrelor, dipiridamol, cilostazol e os inibidores da glicoproteina IIb/IIIa (abciximab, eptifibatibe, tirofiban), cada grupo agindo sobre um receptor específico das plaquetas, com consequente inibição de sua adesividade (Quadro 3-1). A ação da aspirina, das tienopiridinas e do abciximab sobre as plaquetas é irreversível.[10] Dessa forma, em usuários destes medicamentos, há necessidade que se aguarde a substituição do *pool* de plaquetas por novas células para que sua função retorne aos níveis normais. Sabe-se que são repostos, por dia, 10% do *pool* total de plaquetas,[11] e que 30%, isto é, a produção de 3 dias, é suficiente para que haja função plaquetária dentro da faixa da normalidade. Komatsu *et al.*[12] avaliaram o tempo necessário para a correção dos parâmetros de coagulação em voluntários saudáveis, comparando o AAS, a ticlopidina e o uso combinado de AAS-ticlopidina, concluindo que os pacientes em uso exclusivo de AAS voltaram a apresentar parâmetros de coagulação normais após 3 dias, o que só aconteceu após 5 dias nos usuários de ticlopidina e após 7 dias nos que tinham feito uso combinado de AAS-ticlopidina.

Os anticoagulantes são outro grupo de medicamentos utilizados no tratamento e profilaxia de eventos tromboembólicos. Os antagonistas da vitamina K (warfarin, dicumarol, fencoprumona), a heparina e a enoxaparina (que ativam a antitrombina III) eram os únicos anticoagulantes disponíveis até recentemente. Atualmente, há vários outros agentes anticoagulantes: os inibidores do fator Xa

Quadro 3-1. Antiadesivos plaquetários

Medicamento	Via de administração	Mecanismo de ação	Reversibilidade
Ácido acetilsalicílico	Oral	Inibição da COX1	Não
Tienopiridinas (ticlopidina, clopidogrel, prasugrel)	Oral	Bloqueio do receptor $P2Y_{12}$	Não
Cilostazol	Oral	Inibição do nucleotídeo cíclico da fosfodiesterase3	Sim
Ebciximab, Eptifibatibe, tirofiban	Intravenosa ou intra-arterial	Inibidores da glicoproteina IIb/IIIa	Ebciximab = não eptifibatibe e tirofibam = sim
Dipiridamol	Oral	Inibição da fosfodiesterase	Sim

[fondaparinux, idraparinux e idrabiotaparinux (parenterais), e rivaroxaban e apixaban (orais)], e os inibidores diretos da trombina [hirudin, lepirudin, desirudin, bivalirudin e argatroban (parenterais) e ximelagatran e dabigatran (orais)]. A Figura 3-1 representa a cascata da coagulação, com a indicação do local de ação dos medicamentos descritos anteriormente.

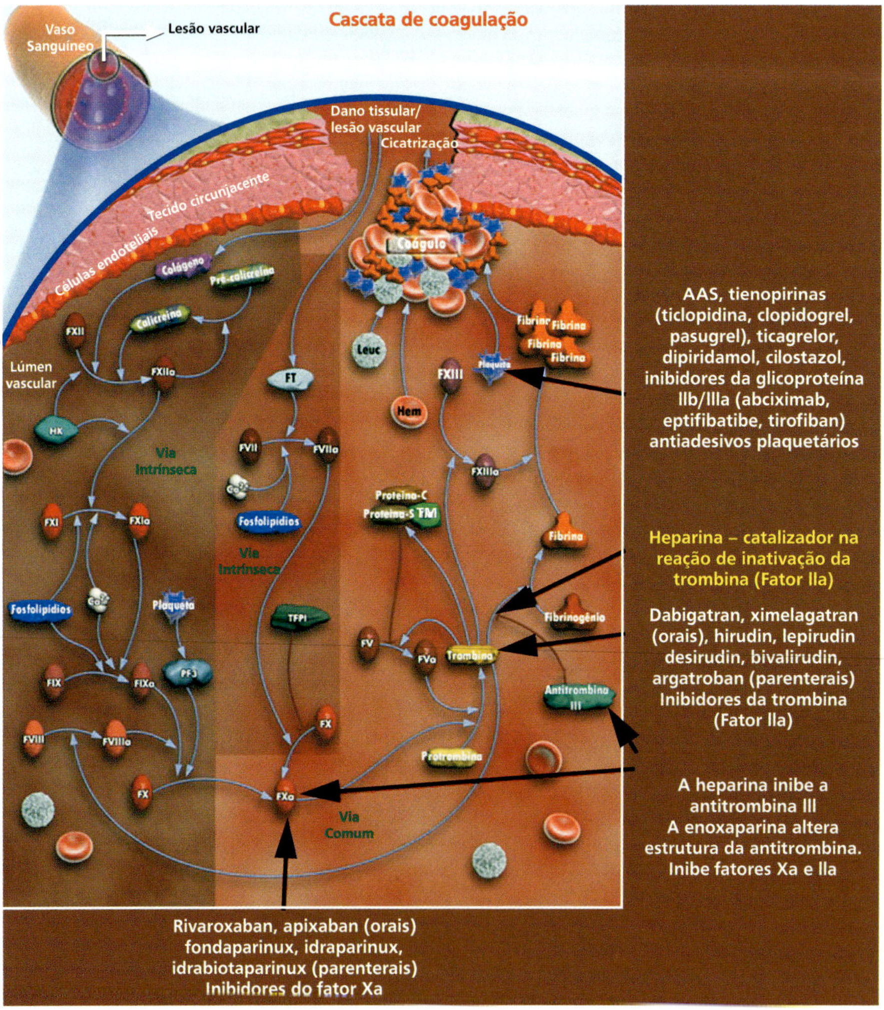

Fig. 3-1. Cascata da coagulação.

HEMORRAGIA DIGESTIVA EM PACIENTES EM USO DE ANTIADESIVOS PLAQUETÁRIOS E ANTICOAGULANTES

As complicações hemorrágicas que ocorrem em pacientes com fenômenos tromboembólicos que fazem uso de antiadesivos plaquetários ou anticoagulantes são associadas à hospitalização prolongada, aumento dos custos hospitalares, insatisfação do paciente, morbidade e aumento da mortalidade em 30 dias e em 1 ano.[13-16] Entre estes fenômenos hemorrágicos, 61,4% deles ocorrem em locais inacessíveis (geniturinários, cabeça e pescoço, intracranianos, pulmonares, digestivos, outros locais), e, entre eles, 45,2% não têm a localização determinada.[16] A ocorrência de sangramentos relacionados com o uso de anticoagulantes é importante porque: a) reduz o benefício primário do uso dos anticoagulantes; b) o risco de sangramento pode levar o médico a evitar os anticoagulantes em pacientes que se beneficiariam com seu uso; c) a população idosa, que mais frequentemente apresenta indicações de uso de anticoagulantes, é o segmento da população que mais cresce.[17] O gastroenterologista que atende a este tipo de emergência necessita, sempre, avaliar os riscos e benefícios de suspender ou manter estes medicamentos, uma vez que a manutenção do sangramento aumente o risco de complicações tromboembólicas, enquanto a manutenção dos antiadesivos plaquetários e anticoagulantes num paciente com hemorragia digestiva reduz a chance de controlar o sangramento e aumenta a possibilidade de recorrência do mesmo.

Até 20% dos pacientes em tratamento com anticoagulantes poderão apresentar episódios de sangramento, sendo a hemorragia digestiva a forma de apresentação mais comum (45%).[18] O risco de sangramento é influenciado pela intensidade do tratamento anticoagulante, idade (maiores de 65 anos), história anterior de hemorragia digestiva, presença de condições comórbidas sérias (infarto agudo do miocárdio, insuficiência renal, anemia severa), tempo de uso do anticoagulante e uso concomitante de aspirina/anticoagulante ou aspirina/antiadesivo plaquetário.[18-20] Os episódios de hemorragia digestiva nesse grupo de pacientes estão associados a sangramentos de maior gravidade,[20] sendo responsáveis por mais da metade dos óbitos.[21] A aspirina, usada isoladamente ou em combinação com outras drogas, está, também, implicada na maioria desses óbitos.[22] Segundo Piazza *et al.*,[23] a maioria dos eventos adversos decorrentes do uso de anticoagulantes é potencialmente passível de prevenção, uma vez que eles sejam causados por erros na prescrição ou na administração e uso.

A utilização de associações de antiadesivos plaquetários e destes com anticoagulantes implica em maior risco de hemorragias do que a monoterapia.[15,22,23] Abraham *et al.*[22] avaliaram o risco de hemorragia digestiva em 78.133 indivíduos com mais de 60 anos (idade média de 72,5 anos) em uso de combinações de AAS, antiadesivos plaquetários e anticoagulantes, e concluíram que o uso combinado de AAS/anticoagulante e AAS/antiadesivo plaquetário/anticoagulante foi associado à maior incidência de transfusões e hospitalizações.

Os episódios de sangramento que ocorrem nos pacientes em uso profilático ou terapêutico de medicamentos antitrombóticos apresentam forte impacto no prognóstico.[24] Eikelboom *et al.*[15] analisaram os dados de mais de 30.000 pacientes estudados em três ensaios: OASIS (*Organization to Assess Ischemic Syndromes*), OASIS 2 e CURE. A incidência de sangramentos graves foi de 2,3%, e a ocorrência destes sangramentos foi responsável por um aumento de 5 vezes na taxa de mortalidade. Ademais, houve uma relação estreita entre a severidade do sangramento e o risco de óbito. A incidência de infarto do miocárdio e AVE foi significativamente maior nos pacientes que apresentaram hemorragias graves do que nos demais. Dados semelhantes foram encontrados no estudo ACUITY (*Acute Catheterization and Urgent Intervention Triage strategY*),[25] onde a taxa de mortalidade em 30 dias foi 6 vezes maior nos pacientes que apresentaram hemorragias graves (7,3% × 1,2%). Este grupo apresentou, também, maior incidência de eventos isquêmicos e de trombose do *stent*.

Quais os mecanismos que associam os episódios de sangramento às maiores taxas de mortalidade e de eventos isquêmicos nesses pacientes? Vários fatores podem explicar esta associação: a) a presença de sangramento leva à suspensão e/ou reversão do tratamento antitrombótico; b) o evento hemorrágico pode ativar a adesividade plaquetária; c) o sangramento pode causar hipovolemia, desencadeando taquicardia, hipotensão, podendo levar a consequências deletérias para a oxigenação do miocárdio; d) pode haver a necessidade de procedimentos invasivos, aumentando os riscos de eventos adversos; e) pode haver necessidade de transfusões, que estão associadas a aumento das taxas de mortalidade em 30 dias, não havendo, ainda, explicação definitiva sobre o porquê desta associação.[24]

PAPEL DOS INIBIDORES DA BOMBA DE PRÓTONS (IBP) NOS PACIENTES EM USO DE ANTIADESIVOS PLAQUETÁRIOS E ANTICOAGULANTES, COM E SEM HEMORRAGIA DIGESTIVA

Em indivíduos que fazem uso de medicamentos para tromboembolismo, o uso de IBP pode ter duas indicações principais: a) proteção da mucosa gástrica da ação deletéria de alguns desses medicamentos; b) como auxiliar no tratamento das complicações hemorrágicas relacionadas com eles. No primeiro caso, dois medicamentos, utilizados em associação na profilaxia e tratamento de eventos tromboembólicos, o AAS e o clopidogrel, são reconhecidos como potenciais facilitadores de lesões gastrointestinais em alguns de seus usuários, tornando a indicação do uso dos IBP quase que uma rotina, de forma a evitar complicações maiores. Em relação a esta indicação, poderíamos fazer dois questionamentos: a) os IBPs realmente reduzem o risco de complicações relacionadas com os antiadesivos plaquetários?; b) qual a extensão da interferência dos IBPs na eficácia destes medicamentos?

Proteção da mucosa gástrica

Cerca de 50 milhões de americanos fazem uso diário de AAS,[26] metade deles em doses maiores que 100 mg.[27] Este medicamento causa dano direto à mucosa gástrica, além de reduzir seus mecanismos de defesa através da inibição da produção de prostaglandinas, o que pode levar ao desenvolvimento de ulcerações. Seu uso aumenta em pelo menos 2 vezes o risco de hemorragia digestiva,[26,27] que ocorre em 1 de cada 1.000 pacientes tratados por ano.[28] A tentativa de prevenir as lesões do tubo digestório provocadas pela aspirina inclui o uso de IBP, que reduz significativamente o desenvolvimento de úlceras gástricas e duodenais em usuários de baixas doses deste medicamento.[29] O uso de IBP associado à aspirina é custo-efetivo tanto na profilaxia primária como secundária.[30] Consenso comum da Fundação do Colégio Americano de Cardiologia (ACCF), com o Colégio Americano de Gastroenterologia (ACG) e a Associação Americana de Cardiologia (AHA), recomenda a indicação de gastroproteção para os pacientes que utilizam anti-inflamatórios, convencionais ou COX2 específicos, em associação com aspirina, e enfatizam que as formulações de aspirina com revestimento entérico ou tamponadas não reduzem o risco de sangramento.[31]

O clopidogrel é, atualmente, a segunda droga mais prescrita no mundo.[32] Não parece induzir lesões endoscopicamente evidentes, porém aumenta significativamente a ocorrência de episódios de sangramento em pacientes com lesões digestivas altas de outras etiologias.[33] Em pacientes com doença coronariana severa e em uso deste antiadesivo plaquetário, o uso concomitante de IBP reduz a incidência de hospitalizações por hemorragia gastroduodenal, o que explica a prescrição habitual dos IBP concomitantes ao seu uso. Ray *et al.*,[34] em estudo retrospectivo envolvendo 20.596 pacientes em uso de clopidogrel internados por hemorragia digestiva, encontraram uma incidência de episódios hemorrágicos 50% menor nos usuários de clopidogrel/IBP do que naqueles que utilizavam apenas o clopidogrel.

A associação aspirina/clopidogrel é considerada o padrão ouro na profilaxia secundária de novos eventos isquêmicos em pacientes com síndrome coronariana aguda.[35,36] Essa combinação, no entanto, aumenta o risco de eventos gastrointestinais, incluindo a hemorragia digestiva, que podem ser significativamente reduzidos com a utilização dos IBP. Revisão sistemática e metanálise por

Kwok *et al.*[37] concluíram que o uso de IBP está associado à redução nos eventos gastrointestinais (particularmente hemorragias) em pacientes em uso de tratamento antiplaquetário duplo.

Interferência dos IBPs na eficácia dos antiadesivos plaquetários

O uso dos IBPs pode, teoricamente, interferir com a absorção/ativação/metabolismo de outros medicamentos, seja pela alteração do pH da cavidade gástrica, seja pela interferência nas vias de metabolização, principalmente na atividade das enzimas do sistema Citocromo P-450. O efeito inibidor dos IBPs em várias enzimas deste sistema enzimático é fraco (CYP3A4, 2B6, 2D6, 2C9, 2C8, e 1A2). Efeitos mais acentuados foram verificados para o dexlansoprazol e lansoprazol no CYP1A2, para o esomeprazol no CYP2C8, e para omeprazol, lansoprazol e esomeprazol no CYP2C19. O rabeprazol e o pantoprazol são os que apresentam menor efeito inibitório sobre as enzimas desse sistema.[38,39] Esta via metabólica é a mesma utilizada por muitos outros medicamentos, o que torna fácil a hipótese de que os IBPs poderiam interferir com a eficácia de muitos deles.

O metabolismo da aspirina é principalmente ligado a reações de Fase II (conjugação/desconjugação), e em menor extensão a reações de Fase I (incluindo o CYP3A4). Essa última via metabólica poderia supor a interferência de IBP que iniba o CYP3A4 na ação antiadesiva plaquetária da aspirina. Estudos direcionados a avaliar esta possível interferência concluem que os IBPs não alteram a atividade biológica da aspirina sobre as plaquetas.[40,41]

Já a via metabólica do clopidogrel, que é uma pró-droga, envolve primordialmente o sistema P450, particularmente CYP2C19, CYP1A2 e CYP2B6, na conversão do clopidogrel em 2oxo-clopidogrel, e CYP2C19, CYP3A4/5, CYP2C9 e CYP2B6 na conversão deste para o metabólito ativo.[42] Vimos anteriormente, o potencial inibidor dos IBPs sobre a família P450. Dessa forma, é teoricamente possível que indivíduos fazendo uso concomitante de clopidogrel e IBP apresentem redução da eficácia do antiadesivo plaquetário, uma vez que haverá redução da produção do metabólito ativo. Os dados da literatura, no entanto, são conflitantes. Estudos demonstram que a coadministração de omeprazol apresenta interação farmacodinâmica significativa com o clopidogrel, o que não acontece com a coadministração do pantoprazol nem do rabeprazol.[43,44] Revisão sistemática recente conclui que o uso concomitante de IBP com clopidogrel poderia estar associado a aumento do risco cardiovascular, sem influenciar o risco de morte.[45] Resultados de metanálises, no entanto, concluem que não há evidências suficientes para se afirmar que há aumento de risco cardiovascular entre os indivíduos em uso concomitante de clopidogrel e IBP.[46,47]

CONDUTA NA HEMORRAGIA DIGESTIVA EM USUÁRIO DE ANTIADESIVOS PLAQUETÁRIOS E/OU ANTICOAGULANTES

O uso de medicamentos antitrombóticos, como profilaxia ou tratamento, é uma das formas mais comuns de intervenção clínica, com indicações principalmente na trombose venosa profunda, na fibrilação atrial, na síndrome coronariana aguda e em pacientes que são submetidos a procedimentos cardíacos invasivos.[48] Seu uso implica em risco aumentado de episódios de sangramento, entre os quais a hemorragia digestiva, seja por efeito lesivo na mucosa gastrointestinal, seja por facilitar sangramento em lesões prévias, secundárias a outras etiologias. Episódios de sangramento em pacientes com doenças tromboembólicas implicam em risco aumentado de recidiva do fenômeno tromboembólico, além dos riscos inerentes ao próprio sangramento. A maioria dos indivíduos que necessitam de uso de antiadesivos plaquetários ou anticoagulantes tem mais de 60 anos, o que aumenta a probabilidade de comorbidades que acentuam os riscos dos episódios de hemorragia. A abordagem inicial neste grupo de pacientes é semelhante à indicada para os demais pacientes com hemorragia digestiva: ressuscitação adequada e avaliação da intensidade do sangramento e dos riscos de recidiva hemorrágica (incluindo o exame endoscópico). A utilização de transfusões sanguíneas como parte da ressuscitação do paciente com hemorragia digestiva deve seguir algumas regras, criadas para reduzir a possibilidade de complicações secundárias a elas. A maioria dos estudos sugere que só se deve fazer transfusões quando a hemoglobina cai abaixo de 7 g%, uma vez que haja evidências de que esta conduta não aumenta a mortalidade, a morbidade cardíaca ou a duração da hospitalização,[48] enfatizando-se, no entanto, que pacientes com doença cardiovascular subjacente podem ser uma exceção. Esta restrição está relacionada com os riscos, ainda existentes, de transmissão de doenças infecciosas durante a transfusão. Em países desenvolvidos, onde o controle do sangue a ser transfundido é adequado, o risco é pequeno. No Canadá, o risco de adquirir HCV e HIV por transfusão é de 10 casos e 1 caso:1.000.000 de unidades transfundidas, respectivamente. Na África, estima-se que 30% dos casos de infecção por HIV são decorrentes de transfusões.[49]

Deve-se suspender o uso e/ou reverter a ação dos antitrombóticos?

Os principais dilemas na presença de hemorragia digestiva em paciente em uso de antitrombóticos são: suspender ou não a anticoagulação? Em caso de suspensão do antitrombótico, seu uso deverá ser retomado após a alta? Deve-se tentar reverter a ação do antitrombótico? Em relação aos primeiros questionamentos, Derogar *et al.*[50] avaliaram os efeitos da suspensão definitiva do uso da aspirina em pacientes com história de hemorragia digestiva por úlcera péptica, e concluíram que esta conduta foi relacionada com um aumento de 6 vezes no risco de morte ou de eventos cardiovasculares agudos. Sung *et al.*[51] estudaram 156 pacientes com hemorragia digestiva e submetidos a tratamento endoscópico, e reiniciaram o uso de aspirina em 78 deles, enquanto os demais 78 usaram placebo. Eles concluíram que o uso de aspirina em baixas doses em pacientes com hemorragia digestiva pode aumentar o risco de recorrência do sangramento, mas reduz as taxas de mortalidade. Os pacientes que não utilizavam aspirina tiveram maiores taxas de mortalidade atribuíveis a lesões cerebrovasculares, cardiovasculares ou complicações gastrointestinais. Choudari e Palmer[52] enfatizam que se o paciente está sento tratado com anticoagulante, é por uma boa razão, o que deixa o clínico com a difícil decisão de reverter a anticoagulação, com o consequente risco de eventos tromboembólicos, ou continuar o antitrombótico e correr o risco de novo sangramento. Thomopoulos *et al.*[18] estudaram 715 pacientes com hemorragia digestiva, 111 em uso de warfarin e 604 sem uso de antitrombótico. A opção nos anticoagulados foi de suspender o anticoagulante oral e transfundir plasma fresco congelado naqueles que apresentavam o *International Normalized Ratio* (INR) elevado (INR normal = 0,9 a 1,1). Os pacientes com baixo risco de tromboembolismo (fibrilação atrial, história remota de trombose venosa profunda) tiveram suspenso o anticoagulante por um curto período e, dependendo dos achados endoscópicos, a warfarin foi reinstituída em poucos dias. A Sociedade Australiana de Trombose e Hemostasia,[53] assim como o *American College of Chest Physicians*[54] sugerem, para qualquer sangramento significativo em pacientes em uso de warfarin:

A) Suspender a warfarin, medicar com 5,0 a 10,0 mg de vitamina K_1 EV + Prothrombinex-HT (complexo de protrombina humano) – 25-50 UI/kg e plasma fresco congelado (150-300 mL), enquanto avalia o INR até que fique < 5,0, e o sangramento cesse OU;
B) se o plasma não estiver disponível, suspender a warfarin, medicar com 5,0 a 10,0 mg de vitamina K_1 EV + Prothrombinex-HT, enquanto avalia o INR até que fique < 5,0, e o sangramento cesse OU;
C) se o Prothrombinex-HT não estiver disponível, suspender a warfarin, medicar com 5,0 a 10,0 mg de vitamina K_1 EV, e 10-15 mL/kg de plasma fresco congelado, enquanto avalia o INR até que fique < 5,0, e o sangramento cesse.

Se indicada a reversão da ação antitrombótica, já sabemos que a ação da aspirina, das tienopiridinas e do abciximab sobre as plaquetas é irreversível, o que exigirá, em caso de sangramento refratário a outras condutas terapêuticas, tentativa de reversão com transfusão de concentrado de plaquetas, não esquecendo que esta conduta pode precipitar episódios de trombose arterial.[55] A heparina pode ter seu efeito anticoagulante rapidamente revertido pelo uso de sulfato de protamina (1 mg de protamina neutraliza aproximadamente 100 unidades de heparina não fracionada). Em relação à heparina de baixo peso molecular (HBPM), a reversão também é feita com sulfato de protamina, porém há duas diferenças principais em relação à heparina não fracionada: sua vida média é mais longa, e a reversão do seu efeito anticoagulante é parcial, uma vez que os níveis de antitrombina não sejam completamente normalizados.[56] Para reverter os efeitos anticoagulantes da warfarin e de outros cumarínicos deve ser usada a vitamina K, oral ou injetável, com preferência pela última, que permite um melhor ajuste da dose. Se houver necessidade de reversão imediata da warfarin, pode-se fazer uso de concentrado de complexo de protrombina (CCP) ou de plasma fresco congelado. Mesmo nestes casos, a vitamina K é necessária para a manutenção de seus efeitos.[54] O CCP pode ser utilizado, também, para reverter o efeito anticoagulante do rivaroxaban.[57] Os demais anticoagulantes orais mais recentes ainda não dispõem de medicamentos efetivos para a reversão de seus efeitos.[58] São sugeridos, como potenciais agentes para reversão dos efeitos deste grupo de medicamentos, o CCP, um concentrado de complexo de protrombina ativado (CCPA), e o fator VII ativado recombinante.[59]

Com os avanços na abordagem terapêutica de lesões hemorrágicas, a endoscopia tornou-se a primeira indicação para o diagnóstico e tratamento nos pacientes com hemorragia digestiva, ganhando importância ainda maior nos pacientes em uso de anticoagulantes. Estudo de Choudari *et al.*,[59] avaliando episódios de hemorragia digestiva em pacientes anticoagulados, relatou resultados semelhantes do tratamento endoscópico entre estes e pacientes sem uso de anticoagulantes.[60] A conduta inicial foi de suspensão do anticoagulante, não havendo descrição sobre possíveis eventos cardiovasculares relacionados com esta conduta. O uso do antitrombótico foi reiniciado 5 dias após o controle do episódio de sangramento. O Consenso Brasileiro em Endoscopia Digestiva relaciona os usuários de anticoagulantes que apresentam hemorragia digestiva no grupo de alto risco.[61] Isto significa que o exame endoscópico deverá ser realizado em, no máximo, 6 horas após a apresentação do paciente. A eficácia amplamente comprovada das várias abordagens endoscópicas disponíveis, de preferência utilizando dois métodos concomitantemente, aumenta as chances de resolução do episódio hemorrágico.[62,63]

Diretrizes da Sociedade Inglesa de Hematologia recomendam algumas medidas não farmacológicas e farmacológicas no atendimento do paciente com sangramento de qualquer etiologia e em uso de antitrombóticos, como reproduzido a seguir:[56]

- **Medidas não farmacológicas**
  - Suspender o antitrombótico.
  - Definir quando e que quantidade de antitrombótico o paciente utilizou na última dose.

- Avaliar a vida média e duração do defeito funcional ocasionado pelo antitrombótico.
- Tentar definir a origem do sangramento.
- Solicitar hemograma, tempo de protrombina, tempo de tromboplastina parcial ativada, tempo de trombina, fibrinogênio e creatinina.
- Fazer testes laboratoriais para avaliar o efeito antitrombótico da droga, se disponível.
- Ressuscitação com infusão intravenosa de líquidos ou, quando necessário, transfusão sanguínea.
- Fazer pressão mecânica sobre o local do sangramento, se possível.
- Tomar medidas endoscópicas, radiológicas ou cirúrgicas, quando indicadas.

- **Medidas farmacológicas e terapêuticas pró-hemostáticas com derivados de sangue**
  - Ácido tranexâmico.
  - Desmopressina.
  - Plasma fresco congelado.
  - Crioprecipitado.
  - Concentrado de plaquetas.
  - Concentrado de complexo de protrombrina.
  - Concentrado de complexo de protrombina ativado.
  - Fator VIIa recombinante.

Não podemos esquecer os IBPs, úteis na profilaxia primária das lesões do sistema digestório provocadas pelos antitrombóticos, mas também eficazes, como coadjuvantes ao tratamento endoscópico, nos quadros de hemorragia não varicosa nesse grupo de pacientes. Metanálises demonstram que os IBPs reduzem significativamente o risco de ressangramento, a necessidade de cirurgia e de transfusão, assim como o tempo de hospitalização, mas não apresenta benefício sobre a mortalidade geral.[64,65]

Por todas as informações anteriores, podemos afirmar com segurança que a decisão de suspender ou não o antitrombótico em uso por um paciente com hemorragia digestiva dependerá de criteriosa avaliação sobre os riscos e benefícios da conduta a ser adotada.

CONCLUSÕES

1. O uso de antitrombóticos é extremamente frequente e está associado ao aumento do risco de episódios de sangramento, entre eles a hemorragia digestiva.

2. A aspirina é causa importante de lesões do sistema digestório, porém tem indicação formal na profilaxia de inúmeros distúrbios tromboembólicos.
3. Os IBPs são indicados na profilaxia primária e no tratamento dos episódios de hemorragia digestiva por antiadesivos plaquetários e anticoagulantes.
4. Os episódios de sangramento estão relacionados com complicações cerebrovasculares e cardiovasculares pela interferência na hemodinâmica do paciente, adquirindo maior importância nos pacientes que usam antitrombóticos.
5. Durante o episódio de hemorragia digestiva o antitrombótico deve ser suspenso e, se necessário, ter seu efeito revertido, devendo ser reinstituído assim que o quadro de hemorragia digestiva estiver estabilizado.
6. A endoscopia digestiva tem papel primordial tanto no diagnóstico, como no tratamento da hemorragia digestiva, com ou sem antitrombóticos.

REFERÊNCIAS BIBLIOGRÁFICAS

1. Hackam DG, Eikelboom JW. Antithrombotic treatment for peripheral arterial disease. *Heart* 2007;93:303-8.
2. Beckman MG, Hooper WC, Critchley SE *et al.* Venous thromboembolism: a public health concern. *Am J Prev Med* 2010;38(4S):S495-501.
3. Salud em las Américas, 2012 – Volumen de países. Acesso em: 4 Dez. 2013. Disponível em: <http://www.paho.org/saludenlasamericas/index.php?option=com_docman&task=doc_view&gid=192&Itemid=Itemid=2391>
4. Roger VL, Go AS, Lloyd-Jones DM *et al.* Heart disease and stroke statistics—2011 update: a report from the American Heart Association. *Circulation* 2011;123:e18-e3209.
5. Ananthasubramaniam K, Beattie JN, Rosman HS *et al.* How safely and for how long can Warfarin therapy be withheld in prosthetic heart valve patients hospitalized with a major hemorrhage? *Chest* 2001;119:478-84.
6. Nikolsky E, Stone GW, Kirtane AJ *et al.* Gastrointestinal bleeding in patients with acute coronary syndromes: Incidence, predictors, and clinical implications. Analisys from the ACUITY (Acute Catheterization and Urgent Intervention Triage Strategy) trial. *J Am Coll Cardiol* 2009;54:1293-302.
7. Acesso em: 3 Dez. 2013. Disponível em: <www.sdh.gov.br/assuntos/pessoa.../dados-estatisticos>
8. National Center for chronic disease prevention and health promotion. The state of aging and health in America 2013. Disponível em: <http://www.cdc.gov/aging/pdf/state-aging-health-in-america-2013.pdf>
9. Ibáñez L, Vidal X, Vendrell L*et al.* Behalf of the Spanish-Italian Collaborative Group for the epidemiology of gastrointestinal bleeding. Upper gastrointestinal bleeding associated with antiplatelet drugs. *Aliment Pharmacol Ther* 2006;23:235-42.
10. Cheng-Ching E, Samaniego EA, Naravetla BR *et al.* Update on pharmacology of antiplatelets, anticoagulants, and antothrombolytics. *Neurology* 2012;79(Suppl 1):S68-S76.
11. Di Minno G, Silver MJ, Murphy S. Monitoring the entry of new platelets into the circulation after ingestion of aspirin. *Blood* 1983;61:1081-85.

12. Komatsu T, Tamai Y, Takami H *et al.* Study for determination of the optimal cessation period of therapy with anti-platelet agents prior to invasive endoscopic procedures. *J Gastroenterol* 2005;40:698-707.
13. Dauerman HL, Rao SV, Resnic FS *et al.* Bleeding avoidance strategies – Consensus and controversy. *J Am Coll Cardiol* 2011;58:1-10.
14. Ndrepepa G, Berger PB, Mehilli J *et al.* Periprocedural bleeding and 1-year outcome after percutaneous coronary interventions. *J Am Coll Card* 2008;51:690-97.
15. Eikelboom JW, Mehta SR, Anand SS *et al.* Adverse impact of bleeding on prognosis in patients with acute coronary syndromes. *Circulation* 2005;114:774-82.
16. Verheugt FWA, Steinhubl SR, Hamin M *et al.* Incidence, prognostic impact, and influence of antithrombotic therapy on access and nonaccess site bleeding in percutaneous coronary intervention. *J Am Coll Cardiol Intv* 2011;4:191-97.
17. Landefeld CS, Beyth RJ. Anticoagulant-related bleeding: clinical epidemiology, prediction, and prevention. *Am J Med* 1993;95:315-28.
18. Thomopoulos KC, Mimidis KP, Theocharis GJ *et al.* Acute upper gastrointestinal bleeding in patients on long-term oral anticoagulation therapy: endoscopic findings, clinical management and outcome. *World J Gastroenterol* 2005;11:1365-68.
19. Kang JM, Kim N, Anlee B *et al.* Risk factors for peptic ulcer bleeding in terms of Helicobacter pylori, NSAIDs, and antiplatelet agents. *Scand J Gastroenterol* 2011;46:1295-1301.
20. Forfar JC. A 7-year analysis of haemorrhage in patients on long-term anticoagulant treatment. *Br Heart J* 1979;42:128-32.
21. Pirmohamed M, James S, Meakin S *et al.* Adverse drug reactions as cause of admission to hospital: prospective analysis of 18.820 patients. *Br Med J* 2004;329:15-19.
22. Abraham NS, Hartman C, Richardson P *et al.* Risk of lower and upper gastrointestinal bleeding, transfusions, and hospitalizations with complex antithrombotic therapy in elderly patients. *Circulation* 2013;128:1869-77.
23. Piazza G, Nguyen TN, Cios D *et al.* Anticoagulation-associated adverse drug events. *Am J Med* 2011;124:1136-42.
24. Patti G, Nusca A. Antithrombotic therapy in patients with acute coronary syndromes: a balance between protection from ischemic events and risk of bleeding. *Am J Cardiovasc Dis* 2011;1:255-63.
25. Manoukian SV, Feit F, Mehran R *et al.* Impact of major bleeding on 30-day mortality and clinical outcomes in patients with acute coronary syndromes: an analysis from the ACUITY trial. *J Am Coll Cardiol* 2007;49:1362-68.
26. Park K, Bavry AA. Aspirin: its risks, benefits, and optimal use in preventing cardiovascular events. *Clev Clin J Med* 2013;5:318-26.
27. Peters RJG, Mehta SR, Fox KAA. For the Clopidogrel in Unstable angina to prevent recurrent events (CURE) trial investigators. Effects of aspirin dose when used alone or in combination with clopidogrel in patients with acute coronary syndromes - Observations from the clopidogrel in unstable angina to prevent recurrent events (CURE) Study. *Circulation* 2003;108:1682-87.
28. Paikin JS, Eikelboom JW. Aspirin. *Circulation* 2012;125:e439-42.
29. Yeomans N, Lanas A, Labenz J *et al.* Efficacy of Esomeprazole (20 mg Once Daily) for reducing the risk of gastroduodenal ulcers associated with continuous use of low-dose aspirin. *Am J Gastroenterol* 2008;103:2465-73.
30. de Groot NL, van Haalen HGM, Spiegel BMR *et al.* Gastroprotection in low-dose aspirin users for primary and secondary prevention of ACS: results of a

cost-effectiveness analysis including compliance. *Cardiovasc Drugs Ther* 2013;27:341-57.

31. A report of the American College of Cardiology Foundation Task Force on Clinical Expert Consensus Document. ACCF/ACG/AHA 2008. Expert consensus document of reducing the gastro-intestinal risks of antiplatelet therapy and NSAID use. *J Am Colle Cardiol* 2008;52:1502-17.
32. Bhatt DL, Cryer BL, Contant CF *et al.* The COGENT investigators. Clopidogrel with or without omeprazole in coronary artery disease. *New Engl J Med* 2010;363:1909-17.
33. Leontiadis GI, Yuan Y, Howden CW. The interaction between proton pump inhibitors and clopidogrel and upper gastrointestinal bleeding. *Gastrointest Endoscopy Clin N Am* 2011;21:637-56.
34. Ray WA, Murray KT, Griffin MR *et al.* Outcomes with concurrent use of clopidogrel and proton-pump inhibitors: a cohort study. *Ann Intern Med* 2010;152:337-45.
35. Drepper MD, Spahr L, Frossard JL. Clopidogrel and proton pump inhibitors – Where do we stand in 2012? *World J Gastroenterol* 2012;14:2161-71.
36. Holmes DR, Kereiakes DJ, Keiman NS *et al.* Combining antiplatelet and anticoagulant therapies. *J Am Coll Card* 2009;54:95-109.
37. Kwok CS, Nijjar RS, Loke YK. Effects of proton pump inhibitors on adverse gastrointestinal events in patients receiving clopidogrel. *Drug Saf* 2011;34:47-57.
38. Zvyaga T, Chang SY, Chen C *et al.* Evaluation of six proton pump inhibitors as inhibitors of various human Cytochromes P450: focus on cytochrome P4502C19. *Drug Metabol Disp* 2012;40:1698-711.
39. Li XQ, Andersson TB, Ahlström M *et al.* Comparison of inhibitory effects of the proton pump-inhibiting drugs omeprazole, esomeprazole, lansoprazole, pantoprazole, and rabeprazole on human Cytochrome P450 activities. *Drug Metabol Disp* 2004;32:821-27.
40. Adamopoulos AB, Sakizlis GN, Nasothimiou EG *et al.* Do proton pump inhibitors attenuate the effect of aspirin on platelet aggregation? A randomized crossover study. *J Cardiovasc Pharmacol* 2009;54:163-68.
41. Iñarrea P, Esteva F, Cornudella R *et al.* Omeprazole does not interfere with the antiplatelet effect of low-dose aspirin in man. *Scand J Gastroenterol* 2000;35:242-46.
42. Fernando H, Dart AM, Peter K *et al.* Proton pump inhibitors, genetic polymorphisms and response to clopidogrel therapy. *Thromb Haemost* 2011;105-6.
43. Fontes-Carvalho R, Albuquerque A, Araújo C *et al.* Omeprazole, but not pantoprazole, reduces the antiplatelet effect of clopidogrel: a randomized clinical crossover Trial in patients after myocardial infarction evaluanting the clopidogrel-PPIs drug interaction. *Eur J Gastroenterol* 2011;23:396-404.
44. Siller-Matula JM, Spiel AO, Lang IM *et al.* Effects of pantoprazole and esomeprazole on platelet inhibition by clopidogrel. *Am Heart J* 2009;157:148.e1-148.e5.
45. Siller-Matula JM, Jilma B, Schrör K *et al.* Effect of proton pump inhibitors on clinical outcome in patients treated with clopidogrel: a systematic review and meta-analysis. *J Thromb Haemost* 2010;8:2624-41.
46. Kwok CS, Jeevanantham V, Dawn B *et al.* No consistent evidence of diffenrential cardiovascular risk amongst proton-pump inhibitors when used with clopidogrel: meta-analysis. *Intern J Card* 2013;167:965-74.

47. Crowther MA, Warkentin TE. Bleeding risk and the management of bleeding complications in patients undergoing anticoagulant therapy: focus on new anticoagulant agents. *Blood* 2008;111:4871-79.
48. Liumbrono G, Bennardello F, Lattanzio A *et al.* Recommendations for the transfusion of red blood cells. *Blood Transfus* 2009;7:49-64.
49. Hill S, Carless PA, Henry DA *et al.* Transfusion thresholds and other strategies for guiding allogeneic red blood cell transfusion. *Cochrane Database Syst Rev* 2010;10:CD002042.
50. Derogar M, Sandblom G, Lundell L *et al.* Discontinuation of low-dose aspirin therapy after peptic ulcer bleeding increases risk of death and acute cardiovascular events. *Clinical Gastroenterol Hepatol* 2013;11:38-42.
51. Sung JJY, Lau JYW, Ching JYL *et al.* Continuation of low-dose aspirin therapy in peptic ulcer bleeding. *Ann Intern Med* 2010;152:1-9.
52. Choudari CP, Palmer KR. Acute gastrointestinal haemorrhage in patients treated with anticoagulant drugs. *Gut* 1995;36:483-84.
53. Baker RI, Coughlin PB, Gallus AS *et al.* The Warfarin Reversal Consensus Group. Warfarin reversal: consensus guidelines, on behalf of the Australasion Society of Thrombosis and Haemostasis. *Med J Aust* 2004;181:492-97.
54. Schulman S, Beyth RJ, Kearon C *et al.* Hemorrhagic evidences-based clinical practice guideline. 8th ed. *Chest* 2008;133:257s-98s.
55. Dinwoodey D, Ansell JE. Heparins, low-molecular-weight heparins, and pentasaccharides: use in the older patient. *Cardiol Clin* 2008;26:145-55.
56. Eerenberg ES, Kamphuisen PW, Sijpkens MK *et al.* Reversal of rivaroxaban and dabigatran by prothrombin complex concentrate: a randomized, placebo-controlled, crossover study in Healthy subjects. *Circulation* 2011;124:1573-79.
57. Siegal DM, Cuker A. Reversal of novel oral anticoagulants in patients with major bleeding. *J Thromb Thrombolysis* 2013;35:391-98.
58. Miesbach W, Seifried E. New direct oral anticoagulants – Current therapeutic options and treatment recommendations for bleeding complications. *Thromb Haemost* 2012;108:625-32.
59. Choudari CP, Rajgopal C, Palmer KR. Acute gastrointestinal haemorrhage in anticoagulated patients: diagnoses and response to endoscopic treatment. *Gut* 1994;35:464-66.
60. Sakai P, Alves P. Comissões de consenso da Sociedade Brasileira de endoscopia digestiva. (SOBED). *GED* 2002;21:33-42.
61. Calvet X, Vergara M, Brullet E *et al.* Addition of a second endoscopic treatment following epinephrine injection improves outcome in high-risk bleeding ulcers. *Gastroenterology* 2004;126:441-50.
62. Vergara M, Calvet X, Gisbert JP. Epinephrine injection versus epinephrine injection and a second endoscopic method in high risk bleeding ulcers. *Cochrane Database Syst Rev* 2007;2: CD005584.
63. Leontiadis GI, Sharma VK, Howden CW. Systematic review and meta-analysis of proton pump inhibitor therapy in peptic ulcer bleeding. *Brit Med J* 2005;330:568.
64. Leontiadis GI, Sharma VK, Howden CW. Systematic review and meta-analysis: proton-pump inhibitor treatment for ulcer bleeding reduces transfusion requirements and hospital stay – results from a Cochrane Collaboration. *Aliment Pharmacol Ther* 2005;22:169-74.

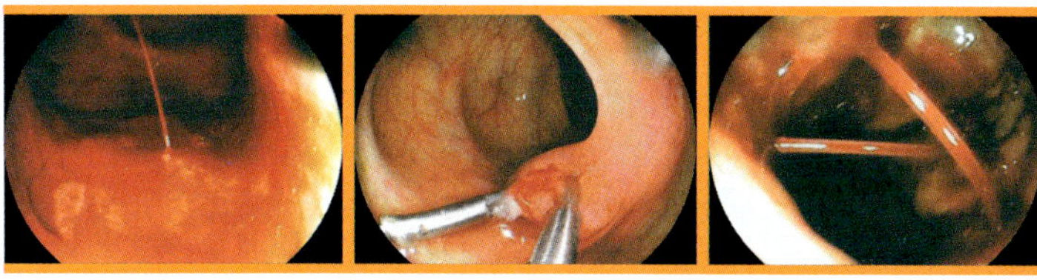

4

Endoscopia Digestiva Alta Emergencial no Diagnóstico da Hemorragia Digestiva Alta Não Varicosa

Gustavo Andrade de Paulo

INTRODUÇÃO

A hemorragia digestiva alta (HDA) é definida como a perda sanguínea do trato gastrointestinal com origem proximal ao ângulo de Treitz (demarcação anatômica da junção duodenojejunal).[1,2] É uma condição médica comum, sendo 2 vezes mais prevalente em homens que em mulheres e aumenta com a idade.[3] Apresenta morbidade e mortalidade consideráveis e elevados gastos para os sistemas de saúde em todo o mundo.[4,5]

É responsável por mais de 300.000 hospitalizações por ano somente nos EUA, com custos superiores a 2,5 bilhões de dólares.[1,2] As durações médias de internação com e sem complicações são de 4,4 e 2,7 dias, com custos de US$ 5.632 e US$ 3.402, respectivamente.[6] Na Austrália, são cerca de 40.000 admissões anuais.[7]

Estima-se que a incidência de HDA varie entre 36 e 172 casos por 100.000 habitantes/ano,[2,8-10] com taxas de mortalidade oscilando entre 1,1 e 15%.[1,2,10-13] Mudanças significativas no manejo da HDA ocorreram nas últimas décadas. A supressão farmacológica da secreção ácida, o reconhecimento do *Helicobacter pylori*, como agente causador da doença ulcerosa péptica, e a disseminação da endoscopia digestiva alta (EDA), com suas técnicas hemostáticas, contribuíram para a mudança de um tratamento eminentemente cirúrgico para um menos invasivo (endoscópico). Entretanto, as taxas de mortalidade reduziram pouco nos últimos 50 anos.[2,5] Possíveis explicações para essa não melhora incluem:

idade mais elevada dos pacientes e uso disseminado de anti-inflamatórios não esteroides (AINE) e agentes antiagregantes plaquetários.[2]

Um estudo dinamarquês com 13.498 pacientes com hemorragia por úlcera péptica, atendidos entre 2004 e 2011, comparou os resultados ao longo dos anos. Apesar de uma melhora nas taxas de sucesso do tratamento endoscópico (89% × 94%) e uma redução nos índices de ressangramento (18% × 13%), a mortalidade não reduziu entre 2004-2006 e 2010-2011 (11% × 11%).[14]

As taxas de mortalidade também oscilam muito de acordo com os países avaliados. Uma revisão sistemática recente envolvendo estudos publicados entre 1996 e 2011 (todos com mais de 1.000 pacientes) constatou índices de 1,1% no Japão e 11% na Dinamarca. Razões para essa discrepância incluem variações nos registros nacionais, definições heterogêneas, populações com gravidades diferentes, tempos de *follow-up* variáveis e práticas de saúde pública diversas (Quadro 4-1).[12]

APRESENTAÇÃO

Pacientes com HDA geralmente apresentam-se com hematêmese (vômito com sangue vivo ou em "borra de café), melena (fezes escuras, pretas, comumente pastosas e com odor fétido) ou hematoquezia (sangue vermelho vivo ou marrom nas fezes).

Vômitos com sangue francamente vivo sugerem sangramento persistente, de moderado a grave. Vômitos em borra de café, geralmente, são associados a hemorragias mais limitadas.

Quadro 4-1. Mortalidade por HDA em diferentes países*

Pais	Período	n	Mortalidade (%)
EUA	Não informado	391.119	3 a 3,3
Canadá	1999-2001	1.869	5,4
País de Gales	1999-2007	24.421	10
Itália	2000-2005	13.427	6,9
Espanha	1996-2005	3.828	5,5
Japão	2008	4.863	1,1 (HU)-1,6
França	2005-2006	1.706	6,5 (< 75 anos)-7,3 (> 75 anos)
Hong Kong	1993-2005	9.375	6,2
Dinamarca	1991-1993	7.232	11

HU = Hospital Universitário.
*Modificado de Jairath *et al.*[12]

A grande maioria (90%) dos casos de melena é secundária a um sangramento acima do ângulo de Treitz, embora também possa ocorrer em sangramentos do delgado e do cólon direito. Pode ser vista a partir de 50 mL de sangue.[15]

Hematoquezia, normalmente (89%), é causada por sangramento baixo. Entretanto, pode ser encontrada em casos de HDA maciça, geralmente acompanhada de hipotensão arterial ortostática.[16] Nessa situação, representa uma emergência médica.[3]

Pacientes com sangramento alto clinicamente importante apresentam melena em cerca de 75% dos casos e hematêmese em cerca de 50%.[17]

Uma metanálise, publicada em 2012, demonstrou que os principais fatores preditivos de sangramento gastrointestinal alto foram: relato de melena pelo paciente (razão de verossimilhança positiva – RVP 5,1-5,9), presença de melena ao exame (RVP 25), lavagem com sonda nasogástrica com sangue vivo ou em borra de café (RVP 9,6) e relação entre ureia e creatinina séricas maior que 30 (RVP 7,5). Contrariamente, o achado de coágulos nas fezes torna o diagnóstico de HDA improvável (razão de verossimilhança negativa 0,05).[18]

ETIOLOGIAS

A HDA pode ser dividida em HDA varicosa (secundária à hipertensão portal, quando o sangramento ocorre por ruptura de varizes esofágicas ou gástricas) e HDA não varicosa (geralmente, por lesão da mucosa do esôfago, estômago ou duodeno).

A causa da HDA pode ser estabelecida em aproximadamente 89% dos casos, sendo que as etiologias predominantes variam de acordo com as populações estudadas (Quadro 4-2 e Figs. 4-1 a 4-6).[3,8,19-22]

Quadro 4-2. Causas mais comuns de HDA de acordo com as populações estudadas (em %)

Etiologia	Inglaterra[19]	Islândia[8]	Canadá[20]	HGRS, Salvador[21]	ICESP, São Paulo[22]
Úlcera péptica	35-50	39,7	56	35,25	16,3
Erosões gastroduodenais	8-15	4,5	10		10,9
Esofagite	5-15	9,6	9		
Varizes	5-10	3,8		51,25	19,7
Mallory-Weiss	15	12,2			
Neoplasias	1	2,6			23,8
Malformações vasculares	5	5,1			
Causas raras	5	7,7			

HGRS = Hospital Geral Roberto Santos, Salvador, Brasil; ICESP = Instituto do Câncer de São Paulo, São Paulo, Brasil.

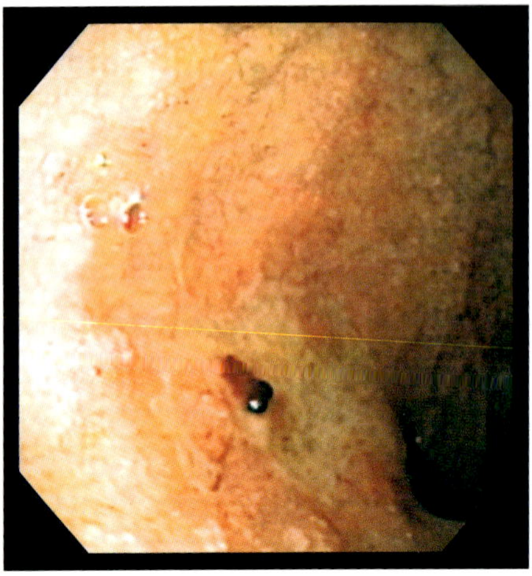

Fig. 4-1. Erosão duodenal com sangramento em babação.

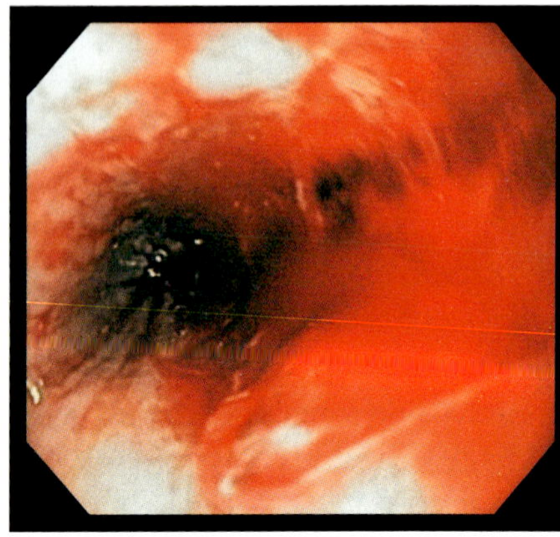

Fig. 4-2. Esofagite intensa com sangramento em babação.

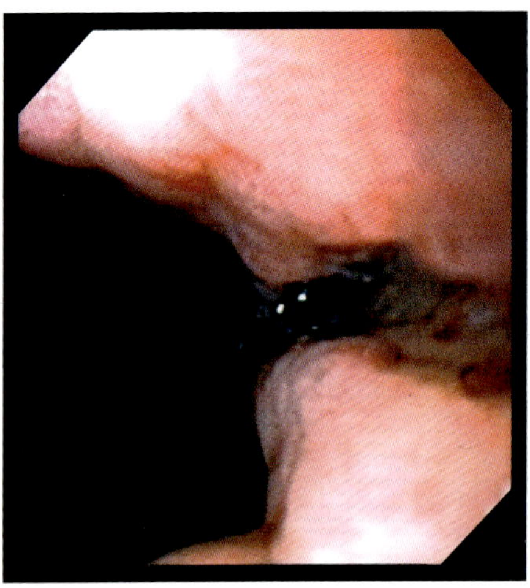

Fig. 4-3. Síndrome de Mallory-Weiss com coágulo aderido.

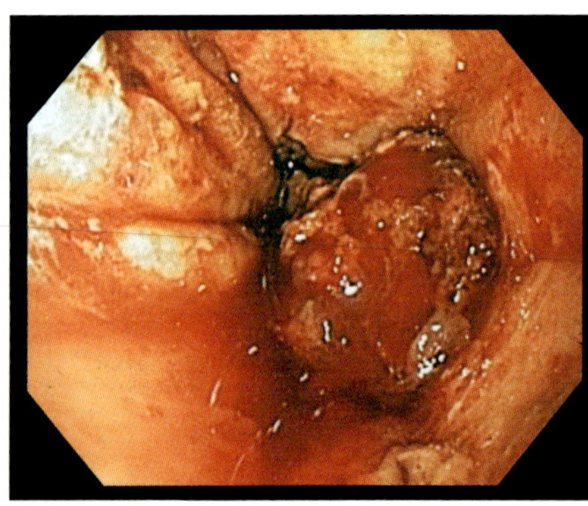

Fig. 4-4. Neoplasia gástrica com sangramento em babação.

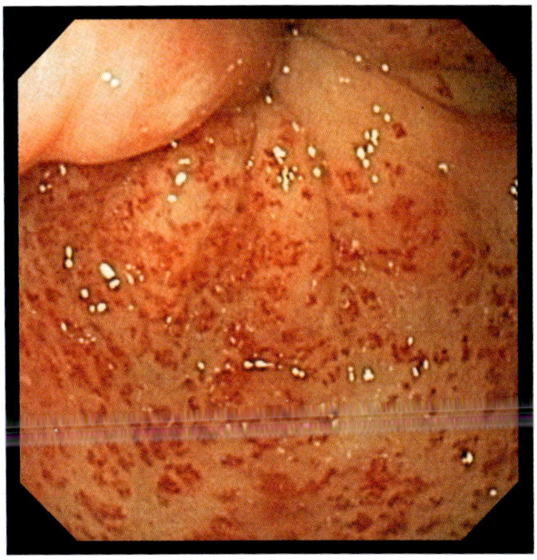

Fig. 4-5. Ectasias vasculares antrais (GAVE).

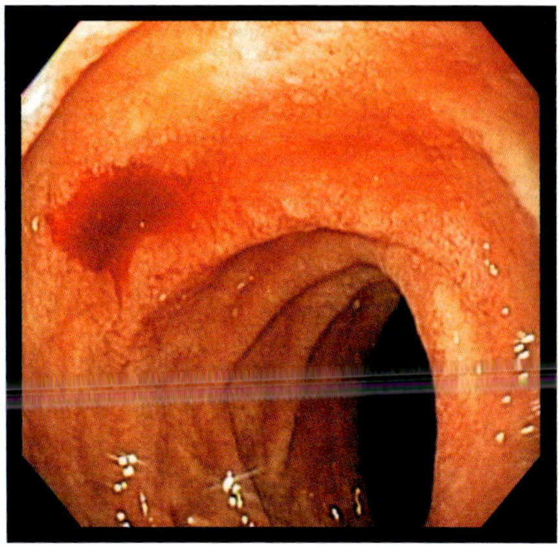

Fig. 4-6. Lesão de Dieulafoy em duodeno com sangramento em babação.

A doença ulcerosa péptica foi responsável por 20,6% dos episódios de HDA em 7.822 pacientes em um banco de dados norte-americano entre 1999 e 2001. As principais causas foram anormalidades mucosas não específicas (42%), enquanto inflamação esofágica e varizes responderam por 15 e 12%, respectivamente.[23]

Uma revisão norte-americana envolvendo 243.427 pacientes submetidos à endoscopia digestiva alta em 72 centros (não acadêmicos) entre 2000 e 2004 constatou 12.392 procedimentos por suspeita de hemorragia alta. Úlceras foram os achados mais frequentes (32,7%), seguidos por erosões (18,8%). O exame foi considerado normal em 17,2% dos casos. Entre os pacientes com úlceras, as gástricas foram mais prevalentes que as duodenais (54,4% × 37,1%).[24]

Entre os fatores de risco relacionados com a doença péptica ulcerosa, os principais são: infecção pelo *Helicobacter pylori*, uso de AINE, estresse fisiológico (pacientes hospitalizados) e secreção ácida excessiva.[3]

Causas menos comuns de HDA incluem:[25]

- Hemobilia (Fig. 4-7).
- *Hemosuccus pancreaticus.*
- Fístula aortoentérica.
- Lesões de Cameron.

Embora essas doenças sejam menos frequentes no dia a dia, por a HDA ter uma alta incidência, é fundamental o reconhecimento dessas etiologias pelos especialistas.[25]

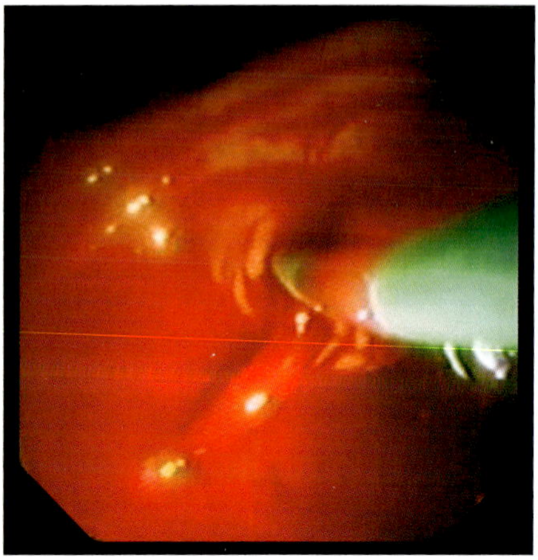

Fig. 4-7. Hemobilia secundária à ruptura de aneurisma micótico da artéria hepática.

AVALIAÇÃO INICIAL

O principal objetivo da avaliação inicial é determinar se o paciente necessita de intervenção de urgência (endoscopia, cirurgia, transfusão) ou pode esperar por um exame eletivo, até mesmo em regime ambulatorial.[1,5] Além disso, um dos maiores desafios é identificar quais os pacientes que têm alto risco de ressangramento e morte.

A avaliação deve conter uma anamnese dirigida, história médica pregressa, exame físico direcionado, exames laboratoriais e, em alguns casos, passagem de uma sonda nasogástrica para lavagem.

Anamnese

Pacientes devem ser questionados sobre as características do sangramento atual. Isso é parte da avaliação da intensidade do sangramento (tontura na posição ortostática, confusão mental, angina, palpitações graves e sensação de extremidades frias e/ou úmidas sugerem sangramento mais volumoso) bem como da potencial fonte do sangramento. Algumas causas específicas podem ser sugeridas pelos sintomas relatados na anamnese:[15]

- Doença ulcerosa péptica: dor em região epigástrica ou em quadrante superior direito do abdome.
- Erosões ou úlceras esofágicas: odinofagia, disfagia, pirose e regurgitação.
- Laceração de Mallory-Weiss: náuseas, vômitos e tosse antes da hematêmese.
- Neoplasia maligna: disfagia, emagrecimento e caquexia.

Os pacientes devem ser questionados sobre episódios anteriores de hemorragia uma vez que 60% dos indivíduos com história prévia de HDA sangrem da mesma lesão. Inquérito sobre a história patológica prévia deve identificar comorbidades importantes que podem causar HDA ou influenciar no manejo da mesma. Causas potenciais de sangramento sugeridas pela história prévia incluem:[15]

- Fístula aortoentérica em paciente com história de aneurisma de aorta abdominal ou enxerto aórtico.
- Angiodisplasia em paciente com doença renal, estenose aórtica, ou telangiectasia hemorrágica hereditária.
- Doença ulcerosa péptica em indivíduos com história de infecção pelo *Helicobacter pylori*, uso de AINE ou tabagismo.
- Neoplasia em pessoas com história de tabagismo, etilismo ou infecção pelo *Helicobacter pylori*.
- Úlcera de boca anastomótica em pacientes com anastomose gastroentérica.

Com relação às comorbidades, algumas podem tornar os pacientes com HDA mais suscetíveis à hipoxemia (doenças cardiopulmonares), à sobrecarga de volume (doença renal, insuficiência cardíaca), a um sangramento de difícil controle (coagulopatias, insuficiência hepática), predispor à broncoaspiração (demência, encefalopatia hepática) etc.

Recomenda-se a investigação sobre uso prévio e atual de medicações, com especial atenção para:

- Aspirina e outros AINEs, pela maior predisposição para úlceras pépticas, esofagite e sangramento (ação antiagregante plaquetária).
- Clopidogrel, ticlopidina, warfarin, ticagrelor, dabigratan, rivaroxaban, apixaban e heparina, por provocarem maior predisposição ao sangramento pelo efeito antiagregante plaquetário ou anticoagulante.
- Medicações com ferro ou bismuto, pois produzem enegrecimento das fezes semelhante à melena.

Exame físico

Um exame físico direcionado é fundamental para avaliar a gravidade do sangramento. São sinais de hipovolemia:

- *Leve à moderada:* taquicardia ao repouso.
- *Moderada (perda de pelo menos 15% da volemia sanguínea):* hipotensão ortostática, diagnosticada pela queda na pressão arterial sistólica (PAS) maior que 20 mm Hg e/ou aumento na frequência cardíaca (FC) de 20 batimentos por minuto (bpm) após a mudança da posição de decúbito para posição ortostática.
- *Grave (perda de pelo menos 40% da volemia sanguínea):* hipotensão em posição de decúbito.

O Quadro 4-3 mostra a classificação do choque hipovolêmico de acordo com o grau de perda sanguínea em adultos.[26]

A presença de um linfonodo supraclavicular esquerdo aumentado (nódulo de Virchow ou gânglio de Troisier) ou uma massa palpável no epigástrio podem indicar um câncer gástrico.

Dor abdominal, principalmente se intensa e associada à defesa e macicez de rebote, levanta a possibilidade de perfuração. Se outros sinais de abdome agudo forem encontrados, uma avaliação mais detalhada deve ser conduzida antes da endoscopia.

Recomenda-se a realização de um cuidadoso exame retal, com inspeção externa para procura de hemorroidas ou fissuras, além de toque retal com descrição da presença e do tipo de sangramento (melena, hematoquezia).[27]

A avaliação das fezes pode fornecer informações sobre o local do sangramento, mas não é um indicador confiável. Em um trabalho com 80 pacientes com hematoquezia intensa, 74% tinham lesão cólica, 11% tinham lesão no trato digestório alto, e 9%, uma suposta lesão de delgado. Nenhum local foi identificado em 6%.[16]

Sonda nasogástrica (SNG)

A passagem de uma SNG nos pacientes com HDA permanece controversa.[1,28] Um estudo retrospectivo com 632 pacientes admitidos com HDA demonstrou que a lavagem com SNG esteve associada a menor tempo para a realização de EDA. Além disso, o aspirado com sinais de sangramento esteve associado a lesões de alto risco de sangramento recorrente. Entretanto, não houve redução na mortalidade, custos, transfusão sanguínea ou cirurgia.[29]

Quadro 4-3. Classificação do choque hipovolêmico de acordo com o grau de perda sanguínea[26]

	Classe I	Classe II	Classe III	Classe IV
Perda sanguínea (mL)	< 750	750-1.500	1.500-2.000	> 2.000
Perda volêmica (%)	0-15	15-30	30-40	> 40
PAS (mm Hg)	Normal	Normal	Reduzida	Muito reduzida
PAD (mm Hg)	Normal	Elevada	Reduzida	Muito reduzida
Pulso (bpm)	Taquicardia leve	100-120	120 (filiforme)	> 120 (filiforme)
FR (ipm)	Normal	Normal	> 20	> 20
Nível de consciência	Alerta, com sede	Ansioso, agressivo	Ansioso, agressivo ou sonolento	Sonolento, confuso ou inconsciente

PAS = pressão arterial sistólica; PAD = pressão arterial diastólica; bpm = batimentos por minuto; FR = frequência respiratória; ipm = incursões por minuto.

Um estudo retrospectivo canadense com 1.869 pacientes evidenciou que um aspirado sanguinolento tinha elevada especificidade (75,8%) para lesões de alto risco, com um valor preditivo negativo de 77,9%, e elevou a probabilidade de ter uma lesão de alto risco de 0,29 para 0,45. Um aspirado claro reduziu a probabilidade para 0,15. Os melhores resultados foram observados nos pacientes hemodinamicamente estáveis sem hematêmese.[30]

Atualmente, não existem trabalhos que mostrem que pacientes com achados negativos não necessitem de EDA, ou mesmo que possam esperar com segurança pela avaliação endoscópica. Dessa forma não há consenso sobre o uso da SNG. Alguns autores advogam que ela deva ficar reservada para casos onde exista a necessidade de lavagem da cavidade gástrica para remoção de resíduos, sangue e coágulos com o objetivo de facilitar a EDA.[15] Um painel de 34 especialistas em HDA de 15 países recomenda que a SNG deva ser passada em pacientes selecionados.[9] O mesmo foi recomendado, recentemente, pela Sociedade Americana de Endoscopia Gastrointestinal.[1]

Exames laboratoriais

Os exames laboratoriais que devem ser solicitados em pacientes com HDA incluem: hemograma completo, coagulograma com tempo de protrombina (TP) e tempo de tromboplastina parcial ativada (TTPA), eletrólitos (sódio, potássio) e bioquímica renal com ureia e creatinina. A tipagem sanguínea deve ser considerada pela possibilidade de transfusão.[27]

Pacientes com risco de infarto agudo do miocárdio (IAM), como idosos, ou com antecedente de IAM, coronariopatia ou com sintomas sugestivos de IAM (dor no peito ou dispneia), devem ser avaliados com eletrocardiograma e marcadores laboratoriais de necrose miocárdica.[15]

A hemoglobina sérica inicial, geralmente, reflete a situação basal do indivíduo. Após as primeiras 24 horas, ela tende a cair graças ao influxo de líquido do extravascular e à expansão volêmica iniciada com o tratamento. Deve ser monitorizada a cada 2 a 8 horas, dependendo da gravidade da hemorragia.[15]

Pacientes com sangramento agudo apresentam hemácias normocíticas. A presença de hemácias microcíticas e sinais de carência de ferro indicam sangramento de natureza crônica.[15]

Normalmente, pacientes com HDA têm um aumento da razão entre o nitrogênio ureico (BUN) e creatinina (> 20:1) e da razão entre ureia e creatinina (>100:1). Isso se deve ao sangue que é absorvido ao longo do intestino delgado, aliado a um estado de baixa perfusão renal. Quanto maior forem essas relações, maiores as chances de se tratar de um sangramento digestivo alto.[15]

ESTRATIFICAÇÃO DE RISCO

Há muito que se busca uma associação entre fatores da história do paciente, do exame físico e dos testes iniciais e a gravidade do sangramento. Recomenda-se a busca dos principais fatores de risco para piores desfechos (sangramento grave, sangramento recorrente, necessidade de intervenção endoscópica ou cirúrgica e mortalidade). São eles:[31-34]

- *Idade:* pacientes mais idosos, principalmente a partir dos 60 anos, apresentam maior mortalidade.
- *Internação hospitalar:* pacientes que evoluem com HDA durante a internação por outra doença apresentam um risco de mortalidade duas a três vezes maior do que aqueles admitidos na entrada hospitalar com HDA. Um estudo recente italiano com 2.317 pacientes de 23 centros diferentes observou mortalidade de 8,9% para pacientes internados contra 3,8% para pacientes ambulatoriais.[4]
- *Comorbidades:* insuficiência cardíaca, neoplasia maligna, cirrose hepática, doença pulmonar, doença renal crônica e/ou coagulopatia estão associadas a uma maior mortalidade. No estudo italiano citado anteriormente, a presença de comorbidades graves aumentou o risco de morte em 6,72 vezes para os pacientes que sangraram durante internação.[4]
- *Instabilidade hemodinâmica:* a apresentação clínica inicial com choque (taquicardia e hipotensão) está associada à maior mortalidade e necessidade de intervenção endoscópica ou cirúrgica. No mesmo estudo italiano, a instabilidade hemodinâmica aumentou o risco de morte em 7,31 vezes nos pacientes hospitalizados.
- *Sangramento persistente:* sangramento persistente após a admissão está associado a aumento da mortalidade e da necessidade de intervenção endoscópica ou cirúrgica.
- *Hematêmese:* a apresentação inicial com hematêmese dobra o risco de morte.
- *Hematoquezia:* a presença de hemaquezia na admissão dobra o risco de sangramento recorrente, necessidade de cirurgia e morte.
- *Elevação da ureia sérica:* está associada à maior necessidade de intervenção endoscópica ou cirúrgica.
- *Anemia:* a presença de hemoglobina sérica menor que 10 g/dL está associada à maior chance de sangramento recorrente.
- *Úlceras grandes (> 1 a 2 cm) e localizadas na parede posterior do bulbo ou na porção proximal da pequena curvatura gástrica:* maior risco de sangramento grave e sangramento recorrente, pela proximidade de vasos calibrosos (artéria gastroduodenal e gástrica esquerda, respectivamente).

De todos esses fatores de risco, os mais importantes são: presença de neoplasia ou cirrose, hematêmese, hipovolemia (hipotensão, taquicardia e choque) e hemoglobina < 8 g/dL. Entretanto, até o momento, nenhum fator de risco isolado foi capaz de predizer com segurança a intensidade da HDA.[1]

Para tentar contornar essa limitação, foram criadas escalas prognósticas que levam em consideração achados clínicos, laboratoriais e endoscópicos. Os pacientes são divididos em alto e baixo riscos, com estratégias de tratamento diversas.

Escore de Glasgow Blatchford

O escore de Glasgow Blatchford (EGB) foi desenvolvido para predizer as necessidades de hemotransfusão e intervenção para controlar o sangramento, ressangramento ou morte (tratamento endoscópico ou cirúrgico) em pacientes com HDA na sua chegada ao hospital. Por isso, não necessita dos achados endoscópicos para o seu cálculo. Foi derivado de um estudo prospectivo e multicêntrico com 1.748 pacientes, em 19 hospitais da Escócia e validado em amostra adicional de 197 pacientes. Sua pontuação varia de 0 a 23 e leva em consideração os valores séricos de ureia e hemoglobina, a PAS e o pulso na admissão, apresentação com síncope (perda transitória da consciência e tônus postural) e/ou melena (observação de melena espontânea ou no toque retal) e presença de doenças associadas, como hepatopatia e/ou insuficiência cardíaca (Quadro 4-4).[35]

Um EGB > 0 foi 99 a 100% sensível para identificação de sangramento grave em 5 estudos. A especificidade é baixa (4 a 44%). Entretanto, clinicamente, é importante reconhecer todos os casos graves, mesmo que alguns pacientes com sangramento leve sejam internados. Nessa situação, os indivíduos podem ser liberados logo após a endoscopia. O uso do EGB pode permitir alta precoce em 16 a 25% de todos os pacientes com HDA.[1] Um EGB ≤ 3 indicou ausência de necessidade de intervenção em um trabalho recente desenvolvido na Austrália.[36]

O escore de Rockall (ER) foi desenvolvido a partir de um estudo prospectivo, multicêntrico, com 4.185 pacientes com o objetivo de avaliar o risco de mortalidade em 30 dias após episódio de HDA. Em seguida, foi aplicado com sucesso em amostra adicional de 1.625 indivíduos. Baseia-se em três achados clínicos e dois endoscópicos, com pontuação de 0 a 11 (Quadro 4-5).[37]

O risco de mortalidade cresce diretamente com o aumento do valor do ER (Quadro 4-6).[37]

Pacientes com ER completo ≥ 5 constituem um grupo com alto risco de sangramento recorrente (37%) e morte (22%). Os com ER completo ≤ 2 são considerados de baixo risco, podendo receber alta hospitalar precoce após a EDA.[37]

Indivíduos com ER admissional igual a zero podem realizar endoscopia em caráter ambulatorial, sem necessidade de internação hospitalar, em função dos baixos riscos de ressangramento e morte.[37]

Quadro 4-4. Escore de Glasgow Blatchford: fatores de risco e respectivas pontuações*

Fatores de risco	Achados	Pontuação
Ureia (mg/dL)	< 39	0
	≥ 39 e < 48	2
	≥ 48 e < 60	3
	≥ 60 e < 150	4
	≥ 150	6
Hemoglobina (g/dL)	Homem ≥ 13	0
	Homem ≥ 12 e < 13	1
	Homem ≥ 10 e < 12	3
	Mulher ≥ 12	0
	Mulher ≥ 10 e < 12	1
	Homem ou mulher < 10	6
Pressão arterial sistólica (mm Hg)	≥ 110	0
	100-109	1
	90-99	2
	< 90	3
Pulso (bpm)	< 100	0
	> 100	1
Melena ao exame	Não	0
	Sim	0
Apresentação com síncope	Não	0
	Sim	1
Hepatopatia	Não	0
	Sim	1
Insuficiência cardíaca	Não	0
	Sim	1

*Modificado de Blatchford.[35]

Esse sistema de pontuação foi posteriormente validado externamente em diferentes populações, inclusive nos subgrupos de pacientes com sangramento varicoso e por UP.[5,38]

Atualmente, o ER é o mais empregado e estudado dos escores para predizer o resultado da HDA. Entretanto, três estudos clínicos compararam os escores de Rockall e Blatchford nas mesmas populações e concluíram que o EGB foi melhor que o ER para prever pacientes de alto risco que necessitam de inter-

Quadro 4-5. Escore de Rockall[37]

	Escore			
Variável	**0**	**1**	**2**	**3**
Idade (anos)	**< 60**	**60-79**	**≥ 80**	
Choque	Sem choque PAS ≥ 100 pulso < 100	Taquicardia PAS ≥ 100 pulso ≥ 100	Hipotensão PAS < 100	
Comorbidades	Nenhuma maior		ICC, DAC, outras maiores	IR, IH, neoplasia disseminada
Diagnóstico	Laceração de Mallory-Weiss, sem lesão identificável, sem estigma de sangramento recente	Outros diagnósticos	Neoplasia do TGI alto	
Estigmas maiores de sangramento recente	Nenhum ou apenas pontos escuros		Sangue no TGI, coágulos aderidos, vaso visível ou sangrante	

PAS = pressão arterial sistólica; ICC = insuficiência cardíaca; DAC = doença arterial coronária; IR = insuficiência renal; IH = insuficiência hepática; TGI = trato gastrointestinal.

Quadro 4-6. Sangramento recorrente e mortalidade de acordo com o Escore completo de Rockall[37]

Escore	**0**	**1**	**2**	**3**	**4**	**5**	**6**	**7**	**8 ou +**
Risco		**Baixo**		**Intermediário**			**Alto**		
Sangramento recorrente (%)	4,9	3,4	5,3	11,2	14,1	24,1	32,9	43,8	41,8
Mortalidade (%)	0	0	0,2	2,9	5,3	10,8	17,3	27	41,1

venção clínica.[39-41] Um outro estudo recente mostrou que o EGB foi superior ao ER para prever a necessidade de transfusão e cirurgia em pacientes internados. Ambos tiveram desempenho semelhante para prever necessidade de terapia endoscópica, ressangramento e morte.[36]

Vários outros podem ser encontrados na literatura (Baylor, Cedars-Sinai, Almela, ANN etc.). Uma comparação entre esses escores pode ser vista no Quadro 4-7.[42]

Recentemente, um novo escore chamado AIMS65 foi proposto. Ele leva em consideração uma Albumina < 3,0 g/dL, INR > 1,5, estado Mental alterado, pressão Sistólica < 90 mm Hg e idade > 65 anos. De fácil aplicação, foi desenvolvido para predizer mortalidade intra-hospitalar, duração de internação e custos da admissão (Quadro 4-8).[13,43-45]

Quadro 4-7. Resumo dos principais escores para HDA[42]

Escore	Endoscopia	Nº de variáveis	Adequado para todos os pacientes com HDA?
Rockall completo	Sim	6	Sim
Baylor	Sim	5	Não
Cedar- Sinai	Sim	6	Sim
Rockall admissional	Não	4	Sim
Glasgow Blatchford	Não	5	Sim
ANN	Não	20	Não

ANN = *artificial neural network*.

Quadro 4-8. Escore AIMS65

A	Albumina < 3 gr%
I	INR > 1,5
M	Estado mental alterado
S	Pressão sistólica < 90 mm Hg
65	Idade maior de 65 anos

Escore de baixo risco – 1 fator presente
Escore de alto risco > de 2 fatores presentes

É bom lembrar que a principal ajuda desses escores na prática clínica é permitir identificar os pacientes com baixo risco, que podem receber alta precoce ou, até mesmo, serem tratados ambulatorialmente.[42] As orientações mais recentes do *American College of Gastroenterology* no manejo de pacientes com úlcera péptica sangrante recomendam que a avaliação de risco seja feita, dividindo os pacientes em duas categorias: alto e baixo riscos. Isso orientará o momento da endoscopia, a intensidade do tratamento e quando dar alta hospitalar.[46] A mesma recomendação foi feita por um painel de 34 especialistas de 15 países.[9]

TRATAMENTO CLÍNICO ANTES DA ENDOSCOPIA

O tratamento dos pacientes com HDA deve ser realizado por equipe multidisciplinar experiente, com estrutura e equipamentos adequados. A intensidade do tratamento vai depender da gravidade de cada paciente. Idoso, com doenças associadas, suspeita de etiologia varicosa, apresentação inicial com sangramento ativo e/ou instabilidade hemodinâmica, vem ser manejado em unidade de terapia intensiva.

Os parâmetros hemodinâmicos de oximetria, eletrocardiografia, pressão arterial e débito urinário devem ser obtidos regularmente em todos pacientes internados. A sondagem vesical, o uso de cateter venoso central e cateter de artéria pulmonar ficam reservados para pacientes selecionados com instabilidade hemodinâmica ou que necessitam de rigorosa monitorização durante a ressuscitação volêmica. Os pacientes devem ser mantidos em jejum oral pela necessidade de realização de EDA nas primeiras horas e pela possível necessidade de intervenção cirúrgica.[27]

Devem-se garantir as vias aéreas pérvias e uma adequada ventilação. Pacientes com sangramento volumoso, hematêmese, insuficiência respiratória ou rebaixamento do nível de consciência podem necessitar de intubação orotraqueal e ventilação mecânica.

Ressuscitação

A restauração dos parâmetros hemodinâmicos antes do exame endoscópico é prioritária e modifica a história natural da doença com redução significativa da mortalidade.[47] Devem-se obter dois acessos venosos periféricos calibrosos para infusão de soluções cristaloides com objetivo de alcançar uma PAS de 90-100 mm Hg e FC abaixo de 100 bpm. Geralmente, 1 a 2 L de soluções cristaloides são suficientes para restabelecer os parâmetros hemodinâmicos mínimos. Considerar o uso de cateter venoso central em casos mais graves.

Os concentrados de hemácias devem ser administrados nos casos de sangramentos ativo e contínuo, ou naqueles com perdas significativas ou suspeita de isquemia cardíaca. Fatores de coagulação e plaquetas ficam restritos a casos selecionados.[1]

Bloqueadores de bomba de prótons

A manutenção do pH intragástrico acima de 6 é crucial para a agregação plaquetária e estabilização do coágulo. Isso justifica uma supressão ácida rigorosa nos primeiros dias após o episódio de HDA.

Uma metanálise da Biblioteca Cochrane (4.373 pacientes com HDA por úlcera péptica de 24 ensaios clínicos controlados e aleatorizados) demonstrou que o uso oral ou intravenoso de inibidores da bomba de prótons (IBP), comparado a bloqueadores H2 ou placebo, reduziu de forma significativa as taxas de sangramento recorrente (10,6% × 17,3%) e cirurgia (6,1% × 9,3%). Não houve diferença na taxa de mortalidade. Entretanto, na análise do subgrupo de pacientes com UP com estigmas endoscópicos de alto risco de sangramento recorrente, o uso de IBP reduziu significativamente a mortalidade (OR 0,53), o sangramento recorrente e a necessidade de cirurgia.[48]

Uma metanálise publicada em 2009 demonstrou que a infusão intravenosa de IBP (omeprazol, pantoprazol ou esomeprazol) em altas doses (*bolus* de 80 mg, seguido por 8 mg/h por 72 horas), em pacientes com HDA por UP com estigmas endoscópicos de alto risco, reduziu significativamente o sangramento recorrente (número necessário de tratamento – NNT = 12), cirurgia e mortalidade (NNT = 45), quando comparada ao placebo. Neste mesmo estudo, doses mais baixas de IBP também reduziram a taxa de sangramento recorrente, mas não tiveram influência significativa nas taxas de cirurgia e mortalidade.[49]

Uma outra metanálise, publicada pela Cochrane em 2010 com 6 ensaios-clínicos (2.223 pacientes), aleatorizados e controlados, também observou redução da proporção de pacientes com estigmas endoscópicos de sangramento recente e da necessidade de terapêutica endoscópica com o uso de IBP (oral ou intravenoso) antes da EDA. Não houve diferença importante na mortalidade, ressangramento ou necessidade de cirurgia.[50]

Drogas procinéticas

O uso de drogas procinéticas (eritromicina e metoclopramida) na HDA objetiva o esvaziamento do estômago antes da EDA, o que pode melhorar a visualização da mucosa gástrica, a identificação de lesões e reduzir a necessidade de uma segunda EDA.

Recentemente, três metanálises foram publicadas nessa área. A primeira avaliou o emprego da eritromicina e metoclopramida comparadas ao placebo (ou ausência de tratamento). O uso de agentes procinéticos reduziu significativamente a repetição de EDA (OR 0,55), porém sem alterações em relação à necessidade de transfusão sanguínea, tempo de internação hospitalar e indicação de cirurgia. Na análise isolada de cada droga, apenas a eritromicina apresentou um benefício significativo para reduzir a repetição da EDA.[51]

A segunda metanálise, avaliando o uso de eritromicina com o placebo, observou melhora significativa na visualização da mucosa gástrica (OR 4,89) e redução da necessidade de uma segunda EDA (OR 0,42), sem redução significativa na necessidade de transfusão sanguínea.[52]

A terceira metanálise comparando eritromicina a placebo demonstrou aumento significativo na incidência de esvaziamento gástrico (69% × 37%) com o procinético. Também houve redução significativa na necessidade de uma segunda EDA, transfusão sanguínea e tempo de internação hospitalar. O tempo de exame endoscópico e a mortalidade foram menores com o uso de eritromicina, entretanto essas diferenças não foram significativas.[53]

Com base nos resultados das metanálises, recomenda-se o uso da eritromicina intravenosa na dose de 250 mg, diluída em 100 mL de soro fisiológico (0,9%), com infusão em 30 min e cerca de 30 a 60 min antes da EDA, nos pacientes com HDA e suspeita de terem quantidade significativa de sangue e coágulos na câmara gástrica.

QUANDO REALIZAR A ENDOSCOPIA

Em pacientes com HDA, a endoscopia é eficaz no diagnóstico e tratamento da grande maioria das causas do sangramento, com redução no número de transfusões e na duração da internação (inclusive em unidade de terapia intensiva).[1] O exame é capaz de alterar o curso natural dos pacientes com alto risco de sangramento recorrente.[54]

Recomenda-se que a EDA seja realizada precocemente, nas primeiras 24 horas da admissão hospitalar ou após início dos sintomas nos hospitalizados.[1,2,9,20,55]

A EDA nas primeiras 24 horas, associada a uma estratificação de risco com critérios clínicos e endoscópicos, permite uma liberação segura dos pacientes com baixo risco, melhora os resultados para os de alto risco e reduz os gastos em ambos os grupos (redução no tempo de internação e necessidade de cirurgia).[1,9,56] Vários estudos demonstram que pacientes hemodinamicamente estáveis submetidos à EDA com estigmas de baixo risco de ressangramento podem ser liberados e seguidos ambulatorialmente.[1]

Embora a endoscopia precoce seja recomendada para a maioria dos pacientes, o procedimento pode ser adiado em pacientes de alto risco, como os com síndrome coronariana aguda ou com suspeita de perfuração.[9]

Parece não haver benefício adicional em realizar a EDA nas primeiras 12 horas, quando comparada às primeiras 24 horas na hemorragia não varicosa. Uma metanálise de três estudos com 528 pacientes não encontrou diferença significativa no ressangramento, cirurgia ou mortalidade.[9]

CLASSIFICAÇÃO DE FORREST

Em várias partes do mundo, a úlcera péptica é uma das principais causas de HDA.[8,19,20] Durante a endoscopia, é vital fazer uma correta e completa avaliação da úlcera, observando sua localização, tamanho e estigmas de sangramento. Esses estigmas permitem uma correlação com o risco de ressangramento e orientam a abordagem terapêutica. Para tal, emprega-se a Classificação de Forrest (Quadro 4-9 e Figs. 4-8 a 4-13).[57,58]

Quadro 4-9. Classificação de Forrest das úlceras pépticas[57]

Classificação	Prevalência (%)	Ressangramento (%)
■ Sangramento ativo (I)		
• Em jato (Ia)	10	90
• Em babação (Ib)	10	10 a 20
■ Estigmas de sangramento recente (II)		
• Vaso visível (IIa)	25	50
• Coágulo aderido (IIb)	10	25 a 30
• Hematina na base (IIc)	10	7 a 10
■ Base limpa (III)	35	3 a 5

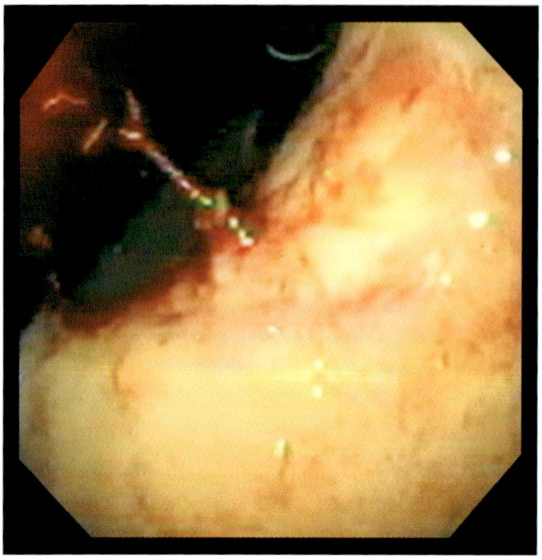

Fig. 4-8. Úlcera gástrica com sangramento ativo em jato (Ia).

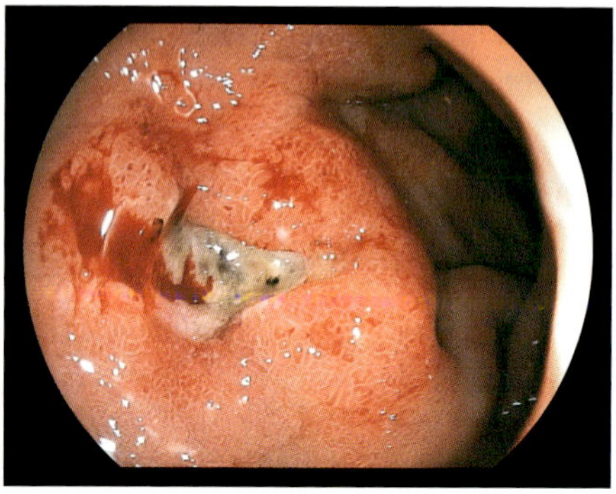

Fig. 4-9. Úlcera duodenal com sangramento ativo em babação (Ib).

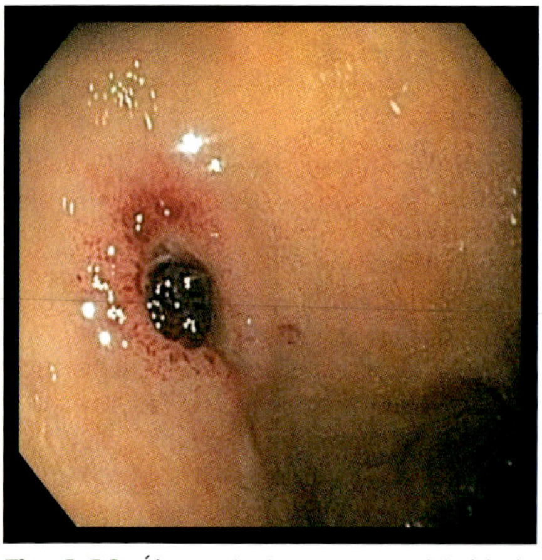

Fig. 4-10. Úlcera gástrica com vaso visível (IIa).

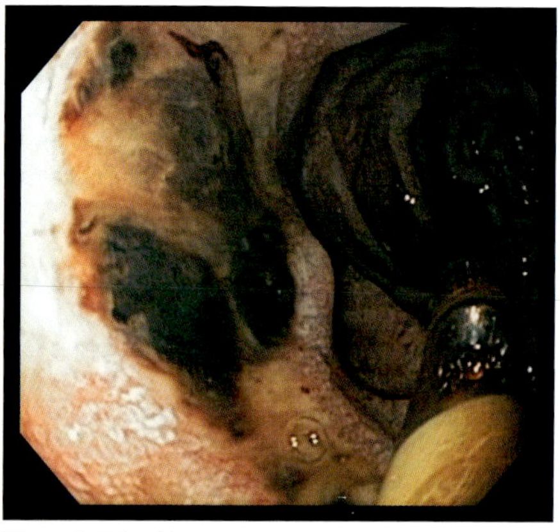

Fig. 4-11. Úlcera duodenal com coágulo aderido (IIb).

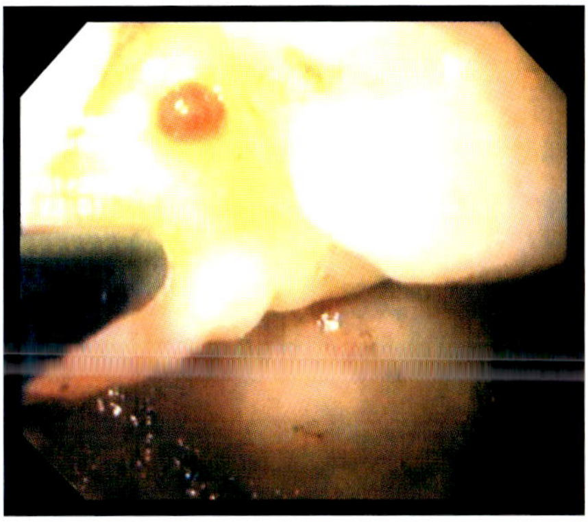

Fig. 4-12. Úlcera duodenal com vasovisível (IIb).

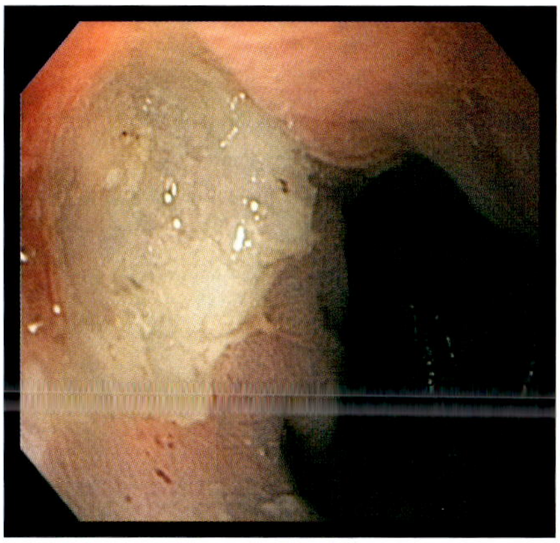

Fig. 4-13. Úlcera duodenal com base limpa (III).

PROPOSTA DE ATENDIMENTO

Considerando a alta incidência de HDA em nosso meio, sua elevada mortalidade e custos financeiros ao sistema de saúde, o Setor de Endoscopia Digestiva da UNIFESP-EPM propôs, recentemente, um novo algoritmo para tratamento de HDA no Hospital São Paulo. Elaborado para atender pacientes com hemorragia varicosa e não varicosa, ele pode ser expandido para outros centros, uniformizando as condutas médicas, diminuindo o tempo de espera por medicações e serviços e, possivelmente, reduzindo o tempo de internação e os custos hospitalares. Permite, ainda, uma melhoria no ensino e treinamento dos estudantes de medicina e médicos em formação, com um melhor atendimento aos pacientes (Fig. 4-14).[59]

TÁTICA E TÉCNICA DO EXAME

O objetivo da EDA é uma rápida panendoscopia digestiva alta diagnóstica, avaliação da patologia encontrada e aplicação imediata do tratamento se indicado. Com o paciente em decúbito lateral esquerdo, o panvideoendoscópio é introduzido no esôfago, sob visão direta. Se não há sangue, o exame prossegue até a segunda porção duodenal. Se se depara com sangramento ativo, se interrompe a introdução e realiza-se de imediato a terapêutica endoscópica adequada. Ultrapassado o esôfago, se encontramos sangue no estômago, o órgão é inflado e avançamos ate o antro, examinando as paredes do órgão. O antro, o piloro e o duodeno são rapidamente examinados. Não havendo lesão, voltamos a estudar o corpo e fórnix gástrico com retroflexão. Se não detectarmos o ponto sangrante e houver muito sangue neste segmento, impedindo uma boa visualização,muda-

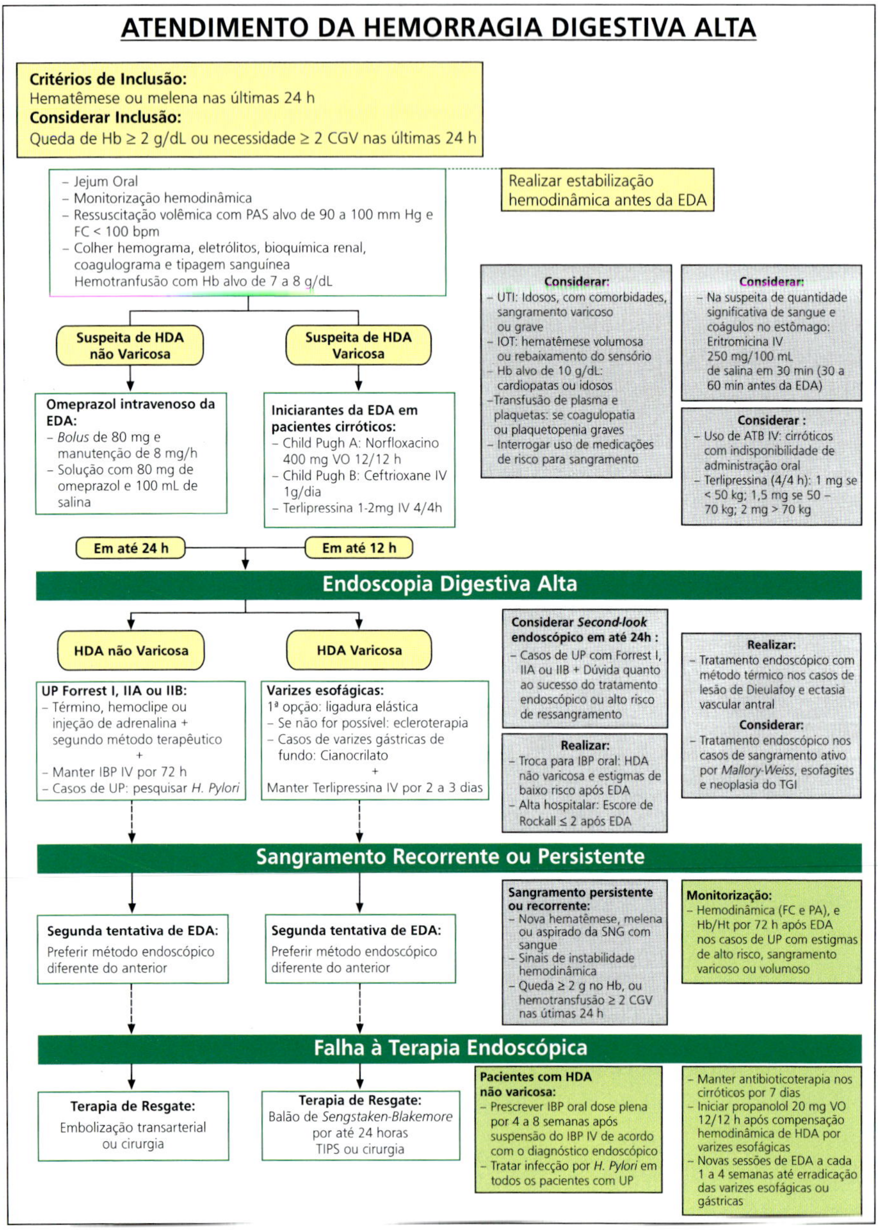

Fig. 4-14. Atendimento da hemorragia digestiva alta na UNIFESP-EPM.[59]

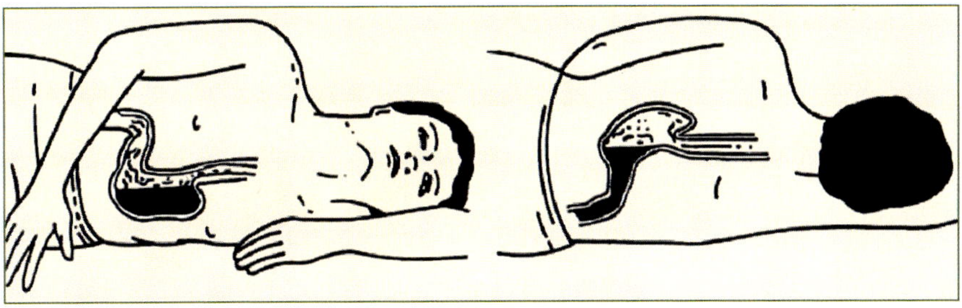

Fig. 4-15. Mudança do decúbito deslocando o sangue do fórnix e permitindo visualização adequada do estômago proximal.

mos o decúbito do paciente, permitindo o deslocamento do pool sanguíneo e um adequado exame das porções proximais do órgão (Fig. 4-15). Cuidados durante esta manobra são necessários para prevenir broncoaspiração. A intubação traqueal ou o uso de "overtube"endoscópico previne esta complicação. Nos paciente que tenham grande quantidade de sangue e coágulos no luz do trato digestivo impossibilitando o diagnóstico da lesão sangrante, a lavagem gástrica vigorosa com sandas calibrosas tais como Fouchet, Edlich ou Edwald é de valor. Uso de sondas tipo Levine são proporcionam limpeza adequada.

É consenso mundial que a EDA é o método ideal para o diagnóstico da HDA. Tem alta sensibilidade e especificidade, diagnosticando com acerto a granda maioria dos sangramentos, O exame é de rápida realização e tem baixa morbidade e mortalidade. Permite também a distinção das lesões responsáveis pelo sangramento de outras potencialmente sangrantes, fato este importante já que em 12% dos pacientes além da lesão sangrante exite outra potencialmente hemorrágica.

Os pacientes devem ser endoscopados após a estabilização circulatóris como já afirmamos. Somente em situações de graves sangramentos nos quais não se consegue estabilização circulatória, o exame é realizado na tentativa de hemostasia endoscópica. Nestas circunstâncias, o procedimento deve ser feito sob anestesia geral e com intubação traqueal para prevenir broncoaspiração, em ambiente cirúrgico, com o intensivista cuidando da reposição volêmica e com o cirurgião pronto para intervir em caso de insucesso. Estes pacientes são muito instáveis, especialmente os idosos e aqueles com comorbidades. Nestes casos graves, o intensivista cuidando do paciente, permite ao endoscopista uma concentraçãoo total na EDA e hemostasia. O uso criterioso de sedativos e o auxílio de um anestesista são fundamentais. Auxiliares bem treitados e equipamentos endoscópicos dedicados tais como videoscopio com canal de trabalho calibroso que permitem boa aspiração e irrigação, e instrumentos para hemostasia pré testados podem fazer a diferença.

REFERÊNCIAS BIBLIOGRÁFICAS

1. Hwang JH, Fisher DA, Ben-Menachem T *et al.* The role of endoscopy in the management of acute non-variceal upper GI bleeding. *Gastrointest Endosc* 2012 June;75(6):1132-38.
2. Trawick EP, Yachimski PS. Management of non-variceal upper gastrointestinal tract hemorrhage: controversies and areas of uncertainty. *World J Gastroenterol* 2012 Mar. 21;18(11):1159-65.
3. Rockey DC. Major causes of upper gastrointestinal bleeding in adults: UpToDate; 2013. Disponível em: <www.uptodate.com>
4. Marmo R, Koch M, Cipolletta L *et al.* Predicting mortality in patients with in-hospital nonvariceal upper GI bleeding: a prospective, multicenter database study *Gastrointest Endosc* 2013 Nov. 9;pii:S0016-5107(13)02440-41.
5. Wang CY, Qin J, Wang J *et al.* Rockall score in predicting outcomes of elderly patients with acute upper gastrointestinal bleeding. *World J Gastroenterol* 2013 June 14;19(22):3466-72.
6. Adam V, Barkun A. Estimates of costs of hospital stay for variceal and non-variceal upper gastrointestinal bleeding in the United States. *Value Health* 2008;11(1):1-3.
7. Chandran S, Testro A, Urquhart P *et al.* Risk stratification of upper GI bleeding with an esophageal capsule. *Gastrointest Endosc* 2013 June;77(6):891-98.
8. Hreinsson JP, Kalaitzakis E, Gudmundsson S *et al.* Upper gastrointestinal bleeding: incidence, etiology and outcomes in a population-based setting. *Scand J Gastroenterol* 2013 Apr.;48(4):439-47.
9. Barkun AN, Bardou M, Kuipers EJ *et al.* International consensus recommendations on the management of patients with nonvariceal upper gastrointestinal bleeding. *Ann Intern Med* 2010 Jan. 19;152(2):101-13.
10. Barkun A, Fallone CA, Chiba N *et al.* A Canadian clinical practice algorithm for the management of patients with nonvariceal upper gastrointestinal bleeding. *Can J Gastroenterol* 2004 Oct.;18(10):605-9.
11. Hearnshaw SA, Logan RF, Lowe D *et al.* Acute upper gastrointestinal bleeding in the UK: patient characteristics, diagnoses and outcomes in the 2007 UK audit. *Gut* 2011 Oct.;60(10):1327-35.
12. Jairath V, Martel M, Logan RF *et al.* Why do mortality rates for nonvariceal upper gastrointestinal bleeding differ around the world? A systematic review of cohort studies. *Can J Gastroenterol* 2012 Aug.;26(8):537-43.
13. Saltzman JR, Tabak YP, Hyett BH *et al.* A simple risk score accurately predicts in-hospital mortality, length of stay, and cost in acute upper GI bleeding. *Gastrointest Endosc* 2011 Dec.;74(6):1215-24.
14. Rosenstock SJ, Moller MH, Larsson H *et al.* Improving quality of care in peptic ulcer bleeding: nationwide cohort study of 13,498 consecutive patients in the Danish Clinical Register of Emergency Surgery. *Am J Gastroenterol* 2013 Sept.;108(9):1449-57.
15. Saltzman J. Approach to acute upper gastrointestinal bleeding in adults: UpToDate; 2013. Disponível em: <www.uptodate.com>
16. Jensen DM, Machicado GA. Diagnosis and treatment of severe hematochezia. The role of urgent colonoscopy after purge. *Gastroenterology* 1988 Dec.;95(6):1569-74.
17. Peter DJ, Dougherty JM. Evaluation of the patient with gastrointestinal bleeding: an evidence based approach. *Emerg Med Clin North Am* 1999 Feb.;17(1):239-61, x.
18. Srygley FD, Gerardo CJ, Tran T *et al.* Does this patient have a severe upper gastrointestinal bleed? *JAMA* 2012 Mar. 14;307(10):1072-79.

19. Palmer KR. Non-variceal upper gastrointestinal haemorrhage: guidelines. *Gut* 2002 Oct.;51 (Suppl 4):iv1-6.
20. Barkun A, Sabbah S, Enns R *et al.* The Canadian Registry on Nonvariceal Upper Gastrointestinal Bleeding and Endoscopy (RUGBE): endoscopic hemostasis and proton pump inhibition are associated with improved outcomes in a real-life setting. *Am J Gastroenterol* 2004 July;99(7):1238-46.
21. Silva MCB, Oliveira DT, Barreto JCS *et al.* Hemorragia digestiva alta não varicosa. In: Averbach M, Safatle-Ribeiro AV, Ferrari AP *et al.* (Eds.). Endoscopia digestiva – Diagóstico e tratamento. Rio de Janeiro: Revinter, 2013. p. 576-82.
22. Maluf-Filho F, Martins BC, Lima MS *et al.* Etiology, endoscopic management and mortality of upper gastrointestinal bleeding in patients with cancer. UEG J 2013,1(1).60-67.
23. Boonpongmanee S, Fleischer DE, Pezzullo JC *et al.* The frequency of peptic ulcer as a cause of upper-GI bleeding is exaggerated. *Gastrointest Endosc* 2004 June;59(7):788-94.
24. Enestvedt BK, Gralnek IM, Mattek N *et al.* An evaluation of endoscopic indications and findings related to nonvariceal upper-GI hemorrhage in a large multicenter consortium. *Gastrointest Endosc* 2008 Mar.;67(3):422-29.
25. Rockey DC. Uncommon causes of upper gastrointestinal bleeding in adults: UpToDate; 2013. Disponível em: <www.uptodate.com>
26. Baskett PJ. ABC of major trauma. Management of hypovolaemic shock. *BMJ* 1990 June 2;300(6737):1453-57.
27. Cappell MS, Friedel D. Initial management of acute upper gastrointestinal bleeding: from initial evaluation up to gastrointestinal endoscopy. *Med Clin North Am* 2008 May;92(3):491-509, xi.
28. Pallin DJ, Saltzman JR. Is nasogastric tube lavage in patients with acute upper GI bleeding indicated or antiquated? *Gastrointest Endosc* 2011 Nov.;74(5):981-84.
29. Huang ES, Karsan S, Kanwal F, Singh I, Makhani M, Spiegel BM. Impact of nasogastric lavage on outcomes in acute GI bleeding. *Gastrointest Endosc* 2011 Nov.;74(5):971-80.
30. Aljebreen AM, Fallone CA, Barkun AN. Nasogastric aspirate predicts high-risk endoscopic lesions in patients with acute upper-GI bleeding. *Gastrointest Endosc* 2004 Feb.;59(2):172-78.
31. Blatchford O, Davidson LA, Murray WR *et al.* Acute upper gastrointestinal haemorrhage in west of Scotland: case ascertainment study. *BMJ* 1997 Aug. 30;315(7107):510-14.
32. Rockall TA, Logan RF, Devlin HB *et al.* Incidence of and mortality from acute upper gastrointestinal haemorrhage in the United Kingdom. Steering Committee and members of the National Audit of Acute Upper Gastrointestinal Haemorrhage. *BMJ* 1995 July 22;311(6999):222-26.
33. Lecleire S, Di Fiore F, Merle V *et al.* Acute upper gastrointestinal bleeding in patients with liver cirrhosis and in noncirrhotic patients: epidemiology and predictive factors of mortality in a prospective multicenter population-based study. *J Clin Gastroenterol* 2005 Apr.;39(4):321-27.
34. Elmunzer BJ, Young SD, Inadomi JM *et al.* Systematic review of the predictors of recurrent hemorrhage after endoscopic hemostatic therapy for bleeding peptic ulcers. *Am J Gastroenterol* 2008 Oct.;103(10):2625-32; quiz 33.
35. Blatchford O, Murray WR, Blatchford M. A risk score to predict need for treatment for upper-gastrointestinal haemorrhage. *Lancet* 2000 Oct. 14;356(9238):1318-21.

36. Bryant RV, Kuo P, Williamson K *et al.* Performance of the Glasgow-Blatchford score in predicting clinical outcomes and intervention in hospitalized patients with upper GI bleeding. *Gastrointest Endosc* 2013 Oct.;78(4):576-83.
37. Rockall TA, Logan RF, Devlin HB *et al.* Risk assessment after acute upper gastrointestinal haemorrhage. *Gut* 1996 Mar.;38(3):316-21.
38. Sanders DS, Carter MJ, Goodchap RJ *et al.* Prospective validation of the Rockall risk scoring system for upper GI hemorrhage in subgroups of patients with varices and peptic ulcers. *Am J Gastroenterol* 2002 Mar.;97(3):630-35.
39. Stanley AJ, Ashley D, Dalton HR *et al.* Outpatient management of patients with low-risk upper-gastrointestinal haemorrhage: multicentre validation and prospective evaluation. *Lancet.* 2009 Jan. 3;373(9657):42-47.
40. Srirajaskanthan R, Conn R, Bulwer C *et al.* The glasgow blatchford scoring system enables accurate risk stratification of patients with upper gastrointestinal haemorrhage. *Int J Clin Pract* 2010 June;64(7):868-74.
41. Chen IC, Hung MS, Chiu TF *et al.* Risk scoring systems to predict need for clinical intervention for patients with nonvariceal upper gastrointestinal tract bleeding. *Am J Emerg Med* 2007 Sept.;25(7):774-79.
42. Stanley AJ. Update on risk scoring systems for patients with upper gastrointestinal haemorrhage. *World J Gastroenterol* 2012 June 14;18(22):2739-44.
43. Hyett BH, Abougergi MS, Charpentier JP *et al.* The AIMS65 score compared with the Glasgow-Blatchford score in predicting outcomes in upper GI bleeding. *Gastrointest Endosc* 2013 Apr.;77(4):551-57.
44. Dinis-Ribeiro M. Gastrointestinal bleeding. *Gastrointest Endosc* 2013 Sept.;78(3):434-38.
45. Lin HJ. Scoring system in upper GI bleeding. *Gastrointest Endosc* 2013 Sept.;78(3):557.
46. Laine L, Jensen DM. Management of patients with ulcer bleeding. *Am J Gastroenterol* 2012 Mar.;107(3):345-60; quiz 61.
47. Baradarian R, Ramdhaney S, Chapalamadugu R *et al.* Early intensive resuscitation of patients with upper gastrointestinal bleeding decreases mortality. *Am J Gastroenterol* 2004 Apr.;99(4):619-22.
48. Leontiadis GI, Sharma VK, Howden CW. Proton pump inhibitor treatment for acute peptic ulcer bleeding. *Cochrane Database Syst Rev* 2006(1):CD002094.
49. Laine L, McQuaid KR. Endoscopic therapy for bleeding ulcers: an evidence-based approach based on meta-analyses of randomized controlled trials. *Clin Gastroenterol Hepatol* 2009 Jan.;7(1):33-47; quiz 1-2.
50. Sreedharan A, Martin J, Leontiadis GI *et al.* Proton pump inhibitor treatment initiated prior to endoscopic diagnosis in upper gastrointestinal bleeding. *Cochrane Database Syst Rev* 2010(7):CD005415.
51. Barkun AN, Bardou M, Martel M *et al.* Prokinetics in acute upper GI bleeding: a meta-analysis. *Gastrointest Endosc* 2010 Dec.;72(6):1138-45.
52. Szary NM, Gupta R, Choudhary A *et al.* Erythromycin prior to endoscopy in acute upper gastrointestinal bleeding: a meta-analysis. *Scand J Gastroenterol* 2011 July;46(7-8):920-24.
53. Bai Y, Guo JF, Li ZS. Meta-analysis: erythromycin before endoscopy for acute upper gastrointestinal bleeding. *Aliment Pharmacol Ther* 2011 July;34(2):166-71.
54. Eisen GM, Dominitz JA, Faigel DO *et al.* An annotated algorithmic approach to upper gastrointestinal bleeding. *Gastrointest Endosc* 2001 June;53(7):853-58.

55. Spiegel BM, Vakil NB, Ofman JJ. Endoscopy for acute nonvariceal upper gastrointestinal tract hemorrhage: is sooner better? A systematic review. *Arch Intern Med* 2001 June 11;161(11):1393-404.
56. Cooper GS, Kou TD, Wong RC. Use and impact of early endoscopy in elderly patients with peptic ulcer hemorrhage: a population-based analysis. *Gastrointest Endosc* 2009 Aug.;70(2):229-35.
57. Forrest JA, Finlayson ND, Shearman DJ. Endoscopy in gastrointestinal bleeding. *Lancet* 1974 Aug. 17;2(7877):394-97.
58. Katschinski B, Logan R, Davies J *et al.* Prognostic factors in upper gastrointestinal bleeding. *Dig Dis Sci* 1994 Apr.;39(4):706-12.
59. Franco MC. *Proposta de modelo de atendimento da hemorragia digestiva alta para o Hospital Universitário da UNIFESP/EPM* [Mestrado Profissional]. São Paulo: Universidade Federal de São Paulo, 2013.

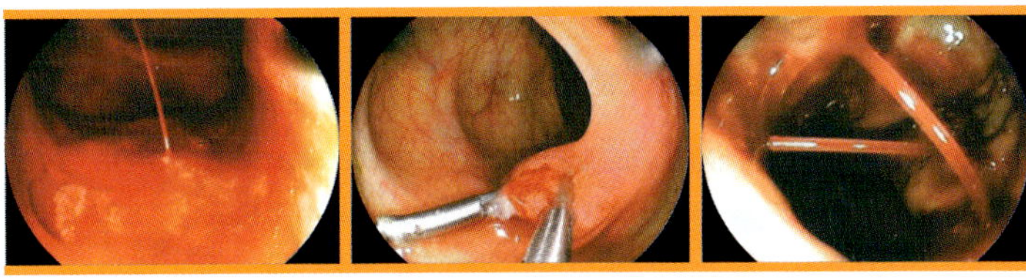

5

Hemorragia Digestiva Alta não Varicosa Aguda – O Momento Ideal da Endoscopia, os Escores de Risco e o Tratamento Endoscópico

Luiz Leite Luna
Patrícia Abrantes Luna
Renato Abrantes Luna
Alexandre Pelosi

INTRODUÇÃO

Hemorragia digestiva alta não varicosa aguda (HDANVA) é uma síndrome frequente e potencialmente fatal que exige decisões rápidas para seu controle. Apesar das suas várias etiologias a apresentação clínica é semelhante, exteriorizando-se por hematêmese, melena e/ou enterorragia, dependendo da rapidez e do volume do sangramento e ocasionando quadros clínicos que variam desde choque hipovolêmico severo a leves alterações hemodinâmicas com suas exteriorizações específicas. A úlcera péptica é a causa mais comum. O desenvolvimento dos panfibroscópios a partir dos anos 1970 foi um divisor de águas nesta patologia, passando a endoscopia digestiva alta (EDA) ser o método de escolha para seu diagnóstico, estadiando o grau de sangramento e, consequentemente, indicando o nível de tratamento (CTI, quarto semi-intensivo, alta precoce etc), além de tratar os pacientes ativamente sangrantes, como também fazer a profilaxia do ressangramento, quando indicado. Portanto, considero indispensável para o bom manuseio da HDA, além de vários outros fatores, uma boa EDA realizada por endoscopista experiente. Além da EDA moderna, outros importantes progressos nesta área foram o desenvolvimento dos inibidores da bomba de prótons (IBP), que proporcionam um controle efetivo da secreção ácida e estabilizam o coágulo, favorecendo a parada do sangramento, a erradicação do *Helicobacter pylori* que diminui a recidiva do sangramento ulceroso, além dos cuidados intensivos dos pacientes críticos em unidades de tratamento intensivo.

Os pacientes críticos e com alta probabilidade de ressangramento devem ser internados em unidades de cuidados intensivos, os estáveis em quartos semi-intensivos ou comuns, e aqueles em que a EDA não mostra estigmas de ressangramento e estão hemodinamicamente estáveis podem se tratados ambulatorialmente, com todas as vantagens associadas. Assim a EDA tem um papel fundamental, diagnosticando as lesões, estadiando o sangramento, indicando o local do tratamento e realizando a hemostasia das lesões ativamente sangrantes e a profilaxia do ressangramento quando indicada. Ao endoscopista são atribuídas responsabilidades que, a nosso ver, devem ser divididas, desde o início do tratamento por uma equipe da qual fazem parte o cirurgião, o clínico, eventualmente, o radiologista intervencionista e outros especialistas, quando necessário. Esta forma integral de atendimento mostrou-se muito efetiva em mais de 10.000 pacientes com HDA no Centro de Hemorragia Digestiva (CHD) do Hospital do Andaraí, fundado em 1995 por Dr. José Wazen da Rocha, a quem presto minhas homenagens. Além de estabelecer protocolos de atendimentos para as várias situações, com diminuição da morbidade e mortalidade, este tipo de instituição é fator de economia, tratando endoscopicamente, já na internação, os sangramentos ativos com a consequente diminuição das cirurgias e também evitando internações nos casos com baixa incidência de ressangramento. No Quadro 5-1 mostramos a etiologia da HDA em 20 anos no CHD do Hospital do Andaraí.

Nesta capítulo discutiremos aspectos da HDANVA nos pacientes com úlcera péptica.

ASPECTOS HISTOPATOLÓGICOS DAS ÚLCERAS HEMORRÁGICAS DE INTERESSE PRÁTICO NO TRATAMENTO ENDOSCÓPICO

O sangramento das úlceras pépticas pode decorrer de lesões em vasos capilares nas bordas da lesão, do rompimento de uma veia na base da úlcera, porém, mais frequentemente, nas hemorragias maciças, originam-se de uma arterite causada pela digestão cloridopéptica que perfura a parede mais superficial das artérias de médio calibre, na maioria das vezes na submucosa do estômago ou do bulbo duodenal (Fig. 5-1)

Quadro 5-1. Etiologia da HDA no CHD do Hospital do Andaraí RJ (1975-1995)

Úlcera duodenal	2.713	31,4%
Varizes de esôfago	1.973	14,3%
Úlcera gástrica	1.223	15%
Lamg	986	12,2%
Mallory-Weiss	279	3,4%
Blastoma gástrico	271	3,3%
Esofagite	239	2,8%
Úlcera anastomótica	106	1%
Causas raras	139	1,7%
Não determinada	378	4,6%
TOTAL	8.307	100%

Paul Swain, de Londres,[1] estudou detalhadamente estas artérias em peças de gastrectomias. De 27 peças, ele encontrou 26 artérias erodidas, 17 das quais tamponadas por coágulos. Vinte destas artérias tinham menos de 1 mm de diâmetro e prestam-se à hemostasia endoscópica. Evidentemente, quanto maior o calibre da artéria rota, maior o insucesso do tratamento endoscópico. Este fato tem sido verificado em úlceras profundas que corroem artérias subserosas mais calibrosas, ainda mais se localizadas em zonas de vasos calibrosos, como a parede posterior do bulbo duodenal (artéria gastroduodenal) ou pequena curvatura alta do estômago (artéria gástrica esquerda). Estas lesões devem merecer o bom-senso crítico do endoscopista, reconhecendo aquelas com poucas chances de sucesso e serem enviadas precocemente para o cirurgião.

A história natural da úlcera péptica sangrante mostra que 80% param de sangrar espontaneamente, formando um coágulo na base da úlcera. Entretanto, o fator hemostático efetivo não é este coágulo sentinela e sim a rolha hemostática

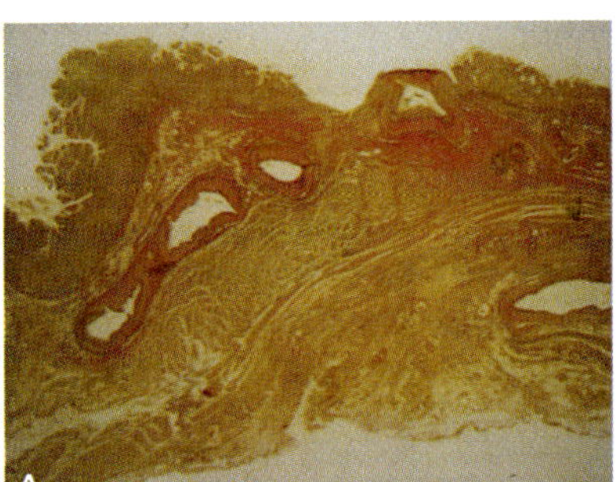

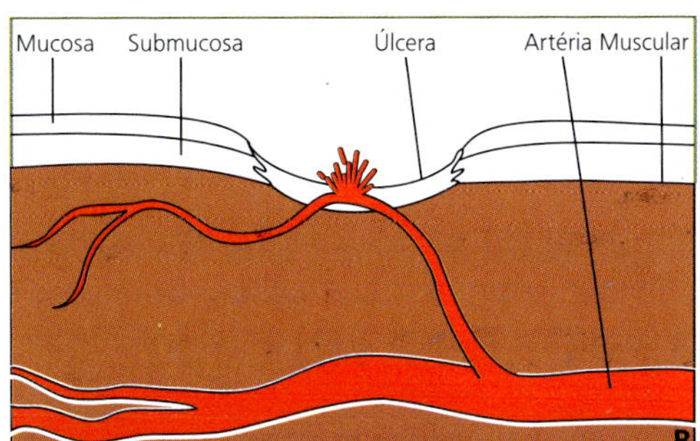

Fig. 5-1. Esquema e microfotografia da lesão vascular na UP sangrante.

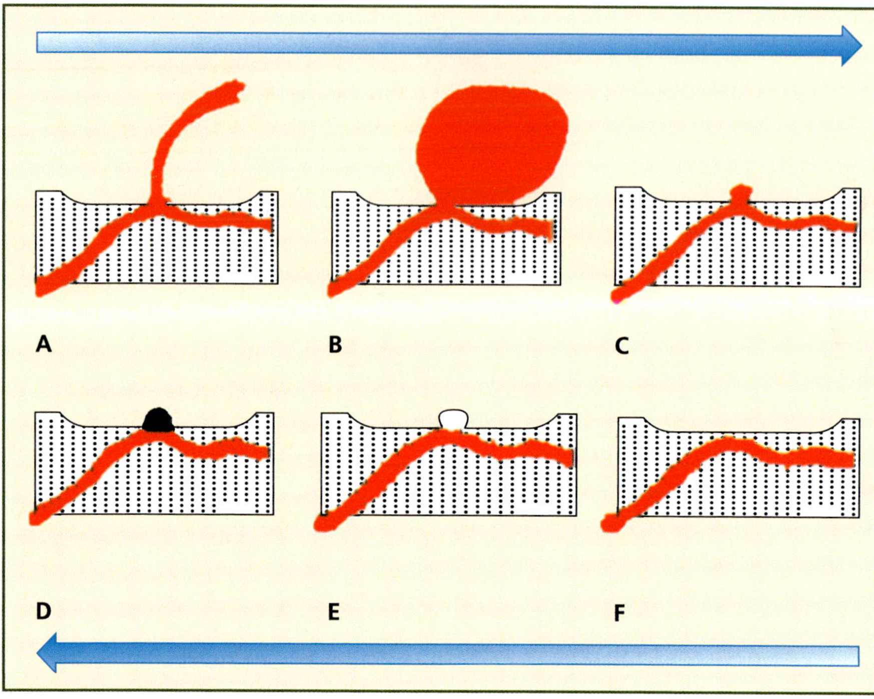

Fig. 5-2. Fases evolutivas da lesão arterial na base da úlcera. (**A**) Sangramento em jato Forrest Ia. (**B**) Coágulo sentinela Forrest IIb. (**C**) Vaso visível vermelho Forrest IIa ou (**D**) vaso visível escuro (hematina) Forrest IIa. (**E**) Vaso visível branco (plaquetas e fibrina) Forrest IIa. (**F**) Base clara Forrest III.

na ferida do vaso. Após a retirada ou queda do coágulo sentinela, fica à amostra o chamado vaso visível que na realidade pode representar a rolha hemostática, a própria parede no vaso ou uma dilatação pseudodiverticular à custa da parede vascular. A rolha hemostática de início vermelha, sofrendo a digestão cloridropéptica, torna-se escura (hematina) e posteriormente branca (plaquetas). Ocorre posteriormente toda a absorção da fibrina, tornando-se a base ulcerosa clara e uniforme, recoberta por exsudato inflamatório (Fig. 5-2). Esta evolução ocorre em aproximadamente 4-8 dias, dependendo de vários fatores, como o tamanho das lesões e o tratamento instituído,e tem mão dupla: as lesões que já pararam de sangrar podem involuir e novamente recorrerem o sangramento.

MOMENTO DA ENDOSCOPIA

Guidelines e consensos internacionais recomendam EDA precoce nos pacientes com HDA. Entretanto a definição de precoce é variável na literatura, variando de 2 a 24 horas da apresentação.[2,3] Um trabalho canadense mostra que, de 1.869 pacientes, 76% foram endoscopados nas primeiras 24 horas (média 23, SD 3).[4] Ao contrário, no Reino Unido,entre 6.750 pacientes com HDA somente 50% realizaram EDA em 24 horas.[5] Estas endoscopias devem ser realizadas por endoscopistas experientes em todas as modalidades de hemostasia endoscópica, em ambiente equipado e com auxiliares afeitos ao procedimento. A EDA nas primeiras 24 horas proporciona uma alta precoce e segura nos pacientes classificados como de baixo risco e melhora os resultados do tratamento nos de alto risco, reduzindo gastos. Embora a EDA precoce seja encorajada, em alguns pacientes selecionados como, por exemplo, naqueles com IAM ou suspeita de perfuração, é necessário que o procedimento seja adiado. Da mesma forma um baixo escore de Blatchford indica pacientes de baixo risco nos quais é improvável encontrarem-se estigmas de risco e que não se beneficiam ou necessitam de endoscopia com terapia hemostática, podendo ter sua EDA realizada ambulatorialmente.

Entretanto, as endoscopias precoces fora das horas de rotina (noites e fins de semana) está associada a vários problemas:

- Inconveniente para o endoscopista.
- Normalmente são realizadas por endoscopistas menos experientes.
- Os auxiliares são improvisados.
- Muitas vezes os acessórios necessários não estão acessíveis.
- São realizadas em ambientes inadequados.
- Os pacientes costumam ser mais graves (insuficiência circulatória, comorbidade).
- Os exames são mais difíceis.
- Maior possibilidade de complicações, como broncoaspirações, hipoxemia, PCR.
- Anestesistas menos acessíveis.

Por outro lado, existem vantagens:

- Estadiamento do sangramento que indica o nível de internação.
- Realização de hemostasia precoce:
  - Menos transfusões.
  - Menos cirurgias.
  - Menos complicações.
  - Menos mortalidade.
  - Menos tempo de internação.
  - Menos gastos.

Embora nenhum estudo de qualidade tenha demonstrado que a EDA realizada em menos de 12 horas da admissão proporcione redução da mortalidade, é indicador de qualidade, proporciona uma estratificação precoce em pacientes de alto e baixo risco, com alta precoce nestes. Proporciona também uma hemostasia precoce com todas suas vantagens, como diminuição do tempo de internação e menos transfusões de sangue. Um trabalho inglês relata uma auditoria em 212 hospitais do UK com 4.478 pacientes.[6] A EDA realizada em menos de 12 horas da admissão não se associou à diminuição da mortalidade e necessidade de cirurgia quando comparadas às endoscopias realizadas com mais de 12 horas (mortalidade OR 0,98 95% CI 0,88-1,09 p = 0,70). Nos pacientes que receberam tratamento hemostático via endoscopia depois de 24 horas de internação, houve uma tendência não significativa de menor ressangramento (OR 1,33-95% CI 0,97-1,32). Nos pacientes de alto risco a EDA terapêutica esteve associada a um melhor controle do sangramento e menor tempo de internação. Recentemente, um trabalho asiático mostrou diminuição da mortalidade em paciente de alto risco com a EDA realizada nas primeiras 13 horas.[7] Este estudo observacional com colheita de dados prospectivamente é único em apontar a queda da mortalidade somente neste pequeno grupo de pacientes com altíssimo risco pelo escore de Blatchford: OR de 1.092 para cada hora de atraso na realização da EDA. Assim um atraso de 10 horas significaria um OR de 10,92 em relação à mortalidade. A metodologia deste trabalho foi criticada na literatura. Ao contrário, trabalho de Mormo *et al.*[8] mostrou um aumento da mortalidade em pacientes de alto risco, endoscopados em menos de 12 da admissão, comparados aos que realizaram a endoscopia entre 13 e 24 horas, possivelmente por causa de ressuscitação negligenciada. Uma revisão sistemática sugere que a endoscopia precoce é segura e efetiva para todos os grupos de baixo e alto riscos e não relata complicações significativas nos pacientes direcionados para o tratamento ambulatorial.[2]

Estudos em pacientes procurando serviços de emergência em fins de semana têm mostrado uma mortalidade aumentada para diversas patologias. Isto também tem sido discutido em relação aos pacientes com HDA. É o chamado "efeito do fim de semana".

Enquanto vários trabalhos mostram este efeito,[9,10] outros o negam.[11-15] O trabalho do UK não mostrou diferença na mortalidade nos pacientes endoscopados em horários fora da rotina (noites e fins de semana).[5]

As conclusões mais óbvias destes trabalhos são:

- A EDA emergencial em pacientes com HDA proporciona excelente diagnóstico e poucas complicações.
- A maioria dos pacientes (85%) para de sangrar espontaneamente e não se beneficia de EDA em menos de 12 horas, podendo-se realizá-la em 24 horas com mais conforto, por endoscopistas e auxiliares mais experientes e em local apropriado e aparelhado.
- Os escores de risco estratificam a gravidade dos pacientes e podem ser importantes indicadores do momento da EDA.

- A literatura com base em evidência é controversa se pacientes com altíssimo risco (escore de Blatchford maior do que 12) beneficiam-se com a realização de EDA em menos de 12 horas da admissão.

QUEM TRATAR ENDOSCOPICAMENTE

Como já dissemos, em aproximadamente 80% dos casos, a úlcera péptica hemorrágica cessa espontaneamente seu sangramento. Aqueles que persistem ou recidivam o sangramento têm uma morbidade e uma mortalidade substancialmente maiores. É importante, portanto, identificar estes pacientes e efetuar medidas endoscópicas que sejam hemostáticas ou profiláticas do ressangramento. A correta classificação dos estigmas endoscópicos é subjetiva e pode variar no julgamento de diferentes endoscopistas, o que pode levar à estratificação diversa de uma mesma lesão. Este fato é mais marcante no tipo II de Forrest. As úlceras com coágulos aderidos são um grupo heterogêneo que pode ter riscos de ressangramento variáveis. Assim, a maioria dos bons autores aconselha, com ou sem a injeção prévia de solução de adrenalina, a remoção destes coágulos, ou com lavagem vigorosa ou mecanicamente, para expor a presença de vaso visível na base ulcerosa. Em aproximadamente 30% das vezes, a remoção do coágulo evidencia um vaso visível. Estes casos têm um risco de ressangramento de até 60% se deixados não tratados. Já os casos que só mostram manchas hematínicas possuem um baixo risco de ressangramento, menor ainda nas lesões com bases limpas.

Vários autores têm usado o ecodoppler por via endoscópica para avaliar a presença de vasos potencialmente sangrantes nas bases ulcerosas.[16-18] A validade destes trabalhos já foi confirmada por outro grupo.[19] Estes autores só consideram o tratamento endoscópico definitivo quando cessar o sinal de fluxo na base ulcerosa. Em vários casos considerados como Forrest III (úlcera de base limpa e sem indicação de tratamento endoscópico) e com baixa propabilidade de ressangramento, a presença de fluxo arterial ao ecodoppler indicou necessidade de tratamento. O preço do instrumento para esta finalidade é de aproximadamente US 14.000 FOB.

Os estigmas endoscópicos de ressangramento devem ser interpretados dentro do contexto clínico. A Conferência de Consenso do Instituto Nacional de Saúde dos EUA sugere o tratamento endoscópico das úlceras com sangramento ativo (Forrest I), e também os casos com vaso visível.[20] Alguns endoscopistas evitam tratar úlceras com coágulos aderidos (Forrest IIa) com receio de reativar o sangramento. Entretanto existem evidências de que a remoção do coágulo e a exposição ou não de vaso visível permitem diferenciar o subgrupo que necessita e beneficia-se do tratamento endoscópico, daquele em que este tratamento é desnecessário.[21,22]

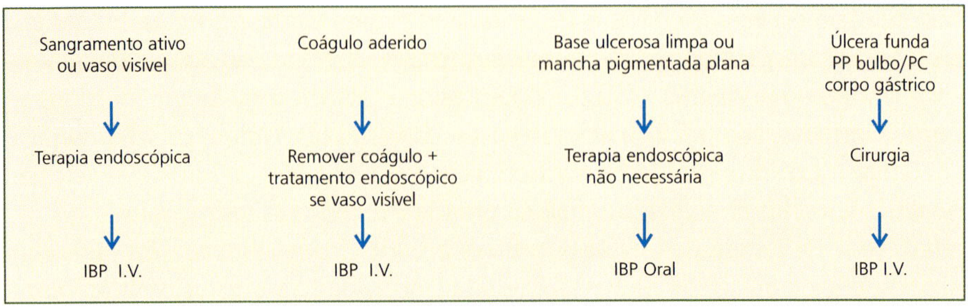

Fig. 5-3. Tratamento endoscópico e farmacológico. (Modificada de Laine L *et al. Am J Gastroenterol* 2012:107:345-360.)

A maioria dos endoscopistas concorda que o sangramento de algumas úlceras são de difícil controle endoscópico: as lesões volumosas e profundas, que podem lesar artérias mais calibrosas, situadas na pequena curvatura gástrica e na parede posterior do bulbo duodenal, salvo impositiva contraindicação,devem ser tratadas cirurgicamente (Fig. 5-3).

TRATAMENTO ENDOSCÓPICO E SUAS MODALIDADES

Atualmente o valor da endoscopia na HDA é inquestionável. Alguns artigos, como o de Grahan,[23] Peterson[24] e Droenfield,[25] que concluíram não ter a endoscopia qualquer influência na evolução dos pacientes, fazem parte do passado histórico. No mesmo número do *New England Journal of Medicine* que trouxe o artigo de Peterson, o editorial de Harold Conn já antevia o erro, ao dizer que a grande maioria silenciosa dos que paravam de sangrar sem intervenção endoscópica abafava o barulho do grupo menor que continuava a sangrar e morria.[26] É que o problema estava na terapêutica e de nada adiantava um diagnóstico precoce e preciso, se a terapêutica continuava a mesma.

O tratamento endoscópico deve ser realizado em pacientes com sangramentos ativos (Forrest I) e úlceras com caso visível (Forrest IIa). Nos pacientes com coágulos aderidos, a remoção deste coágulo para a demonstração ou não de vaso visível no leito da úlcera é aceita como de valor pela maioria dos autores. A terapia endoscópica não está indicada em pacientes com úlceras de base limpa (Forrest III) ou com manchas pigmentadas planas (Forrest IIc).

Já na fase puramente diagnóstica da endoscopia, vários autores, como Hoare,[27] Hellers[28] e Winans,[29] demonstravam redução da morbidade e da mortalidade com o diagnóstico endoscópico precoce. O advendo da endoscopia terapêutica sedimentou e encerrou a discussão. Em 1992, Cook e Laine publicaram metanálise sobre o valor da terapêutica endoscópica na HDA.[30] De 289 referências, sob rígidos critérios, selecionaram 30 estudos prospectivos e controlados. O resultado mostrou que o tratamento endoscópico proporcionou menos ressangramento (OR 0,38 95% CI 032-0,45) menor necessidade de cirurgias emergenciais (OR 0,36 95% CI 0,28-0,45) e menor mortalidade (0,55 95% CI 0,40-0,75).

Metanálise de trabalhos comparando terapia *vs.* não terapia no grupo Forrest I mostra uma diminuição significativa de ressangramento (OR 0,20 95% CI 0,20-0,43) com um NNT de somente 2.[31] A necessidade de intervenções de urgência (cirurgia e radiologia) também foi significativamente menor. Da mesma forma, metanálise de pacientes com vaso visível não sangrante em uma base ulcerosa, quando profilaticamente tratados com métodos endoscópicos, mostra uma diminuição significativa de ressangramento (OR 0,49 95% CI 0,40-0,50) com um NNT = 5, como também de cirurgias emergenciais. O ressangramento nos pacientes Forrest Ib parece ser muito menor que nos Forrest Ia. Alguns autores não aconselham o tratamento endoscópico nos Forrest Ib. Em trabalhos randomizados do uso de placebo *vs.* altas doses de IBP depois de tratamento endoscópico de úlceras sangrantes, o ressangramento em 72 horas foi de 4,9% nos Forrest Ib, 22,5% nos Forrest Ia, 17,7% nos Forrest IIb e 11,3% nos Forrest IIa.[32]

Uma metanálise de trabalhos randomizados em pacientes com coágulos aderidos (Forrest IIb) não mostrou benefícios significativos, ressaltando-se que tinham muita heterogeneidade (OR = 031 95% CI 0,06-1,77).[31]

Pacientes tipo Forrest III (base ulcerosa limpa) ou Forrest IIc (manchas pigmentadas planas) muito raramente apresentam sangramento recorrente e não têm benefícios com o tratamento endoscópico.[3]

As variedades mais usadas no tratamento endoscópico das úlceras hemorrágicas são:

- *Tratamento injetável:* solução de adrenalina, etanolamina, moruto de sódio, sulfato de tetradecil, álcool absoluto, trombina e selante de fibrina.
- *Tratamento térmico:* eletrocoagulação mono, bi e multipolar, *heater probe*, *laser* e coagulador de plasma de argônio.
- *Tratamento mecânico:* (hemoclipes, ligadura elástica).
- *Tratamento com agentes tópicos hemostáticos:* Hemospray -Cook Medical Winston-Salem NC EUA etc.

A preocupação inicial com o tratamento endoscópico é a parada do sangramento ativo e a prevenção de ressangramento. Todas as modalidade endoscópicas para estes fins têm mostrado eficácia em trabalhos randomizados. Tratamento com injeções de solução de adrenalina foi efetivo na hemostasia inicial em trabalhos randomizados.[31] Entretanto, o tratamento isolado com adrenalina foi menos efetivo no ressangramento, quando comparado à eletrocoagulação bipolar, clipes, ou cola de fibrina[31] (OR 1,72 95% CI 1,08-278 NNT = 9) e também na necessidade de cirurgia. A adrenalidade associada a um segundo método de terapia endoscópica mostrou-se significativamente mais efetiva na redução do ressangramento (OR 0,34 95% CI 0,23-0,50 NNT = 5).[31] Calvet, em outra metanálise, também mostrou o benefício do tratamento combinado.[33]

As terapias térmicas com *probes* bipolares ou *heater probe* foram significativamente mais efetivas do que não tratamento endoscópico na hemostasia inicial (OR 11,70 95% CI 5,15-26,56), no ressangramento (OR 0,44 95% CI 0,36-0,54, NNT), na necessidade de cirurgia e mortalidade (OR 0,58 95% CI 0,34-0,98 NNT = 33) na metanálise de Laine.[31] Não houve diferença entre as eletrocoagulações com *probes* bi/multipolares e o *heater probe*. De qualquer forma existem razões práticas para a injeção de solução de adrenalina antes do uso dos outros métodos hemostáticos. Nos sangramentos ativos, a adrenalina frequentemente para ou muito diminuem o sangramento ativo, facilitando a visualização e otimizando o segundo método terapêutico. Da mesma forma, se um coágulo for removido, a injeção prévia de adrenalina pode evitar ou reduzir sangramentos severos induzidos pela remoção deste.

Vários trabalhos também têm apontado a eficácia do uso de substâncias esclerosantes. Na mesma metanálise de Laine, a injeção de álcool absoluto diminui o ressangramento (OR 0,56, 95% CI 0,38-0,93 NNT = 5), as cirurgias emergenciais e a mortalidade.[31] Em trabalho prospectivo realizado no CHD do Hospital do Andaraí, Dib *et al.* mostraram bons resultados com o uso de álcool absoluto.[34]

Clipes não foram comparados a não terapia endoscópica, mas mostraram-se mais efetivos do que injeção de adrenalina no ressangramento e necessidade de cirurgia.[31] Em comparação a esclerosantes ou terapia térmica, associadas ou não à adrenalina, os clipes mostraram-se menos efetivos na hemostasia inicial, mas iguais quanto ao ressangramento. Entretanto, estes estudos são heterogêneos: um mostrando o clipe muito melhor e outros dois piores quanto ao ressangramento. Novos clipes foram comercializados ultimamente, facilitando a sua colocação e com maior tempo de retenção. Estes necessitam ser comparados aos outros métodos. Uma evidente vantagem deles é que, diferentemente dos métodos térmicos e com uso de esclerosantes, não lesam o tecido, e teoricamente diminui a chance de perfuração.

Marmo *et al.*, em 2007, publicaram no *American Journal of Gastroenterology* metanálise de 20 estudos (2.472 pt), chegando às seguintes conclusões:[35]

- O método injetavel + clipes é melhor que o injetável.
- O método injetável+ térmico é melhor que o injetável.
- O método injetável + injetável é melhor que o injetável.
- O método injetável+ clipes é igual ao clipe.
- O método injetável + térmico é igual ao térmico.

O uso de dois métodos endoscópicos reduziu o ressangramento (OR 0,59 95% CI 0,44-0,80 p = 0,0001), a necessidade de cirurgia (OR 0,66 95% CI 0,49-0,89 p = 0,02) e houve menos mortalidade (OR 0,68 95% CI 0,46-1.02 p = 0,06), sem atingir níveis de significância. As terapias térmicas ou mecânicas isoladas foram tão efetivas quanto às combinadas e provavelmente com menos complicações. Portanto, o autor não recomenda na rotina a associação de terapias injetável + térmica e injetável + clipe.

Vários agentes hemostáticos tópicos foram desenvolvidos nos últimos 50 anos com diversas aplicações médicas, principalmente em cirurgia. Em 1909, Bergel relatou o uso de selante de fibrina para o uso tópico. Outros agentes tópicos, como gelfoan cianoacrilato, sulcrafato, trombina, colágeno bovino etc, têm sido usados desde 1940, Nos últimos anos foram descritos na literatura endoscópica os primeiros trabalhos com o uso do TC-325 (Hemospray Cook Medical Inc. Bloomington Ind) na hemostasia endoscópica de lesões no trato digestório superior. Trata-se de um nanopó mineral com capacidade de coagulação, que é usado em forma de *spray* nas lesões hemorrágicas. Não contém proteínas animais ou humanas e não é tóxico. Experimentalmente ele foi usado com sucesso em lesões arteriais em animais heparinizados e em humanos com úlcera péptica sangrante. Quando em contato com umidade (sangue ou tecidos) no trato digestório, o pó torna-se adesivo e forma uma barreira mecânica que adere e cobre o ponto sangrante, além de ativar a cascata da coagulação. Ele não é absorvido nem metabolizado. O medicamento é aplicado por cateter de 7 ou 10 Fr sob pressão com CO_2. A ponta do cateter é posicionada 2 cm do ponto sangrante. Cada aplicação libera 5 g da substância que pode ser repetida, sendo de 20 g a quantidade contida em cada unidade. Tem sido relatada obstrução do cateter, e os autores recomendam a secagem do canal do endoscópio para evitar solidificação da substância no seu interior. Um autor relatou cólica no momento da aplicação, possivelmente relacionada com distensão da víscera causada pelo CO_2 pressurizado. Giday *et al.* relataram 100% de hemostasia inicial *versus* 0% no grupo-controle que não recebeu o *hemospray*.[36] Este medicamento é de fácil aplicação através de cateteres transendoscópicos, sem necessidade de contato e sem causar lesão tecidual. Trabalho da Universidade Chinesa de Hong Kong, usando *hemospray* em 20 pacientes, teve sucesso inicial em 95% (19 em 20): um paciente tinha um pseudoaneurisma e necessitou embolização vascular, dois ressangraram em 72 horas, e não houve mortalidade ou eventos adversos.[37] Em um *follow-up* de 30 dias outro trabalho comparou o uso do *Hemospray* em 16 pacientes consecutivos com HDA, oito usando antiplaquetários e oito sem antiplaquetários. Conseguiu-se hemostasia em 5/8 (63%) nos usuários de antiplaquetários e em 8/8 (100%) dos que não usavam os antiplaquetários ($P = 0{,}20$).[38] Este produto já foi liberado para uso em Hong Kong e alguns países europeus. Moosavi *et al.* recentemente descreveram as aplicações terapêuticas e profiláticas do TC 325 em quatro pacientes, com sucesso em todos.[39] Em paciente com sangramento pós-esfincterotomia o uso desta medicação causou obstrução temporária do colédoco, contornada com lavagem vigorosa. Chen *et al.* demonstraram uma nova aplicação do TC325 na hemostasia de lesões hemorrágicas malignas, com amplas áreas de sangramento no esôfago, estômago e duodeno.[40] Nos cinco pacientes tratados houve parada do sangramento em todos. Um paciente ressangrou. Possivelmente lesões outras com sangramento em lençol também respondam a essa forma de tratamento. Resultados preliminares do estudo SEAL, um registro clínico mundial multicêntrico, mostram o uso do TC 325 em 97 pacientes no controle de sangramento digestivo agudo, tanto como tratamento único ou adjuvante: foi conseguido hemostasia em 92% com o TC325 como monoterapia, sendo a úlcera péptica o fator causal da hemorragia em 40,2%.[41] A hemostasia foi conseguida em menos de 10 minutos em mais de 70% dos casos, sem efeitos adversos. Embora estes resultados sejam preliminares e necessitem de confirmação com estudos prospectivos controlados com N maior, a opinião dos que já o usaram é favorável. Outro ponto importante é que o método é de fácil aplicação independente da experiência do endoscopista com outras formas terapêuticas e do ângulo de visualização do ponto sangrante.

Outros agentes tópicos, como o ANKAFERD BLOOD STOPER (ABS), um derivado de mistura de ervas tradicionais turcas, têm sido usados há séculos como agente hemostático tópico externo. O ABS também foi usado em sangramentos digestivos alto e baixo de várias etiologias.[42-45] Um outro produto chamado EndoClot (Endoclot Plus Inc., Santa Clara Calif), que consiste em polímeros modificados absorvíveis, tem sido comentado para o uso adjuvante no sangramento digestivo. Ele é um produto, segundo o fabricante, derivado do amido, biocompatível e não pirogênico que rapidamente absorve água e concentra plaquetas, hemácias, proteínas da coagulação no local do sangramento, acelerando a cascata da coagulação e facilitando a parada do sangramento (Figs. 5-4 e 5-5). Não existem ensaios do seu uso em sangramento digestivo. Alan Barkun *et al.* revisaram amplamente este tema.[41]

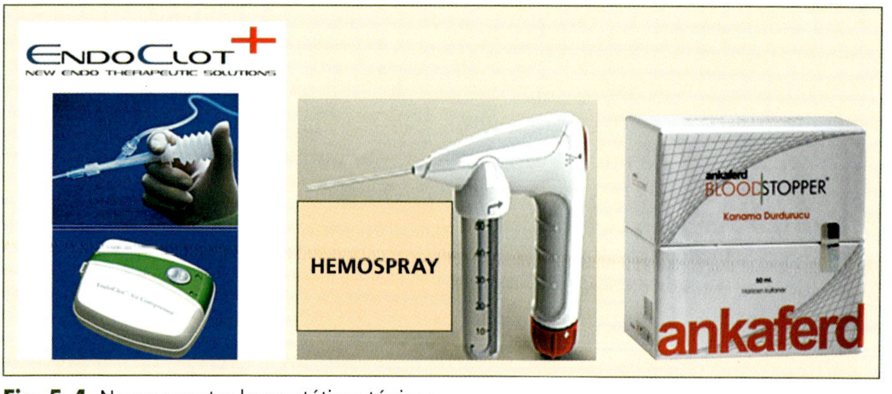

Fig. 5-4. Novos agentes hemostáticos tópicos.

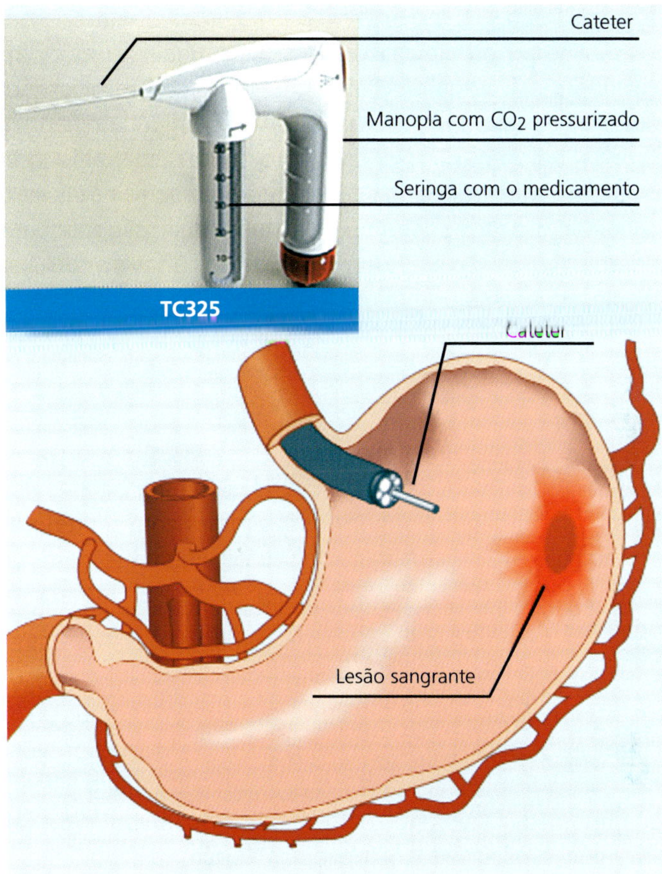

Fig. 5-5. Aplicação do *Hemospray*.

Todas as modalidades de hemostasia endoscópicas são aplicadas no ponto sangrante para parar o sangramento ou junto ao vaso visível na base ulcerosa para selar e obliterá-lo. Quando existe coágulo aderido costumamos injetar solução de adrenalina 10:10.000, ou 20:10.000 nos quatro quadrantes do coágulo e em seguida removê-lo com jatos de água, com o fórceps de biópsias ou *snear* de polipectomia. Após removê-lo, o vaso visível é tratado com um segundo método. Volumes de solução de adenalina de até 40 cc têm sido relatados, e em geral o volume é ditado pelo controle do sangramento.[46] O fígado rapidamente metaboliza a droga em metabólitos não ativos já na primeira passagem . Os efeitos cardiovasculares têm sido raramente relatados. Doses menores são recomendadas em pacientes com diminuição da função hepática e em locais não drenados pela veia porta e nos cardiopatas.

A eletrocoagulação bipolar deve ser realizada opondo-se a ponta do eletrodo no ponto sangrante, perpendicularmente se possível, com alguma pressão para tamponar o fluxo de sangue no vaso (coaptação que impede o fluxo sanguíneo, e torna a fuga de calor menor). Usam-se 15 W em pulsos de 8-10 segundos até a parada do sangramento ou aplainamento do vaso visível. Com o *heater probe*, a técnica recomendada é semelhante, usando-se potência de 30 joules. Os clipes são usados sobre o vaso sangrante até a parada do sangramento (às vezes são necessários vários) ou nos lados do vaso visível, no intento de ocluir a artéria.

A injeção de álcool absoluto ou esclerosantes deve ser limitada para a prevenção de perfuração.

As complicações da endoscopia emergencial são mais frequentes que nas de rotina. Um revisão de 100.000 endoscopias por Stadelman mostrou que os exames de urgência (5% do total) foram responsáveis por 50% das complicações.[47] Gilbert *et al.* verificaram 0,9% de complicações (21 casos em 2.300 exames) com três óbitos.[48] Os pacientes com sangramento agudo frequentemente são idosos e com comorbidades. Deve-se ter máximo cuidado com depressão cardiorrespiratória induzida pela sedação e muitas vezes é aconselhável a participação do anestesista. Palmer, há mais de 50 anos, já chamava atenção que estes pacientes podem complicar com arritmias cardíacas ou IAM silenciosos, tornando necessário uma boa monitorização para o reconhecimento precoce destas complicações. A broncoaspiração também deve ser prevenida com entubação traqueal naqueles com sangramento vultoso ou comatosos. A instabilidade circulatória deve merecer atenção máxima durante o procedimento endoscópico, muitas vezes prolongado. A técnica da hemostasia endoscópica deve ser rigorosa para evitarem-se perfurações e reativação de sangramentos que já cessaram.

PÓS-ENDOSCÓPICO E RETRATAMENTO: ESCORES DE RISCO (ER)

Os pacientes com alto risco de ressangramento após hemostasia endoscópica devem ser acompanhados rigorosamente em UTI ou CHD. A grande maioria dos ressangramentos ocorre nas primeiras 24 horas, e somente 5% depois de 72 horas.[17] Somente após este intervalo é que estes pacientes devem ter alta hospitalar. Já aqueles em boas condições gerais e hemodinâmicas e com ulcerações com bases claras podem seguramente ser tratados e acompanhados ambulatorialmente.

Esta estratificação pode ser com base nos ER. Vários deles foram desenvolvidos nas últimas três décadas, visando a diferentes resultados, como ressangramento, mortalidade e necessidade de outras intervenções (tratamento radiológico, cirurgia). Estes ERs oferecem aos médicos algoritmos da probabilidade da evolução do sangramento e resposta ao tratamento e ajudam na tomada de decisões e no prognóstico. Nos pacientes com HDA é necessária a separação precoce dos pacientes com alto ou baixo risco. Dois ERs comumente usados são o de Rockall e o de Blatchford.[49,50] Ambos são acurados. O primeiro foi desenvolvido para predizer o risco de ressangramento e mortalidade e é com base em indicadores clínicos e endoscópicos. Ao contrário, o de Blatchford mostra a necessidade de intervenções com base somente em dados clínicos e laboratoriais e, portanto, podendo ser usado antes da endoscopia.

Em 2012, De Groot *et al.* analisaram 16 ERs publicados na literatura endoscópica e chegaram às seguintes conclusões: Heterogeneidades foram comuns nos 16 ERs, e a metodologia foi subótima.[51] Entretanto, sugerem que os melhores são de grande valia, o de Blatchford para avaliar a necessidade de intervenção, o de Villanueva para prognóstico, o de Guglielmi para ressangramento e o de Chui para mortalidade.[52-54]

Depois de terapêutica endoscópica bem-sucedida, o uso de 80 mg de omeprazol em *bolus* IV ou dose correspondente de similar, seguido de *dreep* em infusão contínua de 8 mg/h durante 72 horas, está indicado para os pacientes que tenham sangramento ativo, vaso visível ou coágulos aderidos. Uma metanálise de trabalhos randomizados com IBP (*bolus* IV de 80 mg de omeprazol) seguido de 8 mg/h em infusão contínua *vs.* placebo por 72 horas, depois da terapêutica endoscópica, (pacientes com estigmas de alto risco) mostrou uma significativa redução de ressangramento (OR 0,40 95% CI 0,28-0,59, NNT = 12), cirurgias (OR 0,43 95% CI 024-076, NNT = 28) e mortalidade (OR 0,41 95% CI 0,20-0,84, NNT = 45).[31] Em um grande trabalho randomizado recente o uso de 80 mg em *bolus* IV seguido de infusão continua de 8 mg/h de omeprazol em pacientes com sangramento ulceroso *vs.* placebo, depois de terapia endoscópica com sucesso, mostrou que no subgrupo de pacientes com sangramento tipo Forrest Ib um ressangramento muito baixo no braço placebo (8/163 - 4.9%).[32] Estes números sugerem que não seja necessário o tratamento intensivo com IBP nos pacientes Forrest Ib. Os trabalhos comparando uso intermitente *vs.* infusão contínua têm número pequeno e resultados conflitantes, dificultando a análise de seus resultados. Dieta com líquidos claros normalmente é aconselhada após intervenção endoscópica, uma vez que em caso de ressangramento os pacientes sejam submetidos a novo tratamento endoscópico,para o que é necessário um estômago sem resíduo alimentar. Esta dieta com líquidos claros permite uma anestesia ou sedação 2 horas após a última ingesta, deve perdurar por 2 dias; em caso de evolução favorável progredir para uma dieta branda.[55]

Nos pacientes com manchas pigmentadas planas ou base ulcerosa limpa, recomenda-se 20 mg/dia de omeprazol VO ou dose equivalente de similar, e o ressangramento é baixo. Uma dieta branda pode ser instituída após a endoscopia. Um trabalho randomizado com lesões de baixo risco de ressangramento não mostrou diferença significativa entre uma dieta branda e dieta de líquidos claros por 36 horas e dieta regular após 48 horas.[56] Vários trabalhos têm demonstrado que os pacientes com baixo risco de sangramento, com sinais vitais e hematócrito estáveis e sem comorbidades importantes, podem ter alto no mesmo dia e continuar seu tratamento ambulatorialmente.[57]

Resumimos dizendo que de 100 pacientes com HDANVA, 80 param de sangrar com as medidas clínicas atuais e 20 necessitam de terapêutica endoscópica. Destes, 20% (quatro pacientes) recidivam o sangramento, e uma segunda tentativa endoscópica tem sucesso em 50% (dois pacientes). Dessa forma, dos 100 pacientes iniciais, somente dois necessitam ser submetidos à angioembolização ou cirurgia. (Ver tabelas dos ER no Capítulo 4).

Em 2011, em forma de *abstract*, Hyett *et al.* publicaram um escore mais simples e que se mostrou mais sensível quando comparado ao de Blatchford, quanto à previsão de ressangramento e mortalidade: AIMS65.[58]

Na revista *Endoscopy* de janeiro de 2014, um estudo feito na Holanda e EUA com coleta de dados prospectivamente reavaliou a importância da classificação de Forrest, agora com mais de 40 anos, na previsão do ressangramento e da mortalidade nas úlceras pépticas sangrantes.[59] Foram estudados 397 pacientes sendo 4,9% F Ia,18,4% F Ib, 21,7% FII a, 8,1% F IIb 14,9% F II c e 32,5% F III. O ressangramento foi maior nos F Ia (59%) e similar nos F Ib e F IIc. O método foi mais acurado nas úlceras gástricas que nas duodenais e não foi bom na previsão da mortalidade. Os autores sugerem uma simplificação desta classificação na prática clínica diária como é mostrado no Quadro 5-2.

Muito se tem discutido sobre o *second look* endoscópico após a endoscopia hemostática. É normalmente definida como uma segunda endoscopia de rotina 24 horas após a endoscopia hemostática inicial e é realizada após endoscopias terapêuticas com sangramento tipo Forrest Ia ou estigmas de ressangramento. Uma metanálise avaliando o *second look* mostrou uma pequena, mas significativa redução de 6,2% no ressangramento, sem diminuição da mortalidade ou necessidade de cirurgias.[60] Em um trabalho randomizado associando terapêutica endoscópica e altas doses de IBP *vs. second look* de rotina sem IBP, o ressangramento ocorreu em 8,2% *vs.* 8,7%.[61]

Os custos do *second look* de rotina devem ser considerados. Usando esta rotina, a maioria das endoscopias será desnecessária já que a maior parte dos pacientes não ressangra. Além disso, a maioria dos ressangramentos é retrata-

Quadro 5-2. Classificação de Forrest simplificada

Risco de ressangramento	Aspecto endoscópico da base da úlcera
Baixo	Úlceras com base limpa
Aumentado	Úlceras com estigmas de sangramento recente e F Ib
Alto	F Ia

da endoscopicamente com sucesso. Um segundo tratamento endoscópico nos pacientes com recorrência do sangramento endoscópico é justificável. Um trabalho randomizado comparando retratamento endoscópico com cirurgia mostrou que 73% foram tratados endoscopicamente com sucesso e com menos complicações do que os submetidos à cirurgia.[62] Se houver um segundo ressangramento, o tratamento cirúrgico ou angiográfico está indicado. Uma revisão recente de trabalhos com embolização angiográfica em pacientes em que a endoscopia terapêutica não foi eficaz mostrou um sucesso técnico de mais de 90% e um ressangramento de 33% (variando de 9-66%).[63]

Saeed *et al.* em um pequeno trabalho randomizado mostraram que em pacientes de alto risco, o *second look* previne ressangramentos: nos 19 pacientes relocados para segunda terapêutica endoscópica em 24 horas, o ressangramento foi de 0% e nos do grupo-controle foi de 24% (p = 0,05).[64]

A maioria dos autores não recomenda o *second look* de rotina pós-tratamento endoscópico nas úlceras sangrantes, só o realizando quando os pacientes forem de alto risco de ressangramento ou a terapêutica endoscópica não tenha sido satisfatória.

PREVENÇÃO DO RESSANGRAMENTO A LONGO PRAZO NA ERA DO *H. PYLORY* E DOS ANTI-INFLAMATÓRIOS

Pacientes com úlcera hemorrágica têm alto índice de ressangramento a longo prazo. Pacientes com UD hemorrágica seguidos após a cicatrização, em 1 ano, ressangraram (40%).[65] Uma revisão sistemática de trabalhos randomizados mostrou uma recorrência do sangramento em ate 26% nos pacientes com úlceras hemorrágicas *H. pylori* positivos em 12 meses de seguimento.[66] Nos usuários de AINE, seguidos por 7 anos, a incidência de ressangramento foi de 42%.[67]

O American College of Gastroenterology recomenda a realização de biópsias para diagnosticar *H. pylori* nas endoscopias de pacientes com úlceras sangrantes.[68]Como alguns autores relatam uma sensibilidade reduzida no diagnóstico por biópsias de *H. pylori* nos pacientes com sangramento alto, um resultado negativo deve ser reavaliado posteriormente. Como o uso de IBP pode resultar em falso-negativos, estas drogas devem ser suspensas 2 semanas antes do teste para o diagnóstico de *H. pylori*.

Entretanto, se as biópsias não mostrarem infiltrado mononuclear, a possibilidade da ausência de *H. pylori* aproxima-se de 100%, enquanto um infiltrado neutrofílico tem um valor preditivo positivo para a presença de *H. pylori* em mais de 95%.[69] Após o tratamento, a negativação da infecção deve ser documentada após 1 mês do tratamento. Uma revisão sistemática em pacientes com erradicação do *H. pylori*, avaliando ressangramento, mostrou uma incidência de 1.3% de 11 a 53 meses de *follow-up*.[66]

Um trabalho randomizado asiático avaliou a prevenção do ressangramento de úlceras nos pacientes usários de AINE. Nos pacientes que voltaram a usar o AINE após a cicatrização da úlcera sangrante, a manutenção do IBP diminui o ressangramento após 6 meses, comparado aos pacientes que apenas erradicaram o *H. pylori*. (4,4 *vs*. 18,8%, NNT = 7).[70] Outro estudo comparou o uso de celocoxib e diclofen mais IBP após a cicatrização da úlcera sangrante *H. pylori* negativa, mostrando, aos 6 meses, recorrência do sangramento em 6,4% com diclofen mais IBP e 4,9% com celocoxib.[71] Como o índice de recorrência foi alto em ambos os tratamentos, os autores avaliaram após 12 meses o uso do inibidor de cox-2 mais dose dupla de omeprazol *vs*. celocoxib mais placebo. A recorrência do sangramento foi de 0% *vs*. 8,9% (NNT = 12). Assim os autores aconselham para os pacientes que têm que continuar com o uso de AINE a dose mais baixa possível do AINE associada a dose dupla de IBP (Fig. 5-6).[72]

O uso da aspirina, outros antiplaquetários e anticoagulantes é discutido em outro capítulo.

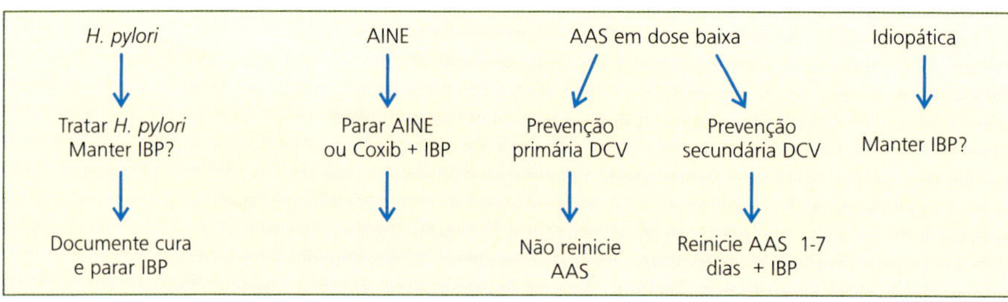

Fig. 5-6. Condutas na prevenção do ressangramento com base na etiologia da úlcera. (Laine and Jensen *Amer J Gastroenterol* 2012;107:345-360.)

CONCLUSÕES

Após revisão de uma vasta literatura médica recente com base em evidência, as seguintes conclusões são pertinentes e aconselhadas:

1. A primeira medida nos pacientes com HDA é a avaliação do estado hemodinâmico e iniciar as medidas de ressuscitação emergenciais, quando necessárias, em ambiente adequado, por equipes especializadas multidisciplinares. A transfusão de concentrados de hemácias deve ser realizada nos pacientes com hemoglobina abaixo de 7 g%. Nos coronariopatas o uso de concentrados de hemácias pode ser mais liberal.
2. É recomendável a estratificação dos pacientes em grupos de alto e baixo riscos, para o que os escores de risco são muito úteis e devam ser difundi-

dos nas emergências e CTIs. Os suspeitos de sangrarem por lesão ulcerosa devem iniciar IBP.

3. A maioria dos pacientes deve ser endoscopada precocemente em 24 horas. Não existe consenso se é imperioso o exame fora de horas de rotina (noites e fins de semana), na grande maioria dos casos.
4. Os pacientes com sangramento ativo ou estigmas de ressangramento à endoscopia devem ser tratados endoscopicamente. Este tratamento endoscópico é estatisticamente benéfico. Nos pacientes com sangramento volumoso, as vias áreas devem ser protegidas para evitar broncoaspiração e deve-se dar preferência aos videoscópios com amplo canal de aspiração. Estes pacientes devem usar IBP em *bolus* seguidos de infusão contínua do medicamento por 72 horas.
5. Os pacientes em que o tratamento endoscópico não foi satisfatório ou que tenha estigmas de alto risco de ressangramento devem ser submetidos ao *second look*.
6. Os pacientes tratados endoscopicamente e que ressangram merecem uma segunda tentativa de hemostasia endoscópica. Uma segunda (terceiro sangramento) recidiva deve ser tratada com angioembolização ou cirurgia.
7. Os pacientes Forrest Ia, IIb de alto risco e IIa devem ser seguidos em regime de alta vigilância. Já aqueles Forrest IIc e III, não necessitam tratamento endoscópico e se não apresentarem comorbidades sérias e estiverem hemodinamicamente estáveis, podem ser tratados em dependências comuns ou ambulatorialmente. O uso de solução de adrenalina como tratamento endoscópico deve ser associado a outro método de tratamento. A terapia endoscópica térmica (bipolar, *heater probe*) e a injetável (esclerosantes ou álcool absoluto) são recomentadas e reduzem o ressangramento, a necessidade de cirurgias e a mortalidade. Os clipes também são recomendados, e seu uso parece diminuir o ressangramento e cirurgias emergenciais. Seu uso não produz lesão tecidual.
8. A prevenção da recorrência do sangramento a longo prazo deve ser realizada: nas úlceras por *H. pylori*, a infecção deve ser curada. Nas secundárias a AINE, seu uso deve ser interrompido. Nos casos em que o uso de AINE é mandatório, devem-se escolher os antagonistas cox-2 e associar IBP. Naqueles usuários de AAS para a prevenção primária de doenças cardiovasculares, a droga deve ser suspensa, e quando o uso é para a prevenção secundária, deve ser reestabelecida precocemente de 1-3 dias após o tratamento endoscópico,sempre associado a IBP. Nos com úlceras idiopáticas o uso de IBP pode ser usado a longo prazo.

RELATO DE CASOS

Caso 1

Paciente de 74 anos, sexo masculino, com hematêmese e melena. Após a estabilização, realizou-se a EDA após 3 horas da admissão (Fig. 5-7).

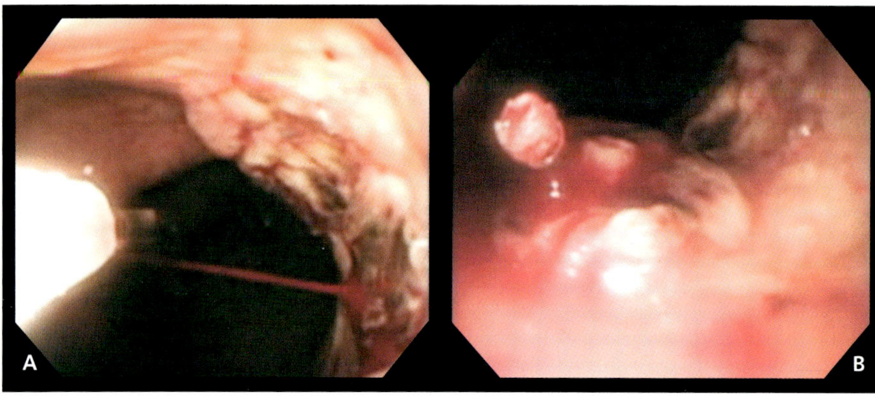

Fig. 5-7. (**A**) Volumosa úlcera gástrica de PP do corpo. É mandatório o tratamento endoscópico. (**B**) Foi realizada a clipagem da artéria, com boa evolução. É aconselhado vigilância em CTI e *second look*.

Caso 2

Paciente de 40 anos, sexo masculino, com sudorese, hipotensão e enterorragia. Após estabilização, o paciente foi enviado para EDA (Fig. 5-8).

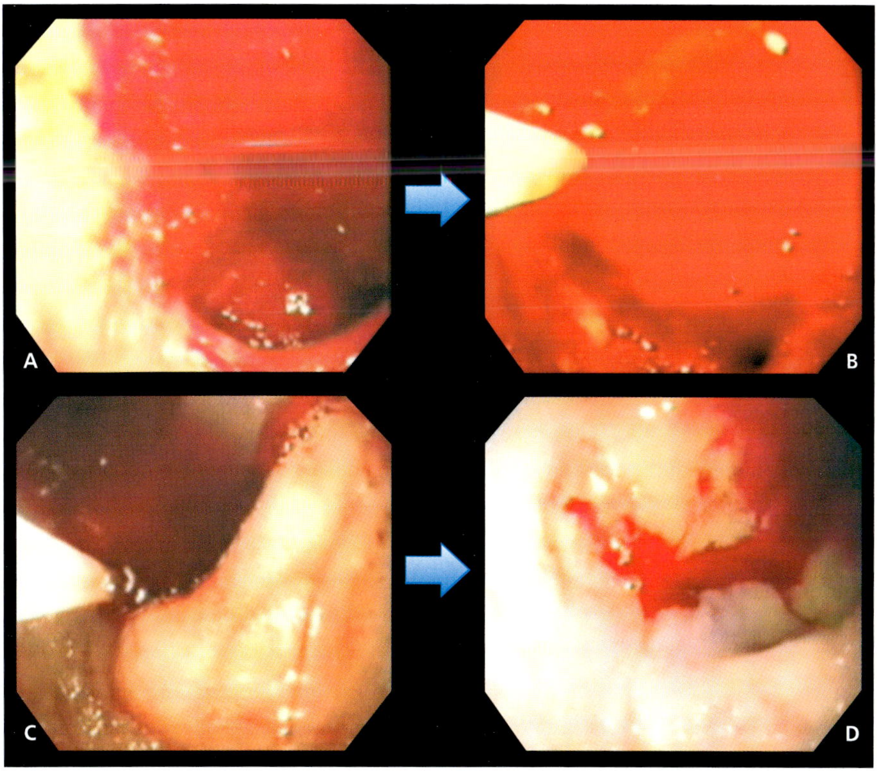

Fig. 5-8. (**A**) EDA mostra FIA em UD, PA. (**B**) Com injeção de solução de adrenalina consegue-se diminuição do sangramento. (**C**) Completada a hemostasia com álcool absoluto. (**D**) Final da hemostasia.

Caso 3

Paciente de 63 anos, sexo feminino, deu entrada no PS com hematêmese, melena e choque. Após estabilização com cristaloides e concentrados de hemácias, foi realizada EDA (Fig. 5-9).

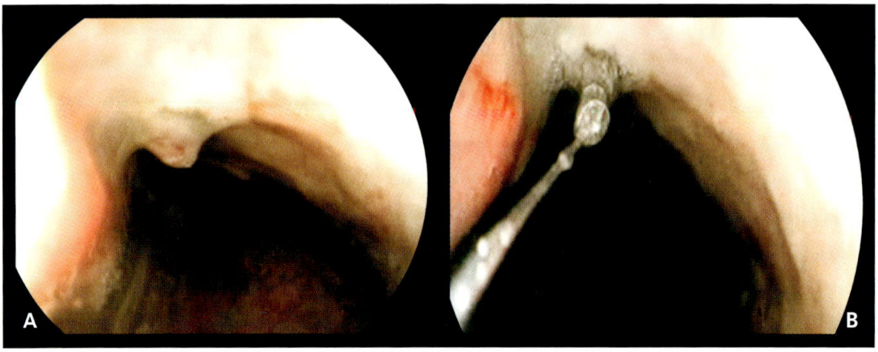

Fig. 5-9. (**A**) EDA mostrou volumoso vaso visível em UG de CORP, com muito sangue no estômago. Deve-se fazer a profilaxia do ressangramento. (**B**) Foi utilizado clipe, com sucesso. A paciente foi vigiada por 24 horas em CTI e, a seguir, transferida para quarto com boa resolução.

Caso 4

Paciente de 56 anos, sexo feminino, deu entrada no PS com melena e taquicardia leve. PAS normal (Fig. 5-10).

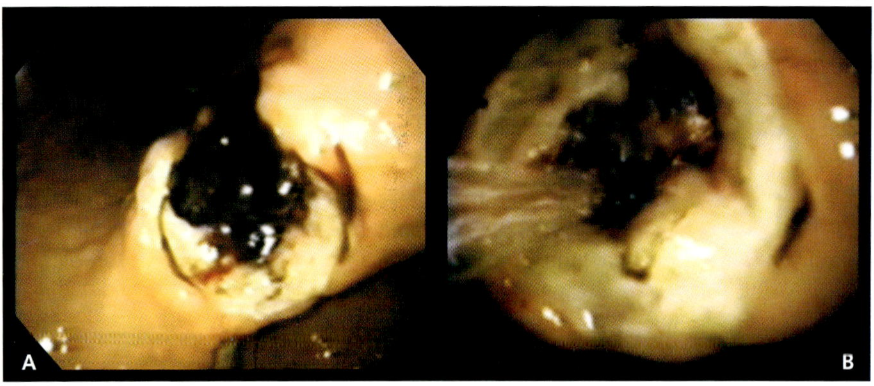

Fig. 5-10. (**A**) EDA 5 horas após estabilização mostra UG de *angularis* com coágulo aderido = Forrest IIb. (**B**) É necessária a remoção do coágulo para avaliar a presença de vaso visível.

Casos 5 e 6

Dois pacientes deram entrada no hospital, à noite, com história de melena no dia anterior. O estado geral de ambos era bom, com sinais vitais mantidos e com escore de Blatchford 0. As endoscopias foram realizadas no dia seguinte (Figs. 5-11 e 5-12).

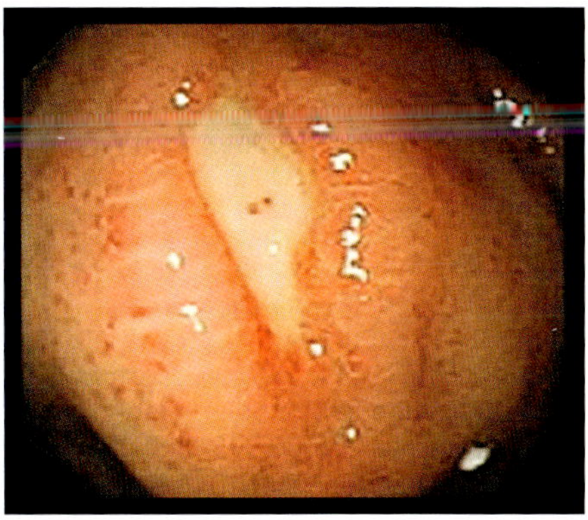

Fig. 5-11. Úlcera péptica bulbar Forrest IIc. Dado alta para tratamento ambulatorial.

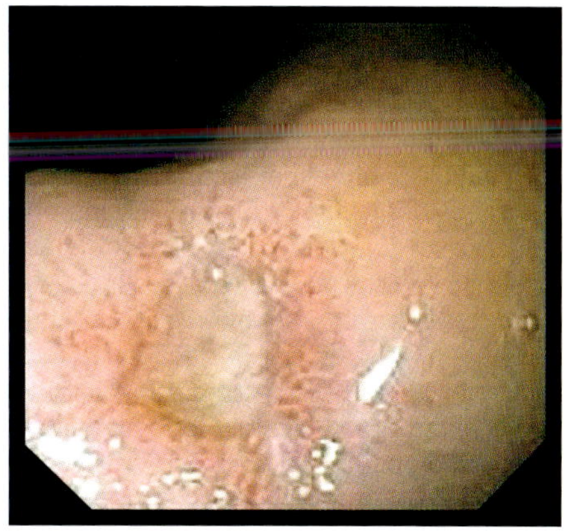

Fig. 5-12. Úlcera gástrica Forrest III. Dado alta para tratamento ambulatorial.

REFERÊNCIAS BIBLIOGRÁFICAS

1. Swain CP, Storey DW, Bown SG *et al.* Nature of bleeding vessel in recurrently bleeding gastric ulcers. *Gastroent* 1986;90:595-608.
2. Spiegel BM, Vakil NB, Ofman JJ. Endoscopy for acute nonvariceal upper gastrointestnal tract hemorrhage: is sooner better? A systematic review. *Arch Inther Med* 2001;161:1393-404.
3. Bjorkman DJ, Zaman A, Fennerty MB *et al.* Urgente vs elective endoscopy for acute nor variceal upper GI bleeding: an effectiviness study. *Gastrointest Endosc* 2004;60:1-8.
4. Barkum A, Sabbah S, Enns R *et al.* The Canadian Resistry on Nonvariceal Upper Gastrointestinal Bleeding and Endoscopy (RUGBE): endoscopic hemostasis and protom pup inhibition are associated with improved outcomes in real life setting. *Am J Gastroenterol* 2004;99:1238-46.
5. Hearnshaw S, Logan R, Murphy M *et al.* Results of the UK audit of 6750 patients with acute upper gastrointestinal hemorrhage. *Gut* 2009.
6. Jairath V, Kahan RFA, Logan SA *et al.* Outcomes following acute nonvariceal upper gastrointestinal bleeding in ralation to time to endoscopy: results from a na tiowide study *Endoscopy* 2012;44:723-30.
7. Lim LG, HoKY, Chan YH *et al.* Urgent endoscopy is associated with lower mortality in high risk but not low risk nonvariceal upper gastrointestinal bleeding. *Endoscopy* 2011:43:300-6.

8. Marmo R, DelPiano M, Rotondano G *et al.* Mortality from nonvariceal upper gastrointestinal bleeding: is it time to differenciate the timing of endoscopy? *Gastrointestinal Endosc* 2011;73:AB 224.
9. Shaheen AA, Kaplan GC, Meyer RP. Weekends vs weekdays admission and mortality from gastointestinal hemorrhage caused by peptic ulcer disease. *Clin Gastroenterol Hepatol* 2009;7:303-10.
10. Anathakrishnan AN, McGiney EL, Saeian K. Outcomes of weekends admission for upper gastrointestinal hemorrhage: a nationalwide analysis. *Clin Gastroenterol Hepatol* 2009;7:296-302.
11. Bell CL, Redelmeier DA. Mortality among patients admitted to hospitals on weekend as compared with wekdays. *N Eng J Med* 2001;345:663-68.
12. Schmulewitz L, Proudfoot A Bell D. The impact of weekends on outcome for emergency patients. *Clin Med* 2005;5:621-25.
13. Nahon S, Pariente A, Latrive JP. Weekend admission does not influence the mortality of upper gastrointestinal bleeding caused by peptic ulcers: results of a French prospective study of the association nationale dex gastroenterologues des hopitoux generoux group. *Clin Gastroenterol Hepatol* 2009;6:911.
14. Tsoi K, Pang SH, Chiu PW *et al.* The risk of ulcer related death in relation to hospital admission on public holidays: a cohort study on 10.428 cases of upper gastrointestinal bleeding in Hong Kong. *Gastrointest Endosc* 2010;71:Ab141.
15. Jairath V, Kahan BC, Logan RFA *et al.* Mortality from upper gastrointestinal bleeding in the United Kingdom: Does it display a weekend effect? *Am J Gastroenterol* 2011 Sept.;106(9):1621-28.
16. Beckley DE, Casebow MP. Prediction of bleeding from peptic ulcers expecience with endoscopic doppler divice. *Gut* 1986;27:96.
17. Fullarton GM, Murray WR. Predtion of rebleeding in peptic ulcers by visual estigmata and endoscopic ultrasound criteria. *Endoscopy* 1999;22:68.
18. Koeler B, Maier M, Benz C *et al.* Acute ulcre bleeding: a prospective randomized trial to compare Doppler and Forrest classification in endoscopic diagnostic and therapy. *Dig D Scien* 1997;42:1370.
19. Wong RCK, Chal A, Kobayashi J *et al.* Role of doppler US in acute peptic ulcer hemorhage: can it predict failure of endoscopic therapy? *Gastrointest Endosc* 2000;52:315-21.
20. NIH Consensus Conference. Therapeutic endoscopy and bleeding ulcers. *JAMA* 1989;262:1369.
21. Lile L, Stein C, Sharma V. A prospective outcome study of patients with clot in ulcer and the effect of irrigation. *Gastroint Endosc* 1996;43:107-10.
22. Bleau BL, Goustout CJ, Ahlquist DA *et al.* Rebleeding from peptic ulcers with adherent clots: A randomized controlled study comparing endoscopic therapy with medical therapy. *Gastrointest Endosc* 1995;1:41-260.
23. Graham BY. Limitrd value of early endoscopy in themanagment of acute upper gastrointestinal bleeding. *Am J Surg* 1980;140:284.
24. Peterson WL, Smith HJ *et al.* Routine early endoscopy in upper gastrointestinal tract bleeding. *N Eng J Med* 1981;304:925.
25. Dronfield MW, Langman MJS, Atkinson M *et al.* Outcome of endoscopy and barium radiography for acute upper gastrointestinal bleeding: controlled trial in 1037 patients. *Brit Med J* 1981;285:545.
26. Conn H. To scope or not to scope. *N Eng J Med* 1981;304:967-69.
27. Hoare AM. Comparative study between endoscopy and radiology in acute upper gastrointestinal hemorrhage. *Br Med J* 1975 Jan. 4;1(5948):27-30.

28. Hellers G, Ihre TH. Impact of change to early diagnosis amd surgery in major upper gastrointestinal bleeding. *Lancet* 1975;II:1250.
29. Winans C. Emergency gastrointestinal endoscopy:"does haste make waste? *Am J Gastroenterol* 1997;22:536.
30. Cook DJ, Guyatt BJ, Laine LA *et al.* Endoscopic therapy for acute nonvariceal upper gastrointestinal hamorhage:a meta-analysis. *Gastroenterology* 1992;139:148.
31. Laine L, McQuaid KR. Endoscopic therapy for bleeding ulcers:an evidence-based approch based on meta-analyses of randomized controlled trials. *Clin Gastroenterol Hepatol* 2009;7:33-47.
32. Jensen DM, Ahlbom H, Eklund S *et al.* Rebleeding risc for oozing peptic ulcers in a large international study- a reassessment based upon multivariate analysis. *Gastrointest Endosc* 2010;71:AB 117.
33. Calvet X, Vergara M, Brullet E *et al.* Addition of a second endoscopic treatmenteefollowing epinephrine injection improve outcome in high risk bleeding ulcers. *Gastroenterology* 2004;126:441-50.
34. Dib LF, Luna LL, Salles GM *et al. Esclerose de lesão ulcerada em tubo digestivo alto com vaso visivel utilizando alcool absoluto: estudo propectico.* X Seminário Brasileiro de Endoscopia Digestiva (Fortaleza) 1991. p. 118 Abstr.
35. Marmo R, Rotodono G, Piscopo R *et al.* Dual therapyversus monotherapy in the endoscopic treatment of high-riskbleeding ulcers: a meta analysis of controlled trials. *Am J Gastroenterol* 2007;102:279-87.
36. Gigay SA, Kim Y, Krishamurty DM *et al.* Long term randomized controlled traial of a novel nanopowder hemostatic agent(TC-325) for control of severe arterial upper gastrointestinal bleeding in a porcine model. *Endoscopy* 2011;43:295-98.
37. Sung JJY, Luo D, Wu JCY *et al.* Early clinical experience of the safety and effectiviness os Hemospray in achieving hemostasis in pacients with acute peptic ulcer bleeding. *Endoscopy* 2011;43:291-95.
38. Holster IL, Kuipers EJ, Tjwa ETTL. Hemospray in the tratament of upper gastrointestinal hemorrhage in patients on antithrombotic therapy. *Endoscopy* 2013;45:63-66.
39. Moosavi S, Barkun A,Soulellis D *et al.* Case-series: utility of hemostatic powder TC 325 in the managment of benign upper and lower gastrointestinal bleeding of various etiologies. *Canadian J Gastroenterol* 2012;26(Suppll SA:A081).
40. Chen Yi, Barkun AN, Soulellis C *et al.* Use of the endoscopically applied hemostatic powder TC 325 in cancer-related upper GI hemorrhage: preliminary experience (with video). *Gastointest Endosc* 2012;75:1278-81.
41. Barkun AL, Moosavi S, Martel M. Topical hemostatic agents: a systematic review with particular emphasis on endoscopic application in GI bleeding. *Gastrointestinal Endosc* 2013;77:692-700.
42. Kurt M, Akdogan M, Onal IK *et al.* Endoscopic topical application of Ankafert Blood Stopper for neoplasic gastrointetinal bleeding: a retrospective analysis. *Dig Liver Dis* 2010;42:196-99.
43. Kurt M, Disibeyaz S, Akdogan M *et al.* Endoscopic application of Ankaferd Blood Stopper as a novel experimental treatment modality for upper gastrointestinal bleeding: a case report. *Am J Gastroenteral* 2008;103:2156-844.
44. Kurt M, Kekilli M, Haznedaroglu IC *et al.* Ankaferd hemostat in the managment of gastrointestinal hemorrhages. *World J Gastroeenterol* 2011;17:3962-70.
45. Kurt M, Onal I, Akadogan M *et al.* Ankeferd Blood Stopper for controlling gastrointestinal bleeding due to distinct benign lesion refractory to conventional antihemorrhagic measures. *Can J Gastroenterol* 2010;24:380-84.

46. Sung JY, Chung SC, Low JM *et al.* Systemic absortion of epinephrine after endoscopic submucosal injection in patients with peptic ulcers. *Gastrointest Endosc* 1993;39:20-22.
47. Stadelmann P, Kaip E, Mieder SE. Endoskopie des oberen Verdauungstrats. In: Ottenjann R. *Fortschritte der endoskopies Schattamer.* Stutgart-New York, 1974.
48. Gilbert DA, Silverstein FE, Tedesco KJ *et al.* The National ASGE survey on upper gastrointestinal bleeding, III. Endoscopy in upper gastrointestinal bleeding. *Gastrointest Endosc* 1981;27:94-102.
49. Rockall TA, Logan RF, Devlin HB *et al.* Risk assessment after upper gastrointestinal hemorrhage. *Gut* 1966;38:316-21.
50. Blatchford O, Murray WR, Blatchford M. A risk score to predict need for treatment for upper gastrointestinal hemorrhage. *Lancet* 2000;356:1318-21.
51. de Groot NL,Bosman JH,Sierseman PD, van Oijen MGH. Prediction scores in gastrointestinal bleeding: a systematic review and qualitative appraisal. *Endoscopy* 2012;44:731-739.
52. Villanueva C, Balanzo J, Espinos JC *et al.* Prediction of therapeutic failure in patients with bleeding peptic ulcers treated with endoscopic injection. *Dig Dis Sci* 1993;38:2062-70.
53. Guglielmi A, Ruzzenente A, Sandri M *et al.* Risk assessment and prediction of rebleeding in bleeding gastroduodenal ulcers. *Endoscopy* 2002;34:778-86.
54. Chui PW, Ek NG, Cheung FK *et al.* Predicting mortality in pacients with bleeding peptic ulcers after therapeutic endoscopy. *Clin Gastroenterol Hepatol* 2009;7:311-16.
55. Gross JB, Baile PI, Connis RT *et al.* Pratice guidelines for sedetion and analgesia by non anesthesiologists. *Anesthesiology* 2001;96:1004-17.
56. Laine L, Cohen H, Brodhead J *et al.* A prospective evaluation of immediate vs. delayed refeeding and prognostic value of endoscopic features in patients with major upper gastrointestinal hemorrhage. *Gastroenterology* 1992;102:314-16.
57. Stanley AS, Ashley D, Dalton HR *et al.* Outpatient managment of patients with low risk upper gastrointestinal hemorrhage: muiticenter validation and prospective elaluation. *Lancet* 2009;373:42-47.
58. Heyett B, Kumar N, Charpentier J *et al.* A novel upper gastrointestinal bleedinng scor (AIMS65) is more accurate than the modified Blatchford score in predicting mortality and rebleeding. *Gastrointestinal Endosc* 2011;73:AB 225-26.
59. Groot NL, Oijen MGH, Kessel K *et al.* Reassesment of the predictive value of the Forrest classification for peptic ulcer rebleding and mortality: can classification be simplified? *Endoscopy* 2014;46:46-52.
60. Marmo M, Rotodano G, Blanco MA *et al.* Outcome of endoscopic treatment for peptic ulcer bleeding: is a second look necessary? A meta-analysis. *Gastrointest Endosc* 2003;57:62-67.
61. Tsoi KKE, Chan HCH, Chiu PWY *et al.* Seconde look endoscopy with thermal coagulation or injections for peptic ulcer bleeding. A meta-analysis. *J Gastroenterol Heatol* 2010;25:8-13.
62. Lau JY, Lam YH *et al.* Endoscópic retreatment compared with surgery in patients with recurrent bleeding after initial endoscopic control of bleeding urcers. *N Eng J Med* 1999;340:751-56.
63. Loffroy R, Rao P, Oto S *et al.* Embolization of acute nonvariceal upper gastrointestinal hemorrhage resistent to endoscopic treatment: results and predictors of recurrent bleeding. *Cardiovasc Intervent Radiol* 2010;33:1088-100.

64. Saeed ZA, Cole RA, Ramirez FE *et al.* Endoscopic retreatment after successful inicial hemostasis prevents ulcer rebleeding: a propective randomized trial. *Endoscopy* 1966;28:288-94.
65. Jensen DM, Cheng S, Kovacs TOG *et al.* A controlled study of ranitidine for prevention of recurrent hemorrhage from duodenal ulcer. *N Eng J Med* 1994;330:382-86.
66. Gisbert JP, Khorrami S, Carballo F *et al.* Meta-analysis: helicobater pylori erradiction therapy vs. antisecretory non erradication therapy for prevention of recurrent bleeding from peptic ulcer. *Aliment Pharmacol Ther* 2004;19:617-29.
67. Wong GLH, Wong VWS, Chan Y *et al.* High incidence of nortality and recurrent bleeding in patients with Helicobacter pylori negative idiopatic bleeding ulcres. *Gastroenterology* 2009;137:525-31
68. Chey WD, Wong BCY. American College of Gastroenterology guideline on the Managment of Helicobacter pylori infection. *Am J Gastroenterol* 2007;102:1808-25.
69. Cutler AF, Havstad S, Ma CK *et al.* Accuracy of invasive and noninvasive tests to diagnose Helicobater pylori infection. *Gastroenterology* 1995;109:136-41.
70. Chan FKL, Chung CSS, Suen BY *et al.* Prevention of recurrente upper gastrointestinal bleeding in patients with Helicobater pylori infection who are taking low dose anpirin or naproxen. *N Eng J Med* 2001;344:967-73.
71. Chan FKL, Hung LCT, Suen BY *et al.* Celecoxib vs doclofenac plu omeprazol in high risk arthritis patients; result of a randomized double-blind trial. *Gastroenterology* 2004;127:1038-43.
72. Chan FK, Wong VW, Suen BY *et al.* Combination of a cyclo-oxigenase -2inhibitor and proton pump inhibitor for prevention of recurrent ulcer bleeding in patients at vary high risk: a double blind randomized trial. *Lancet* 2007;369:1621-26.

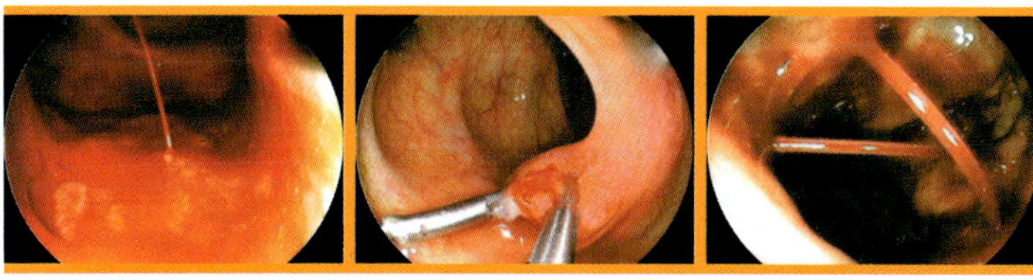

6

ENDOSCOPIA EMERGENCIAL NO DIAGNÓSTICO DA HEMORRAGIA VARICOSA

Admar Borges da Costa Júnior
Aline Campos de Britto
Lígia Almeida Carlos Diniz

INTRODUÇÃO

A hemorragia digestiva alta secundária à ruptura de varizes esofagogástricas é uma das complicações mais graves do portador de hipertensão portal e representa 70% das causas de sangramento nesses pacientes.[1-3] No momento do diagnóstico de cirrose, 30 a 40% dos pacientes compensados apresentam varizes, e naqueles descompensados essa taxa eleva-se a 60%, havendo um aumento de incidência anual de 5 a 10%.[4] Apesar dos progressos alcançados nas últimas décadas, a mortalidade associada a sangramento de varizes em 6 semanas ainda é da ordem de 10-20%, com taxa de ressangramento precoce de 30-50%.[1,5,6] Entre os pacientes não tratados, 70% morrem em um ano, mostrando assim sua importante repercussão clínica e impacto financeiro para o sistema de saúde.[7-9]

PREDITORES DO SANGRAMENTO

Pacientes com cirrose hepática e varizes, sem história de sangramento, têm uma chance de 25-40% de sangrar nos 2 anos posteriores ao diagnóstico, se não receber nenhum tratamento profilático.[10,11] Vários fatores clínicos e fisiológicos são úteis em predizer o risco de sangramento varicoso. Os fatores relacionados com a progressão do calibre das varizes de esôfago são a gravidade da doença hepática (Child-Pugh) e a continuidade do consumo de álcool.[12,13]

Os achados preditores para sangramento de variz esofágica são gradiente de pressão portal > 12 mm Hg, calibre e localização da variz, gravidade da disfunção hepática (Child-Pugh B e C), história de sangramento pregresso e presença de sinais vermelhos na superfície da variz.[4,14-16] As varizes de médio e grosso calibre apresentam maior risco de sangramento.[6]

MANEJO DOS PACIENTES ANTES DA ENDOSCOPIA

A hemorragia digestiva alta é a principal causa de emergência da gastroenterologia, sendo a condução desses pacientes preferencialmente em Unidade de Terapia Intensiva.[1,8,17]

Esse manejo é feito com avaliação inicial que deve incluir escore de análise de risco (p. ex., Blatchford) e medidas gerais para estabilização do paciente.[18,19]

Medidas iniciais

A) Assegurar permeabilidade de vias áreas. A entubação é indicada em pacientes com insuficiência respiratória, rebaixamento do nível de consciência, HDA maciça e naqueles que necessitam de balão de Sengstaken-Blakemore.[17]

B) Corrigir de forma criteriosa a hipovolemia, devendo-se realizar a expansão volêmica com cristaloides para manter a pressão arterial sistólica em torno de 100 mm Hg.[7,17]

C) A transfusão de hemoderivados fica indicada para os pacientes da seguinte forma:[17]
   - Concentrado de hemácias: sangramento maciço com o objetivo de manter níveis de hemoglobina em torno de 7-8 g/dL.
   - Plasma fresco: se o tempo de protrombina estiver 1,5 vez o valor da normalidade.
   - Plaquetas – sangramento ativo e a sua contagem for menor que 50.000.

D) Prevenir complicações associadas ao sangramento digestivo: infecção bacteriana, descompensação hepática, falência renal.[4,7] Usar profilaticamente antibióticos em cirróticos, visto que essa medida implica em redução de ressangramento e morte.[17]

   Também devem ser iniciados vasoconstritores esplâncnicos o mais precoce possível.[1,3,4,16-18]

E) A passagem de sonda nasogástrica e lavagem, mesmo que controversa, pode auxiliar na triagem dos pacientes, já que a presença de sangue rutilante no aspirado pode identificar aqueles que necessitam de endoscopia mais precocemente.[16,20]

F) O uso de procinéticos (eritromicina ou metoclopramida) venosos antes da endoscopia reduz a necessidade de repetição do exame para definir local e causa de sangramento precocemente.[20]

Devemos ter em mente que essas medidas são dinâmicas e não deverão retardar a realização da endoscopia em seu tempo adequado.

CLASSIFICAÇÕES

A Associação Americana para o Estudo das Doenças do Fígado propõe uma classificação simples que divide as varizes em pequenas, aquelas com menos de 5 mm e grandes as com mais de 5 mm.[6] O Projeto Italiano de Cirrose do Fígado classifica as varizes em Tipos 1, 2 ou 3 (Quadro 6-1).[21] Por outro lado, boa parte dos serviços de endoscopia, na rotina diária, classifica de forma subjetiva as varizes em pequeno, médio ou grosso calibres.

A classificação de Sarin para varizes gástricas é a mais utilizada embora criticada por ser incompleta, é apenas topográfica, não se referindo ao tamanho das varizes tampouco ao seu aspecto quanto a sinais de sangramento iminente ou recente. De acordo com esta classificação as varizes fúndicas são divididas em dois grupos: varizes esofagogástricas GOV2 quando as varizes esofágicas continuam pela cárdia até o fundo, e IGV1 quando existem varizes isoladas no fundo gástrico sem concomitância de varizes esofágicas. Varizes esofagogástricas que continuam pela pequena curvatura do corpo gástrico são chamadas GOV1. Varizes gástricas ectópicas localizadas fora do fundo ou varizes que acometem a primeira porção duodenal são denominadas de IGV2 (Fig. 6-1).[22]

Quadro 6-1. Graduação das varizes de esôfago segundo o Projeto Italiano de Cirrose do Fígado[21]

Classificação de varizes do esôfago	
Tipo 1	Varizes pequenas e retilíneas
Tipo 2	Varizes médias, tortuosas, ocupando menos de um terço da luz esofágica
Tipo 3	Varizes grandes, espiraladas, ocupando mais de um terço da luz esofágica

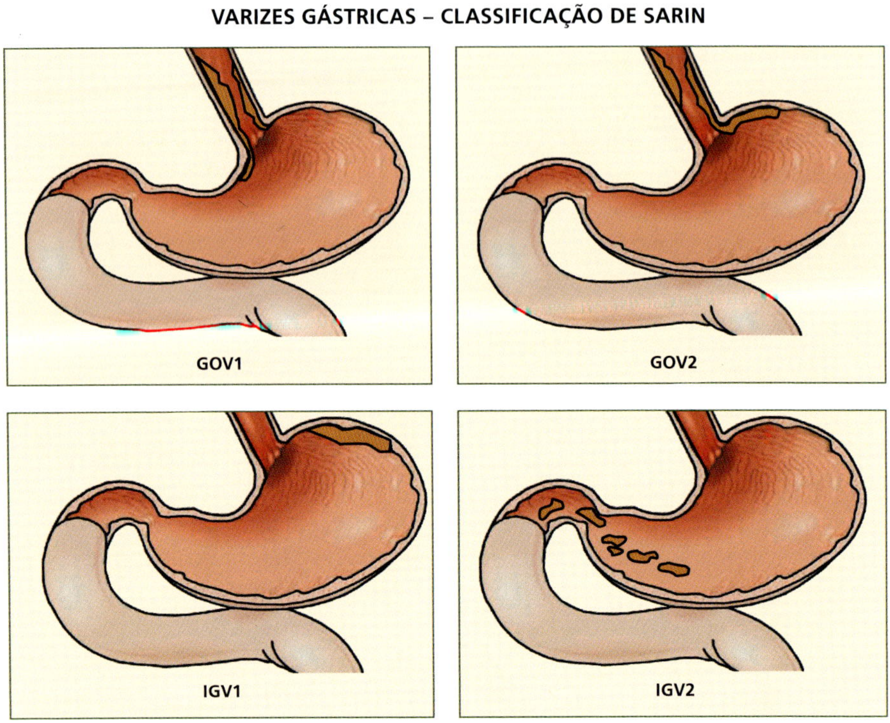

Fig. 6-1. Diagrama esquemático da classificação de Sarin para varizes gástricas.[22]

ENDOSCOPIA EMERGENCIAL

A endoscopia digestiva alta, o exame padrão ouro para o diagnóstico de HDA, define a causa do sangramento em mais de 80%, fornecendo informações prognósticas e propiciando possibilidade terapêutica.[3,12,18,23]

O sangramento que antecede o atendimento médico em 24 horas e que se estende por até 5 dias é considerado pertencente a um único episódio hemorrágico (Fig. 6-2).[7]

O tempo para a realização da endoscopia digestiva alta deve ser nas primeiras 12-24 horas da admissão, sendo que nos pacientes instáveis e com sangramento ativo ela deve ser realizada logo após a estabilização (Fig. 6-3).[3,4,12,17,18,24]

Diagnóstico de sangramento por varizes é estabelecido na endoscopia de emergência com base na observação de um dos seguintes sinais:

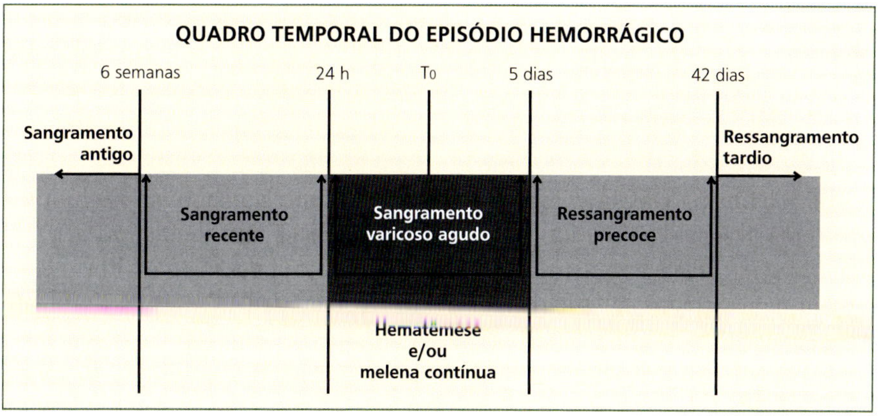

Fig. 6-2. Distribuição temporal do evento hemorrágico.[7]

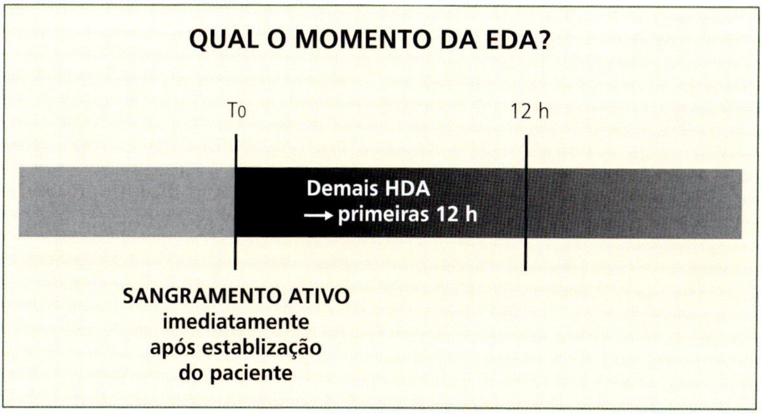

Fig. 6-3. A oportunidade da endoscopia digestiva na urgência.[24]

- Sangramento ativo da variz – sangramento em jato ou por porejamento (Fig. 6-4).
- Presença de tampão plaquetário ou coágulo aderido à superfície da variz (Fig. 6-5).
- Presença de variz sem outras potenciais causas de sangramento (Fig. 6-6).[4,24]

O sangramento ativo de variz de esôfago durante a endoscopia é um desafio para o endoscopista. O paciente pode ser encontrado hemodinamicamente instável em choque e hipoxemia. Grande quantidade de sangue no esôfago pode dificultar a identificação do local de sangramento, o que aumenta a probabilidade de a hemostasia endoscópica falhar. Felizmente, a incidência de varizes

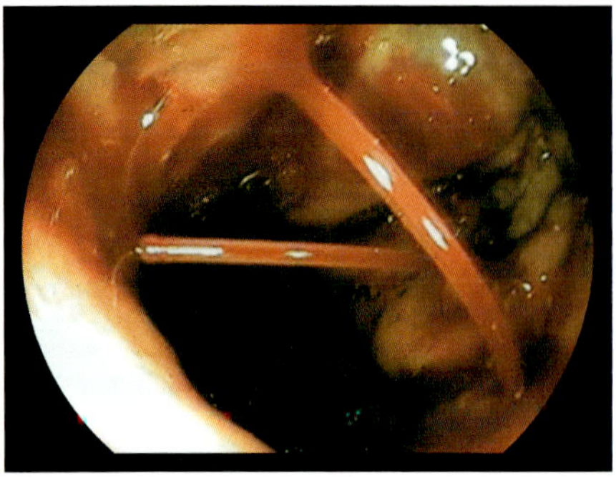

Fig. 6-4. Sangramento ativo simultâneo de duas varizes gástricas. (Imagem cedida por Dr. Eunivaldo Holanda-Hospital da Restauração/Recife).

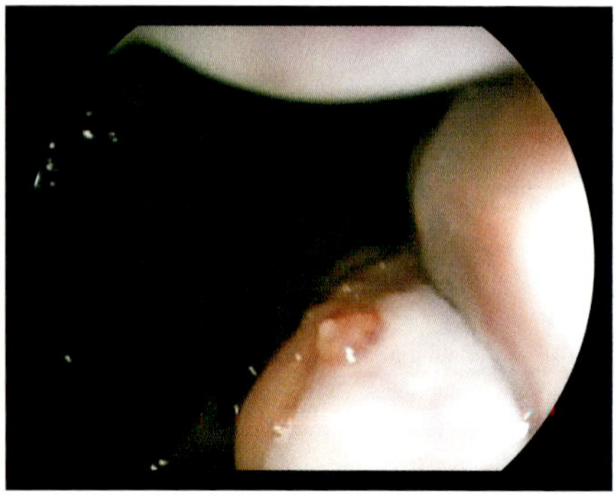

Fig. 6-5. Minúsculo coágulo no ponto de ruptura de variz esofágica.

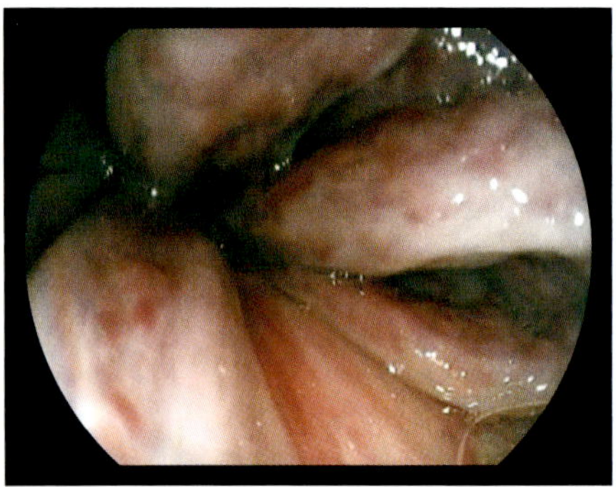

Fig. 6-6. Varizes esofágicas sem sinais de sangramento recente.

com sangramento ativo no momento da endoscopia não é tão alta, representando menos de um terço dos casos. O intervalo de tempo entre o início do episódio hemorrágico e a realização do exame, com o uso de vasopressor ou tamponamento com balão neste entremeio, podem alterar a incidência de sangramento ativo flagrado no momento da endoscopia.[1]

A rápida estabilização do paciente é essencial para a realização de uma endoscopia em melhores condições e com menor risco de complicações durante o procedimento.[19]

As varizes gástricas, pela localização, possuem abordagem mais difícil, uma vez que o exame é efetuado com o endoscópio retrofletido, muitas vezes com a existência de sangue acumulado obstruindo a visão. Inspeção meticulosa da cárdia, fundo e região proximal da pequena curvatura do corpo e simultânea insuflação para desfazerem as pregas gástricas conduz a um diagnóstico seguro (Fig. 6-7). Mudar a posição do paciente para decúbito lateral direito ou proclive pode

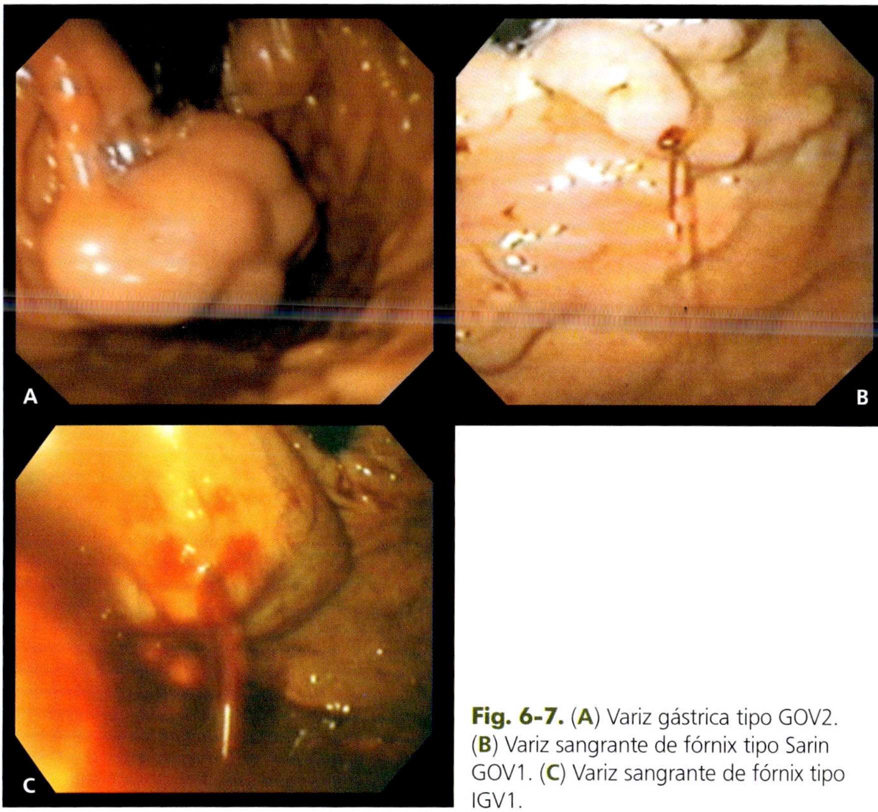

Fig. 6-7. (**A**) Variz gástrica tipo GOV2. (**B**) Variz sangrante de fórnix tipo Sarin GOV1. (**C**) Variz sangrante de fórnix tipo IGV1.

afastar o sangue melhorando a visão. Importantes fatores endoscópicos de risco para sangramento são tamanho das varizes gástricas e manchas vermelhas em sua superfície. Tem-se como sinais de sangramento recente tampão plaquetário, umbilicação, erosão ou coágulo aderido à variz.

REFERÊNCIAS BIBLIOGRÁFICAS

1. Lo GH. Management of acute esophageal variceal hemorrhage. *J Med Sci* 2010;26(2):55-65.
2. Abraldes JG, Bosch J. The treatment of acute variceal bleeding. *J Clin Gastroenterol* 2007;41(10 Suppl 3):312-17.
3. Ferreira RPB, Eisig JN. *Hemorragias digestivas*. Projeto diretrizes Federação Brasileira de Gastroenterologia 2008. Disponível em: <projetodiretrizes.org.br/projeto_diretrizes/057.pdf>
4. Turon F, Casu S, Hernández-Gea V *et al.* Variceal and other portal hypertension related bleeding. *Best Pract Res Clin Gastroenterol* 2013;27(3):649-64.

5. de Franchis R. Revising consensus in portal hypertension: Report of the Baveno V consensus workshop on methodology of diagnosis and therapy in portal hypertension. *J Hepatol* 2010;53(4):762-68.
6. Garcia-Tsao G, Sanyal AJ, Grace ND *et al.* Prevention and management of gastroesophageal varices and variceal hemorrhage in cirrhosis – AASLD Practice Guidelines. *Hepatology* 2007;46:922-38.
7. Toubia N, Sanyal AJ. Portal hypertension and variceal hemorrhage. *Med Clin N Am* 2008;92:551-74.
8. de Franchis R. Evolving consensus in portal hypertension. Report of the Baveno IV consensus workshop on methodology of diagnosis and therapy in portal hypertension. *J Hepatol* 2005;43(1):167-76.
9. Davila RE, Rajan E, Adler DG *et al.* ASGE Guideline: the role of endoscopy in the patient with lower-GI bleeding. *Gastrointest Endosc* 2005;62(5):651-55.
10. D'Amico G, Pagliaro L, Bosch J. Pharmacological treatment of portal hypertension: an evidence-based approach. *Semin Liver Dis* 1999;19:475-505.
11. Jensen DM. Endoscopic screening for varices in cirrhosis: finding, implications, and outcomes. *Gastroenterology* 2002;122:1620-30.
12. Palmer K. Acute upper gastrointestinal bleeding. *Br Med Bull* 2007;83:307-24.
13. Beppu K, Inokuchi K, Koyanagi N *et al.* Prediction of variceal hemorrhage by esophageal endoscopy. *Gastrointest Endosc* 1981;27(4):213-18.
14. Bosch J, Abraldes JG, Groszmann R. Current management of portal hypertension. *J Hepatol* 2003;38:s54-68.
15. Luna LL, Luna PA, Luna RA. Hemorragia digestiva alta varicosa – revisão da literatura recente. *J Bras Gastroenterol* 2006;6(2):50-56.
16. Khamaysi I, Gralnek IM. Acute upper gastrointestinal bleeding (UGIB) – Initial evaluation and management. *Best Pract Res Clin Gastroenterol* 2013;27:633-38.
17. Bittencourt PL, Farias AQ, Strauss E *et al.* 1º Consenso Brasileiro de hemorragia digestiva alta varicosa da SBH. *Gastroenterol Endosc Dig* 2011;30(Supl 2):10-30.
18. CG141 Acute upper GI bleeding: full guideline 13 June 2012. Disponível em: <nice.org.uk/nicemedia/live/13762/59548/59548.pdf>
19. Management of acute upper and lower gastrointestinal bleeding – A national clinical guideline Scottish Intercollegiate Guidelines Network 2008. Disponível em: <www.sign.ac.uk/pdf/sign105.pdf>
20. Sá EO. Hemorragia digestiva alta varicosa. *J Bras Gastroenterol* 2005;5(4):151-58.
21. The Italian Liver Cirrhosis Project. Reliability of endoscopy in the assessment of variceal features. *J Hepatol* 1987;4:93-98.
22. Sarin SK, Kumar A. Gastric varices: profile, classification, and management. *Am J Gastroenterol* 1989;84(10):1244-49.
23. Dite P, Labrecque D, Fried M *et al.* Esophageal Varices WGO Practice Guidelines 2008. Disponível em: <wordgastroenterology.org>
24. Sarin N, Monga N, Adams PC. Time to endoscopy and outcomes in upper gastrointestinal bleeding. *Can J Gastroenterol* 2009 July;23(7):489-93.

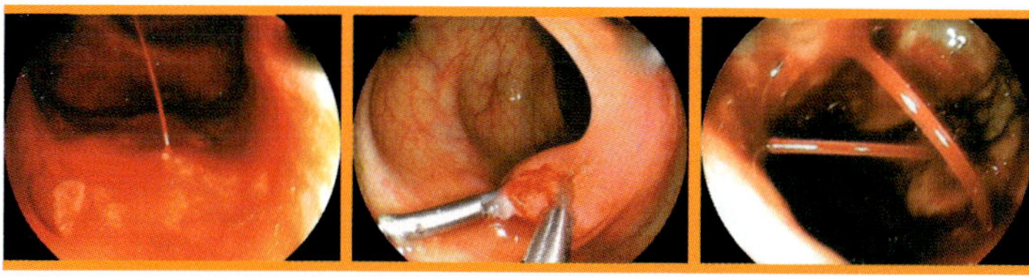

7

Tratamento Endoscópico do Sangramento Varicoso Esofagiano Agudo

Daniela Teixeira Oliveira
Lourianne Nascimento Cavalcante
Marcos Clarêncio Batista Silva
Ramiro Robson Fernandes Mascarenhas
Igelmar Barreto Paes

INTRODUÇÃO

A hipertensão portal é uma consequência frequentemente observada em pacientes com cirrose hepática; entretanto, aproximadamente 10% dos indivíduos com hipertensão portal têm etiologias não cirróticas. A hemorragia digestiva alta por ruptura de varizes esofágicas é a complicação mais comum da síndrome de hipertensão portal.[1]

A hipertensão portal caracteriza-se pelo aumento do gradiente de pressão da veia porta (GPVP, diferença de pressão entre a veia porta e a veia cava inferior), o que representa a pressão de perfusão do fígado com o sangue portal. O aumento desta pressão leva a outras consequências, como esplenomegalia, formação de redes de vasos colaterais portossistêmicas, que desviam o fluxo de sangue portal para a circulação sistêmica, gerando um estado circulatório hipercinético.[2]

Em condições normais, o GPVP varia entre 1 e 5 mm Hg. Valores entre 5 e 9 mm Hg representam hipertensão portal subclínica. A hipertensão portal torna-se clinicamente significativa, ou seja, associada a risco de complicações clínicas, quando atinge valores iguais ou maiores que 10 mm Hg. O risco de ruptura de varizes esofágicas aumenta quando o GPVP ultrapassa 12 mm Hg (Quadro 7-1).[2,3]

Quadro 7-1. Associação entre GPVP, aspectos clínicos e prognóstico em pacientes com cirrose hepática

GPVP (mm Hg)	Aspectos clínicos
10	Presença e desenvolvimento de varizes gastroesofágicas
12	Risco de sangramento por varizes
16	Primeira descompensação clínica em pacientes com varizes; ressangramento por varizes; mortalidade
20	Falha no controle do sangramento por varizes em pacientes com sangramento agudo; mortalidade

GPVP = gradiente de pressão da veia porta.
Adaptado de Berzigotti *et al.*[4]

A relevância da hipertensão portal deriva da frequência e gravidade de suas complicações, que culminam em internações hospitalares, transplante hepático ou morte. A história natural de complicações habitualmente inclui formação de varizes esofágicas ou gástricas, hemorragia varicosa, ascite, peritonite bacteriana espontânea, síndrome hepatorrenal, hipertensão portopulmonar, síndrome hepatopulmonar, encefalopatia hepática, gastropatia hipertensiva portal, enteropatia e colopatia portais e alterações no metabolismo de endo e xenobióticos normalmente metabolizados pelo fígado.[4]

No momento do diagnóstico da hipertensão portal, cerca de 30 a 40% dos cirróticos compensados e 60 a 80% dos cirróticos descompensados apresentam varizes esofágicas.[5] Em indivíduos cirróticos assintomáticos, entre 80 e 90% já apresentam elevação do GPVP, e 40% possuem varizes esofágicas visualizadas ao exame endoscópico. Entre aqueles sem varizes esofágicas, a incidência de surgimento das varizes varia em torno de 6% ao ano, sendo superior a 10% quando o GPVP é superior a 10 mm Hg.[5] Em pacientes não submetidos a tratamento profilático, a chance de hemorragia digestiva varicosa no período de 2 anos varia em média entre 10 e 30%. O risco de sangramento por ruptura das varizes de esôfago depende também do tamanho das varizes, da presença de sinais de cor vermelha e do grau de insuficiência hepática.[6]

Apesar dos progressos alcançados nas últimas décadas, a mortalidade em 6 semanas associada ao sangramento de varizes ainda é da ordem de 10-20%. A recorrência da hemorragia ocorre em dois terços dos pacientes no período médio de 2 anos, caso nenhuma terapia de fases aguda ou profilática eficazes seja instituída. As estratégias de tratamento atualmente preconizadas podem reduzir o risco do primeiro e/ou recorrência do sangramento varicoso agudo em cerca de 50%, o que impõe a demanda de estratégias terapêuticas ainda mais eficazes.[4]

FISIOPATOLOGIA

A hipertensão portal é originada por um aumento da resistência ao fluxo sanguíneo portal e agravada pela progressiva formação de colaterais portossistêmicos e angiogênese.[7] A maior resistência ao fluxo portal é ocasionada principalmente pela cirrose hepática, causa mais comum de hipertensão portal em todo o mundo; seguida por etiologias não cirróticas, como a esquistossomose hepatoesplênica, importante, por exemplo, em regiões da África e no Nordeste brasileiro.[8,9]

Em pacientes cirróticos, a resistência aumenta em razão da alteração do componente estrutural, relacionado com a distorção da microcirculação hepática por fibrose, formação de nódulos, angiogênese e oclusão vascular. Observa-se também a contração de células estreladas ativadas e dos miofibroblastos em torno dos sinusoides hepáticos e em septos fibrosos e das células musculares lisas da vasculatura hepática, consequentemente, aumentando o tônus vascular neste ambiente (componente dinâmico). Este componente é responsável por aproximadamente 30% do aumento da resistência hepática em indivíduos cirróticos, ocasionando também disfunção vascular do fígado, com um aumento local da produção de vasoconstritores (endotelinas, angiotensina II, norepinefrina e tromboxano A2) e menor liberação de vasodilatadores endoteliais (óxido nítrico, principalmente, e monóxido de carbono).[8]

O aumento do fluxo sanguíneo esplâncnico, com a formação de colaterais, desempenha um papel importante na manutenção da hipertensão portal. Observam-se uma vasodilatação arteriolar esplâncnica significativa e uma neoangiogênese em resposta ao aumento da libertação de óxido nítrico e outros vasodilatadores esplâncnicos, tendo como consequência a síndrome hipercinética, marcada por hipotensão sistêmica, redução da resistência vascular sistêmica, liberação de catecolaminas, ativação de sistemas vasoativos endógenos, expansão do volume plasmático (aumento dos níveis de vasopressina/hormônio antidiurético, ativação do sistema renina-angiotensina-aldosterona) e aumento do débito cardíaco, que, em conjunto, desempenham papel fundamental na patogênese da ascite, hiponatremia e disfunção renal na cirrose avançada. Estes distúrbios proporcionam uma base racional para o tratamento de hipertensão portal e tendem a ser utilizados como alvos terapêuticos.[8]

DIAGNÓSTICO

Diante de um paciente que se apresenta com manifestações clínicas típicas de hemorragia digestiva, como hematêmese e melena, torna-se imperativa a elucidação de sua etiologia precocemente, uma vez que o sangramento por ruptura das varizes esofagogástricas é a complicação letal mais comum no paciente cirrótico.[10] Dessa forma, todo paciente com quadro clínico sugestivo de hemorragia digestiva alta, após a restauração da hemodinâmica, deve ser submetido à endoscopia digestiva alta (EDA) o mais breve possível, sendo recomendável nas primeiras 12 horas após a admissão. A importância da EDA traduz-se por ser um método não somente diagnóstico, mas também terapêutico.[10]

Em centro especializado no tratamento de hemorragia digestiva no estado da Bahia, nos primeiros três meses do ano de 2013, dentre 145 indivíduos internados no setor e incluídos na análise, 92% foram admitidos por hemorragia digestiva alta, 35,5% com sangramento agudo secundário à ruptura de varizes esofagianas. As manifestações clínicas mais frequentemente observadas foram: 34,6% hematêmese e melena, 14,1% apenas como melena, 11,5% enterorragia e 1,4% queda de hematócrito e hemoglobina.[11]

CLASSIFICAÇÃO DAS VARIZES ESOFAGIANAS

Durante a realização da EDA podem ser avaliadas as características das varizes, uma vez que estas estão intimamente relacionadas com o risco de sangramento.[6,12]

As varizes podem ser avaliadas conforme a classificação adotada pela Sociedade Japonesa, considerando a localização (terço superior, médio ou inferior), calibre (pequeno, médio ou grosso), cor (branca ou azulada), sinais da cor vermelha (vergões vermelhos, manchas vermelho-cerejas e hematocistos), tipo de sangramento (em jato ou porejamento) e as alterações da mucosa (erosão, úlcera ou cicatriz). Quanto à forma, são consideradas pequenas as varizes que apresentam elevações mínimas na mucosa esofágica; médias, as varizes de aspecto tortuoso e que ocupam menos de um terço da luz esofágica; grandes, aquelas que ocupam mais que um terço da luz do órgão, podendo ser nodulares ou de aspecto tumoral.[6,13]

A classificação utilizada mais comumente no Brasil, recomendada pela Sociedade Brasileira de Hepatologia, admite como varizes de fino calibre aquelas cujo diâmetro é inferior a 3 mm; médio, varizes com calibre entre 3 e 5 mm; e de grosso calibre, as varizes com diâmetro superior a 5 mm (Fig. 7-1).[14] Os sinais da cor vermelha devem ser sempre observados e descritos como manchas vermelho-cerejas, vergões vermelhos, hiperemia difusa ou hematocistos (Figs. 7-1 e 7-2).

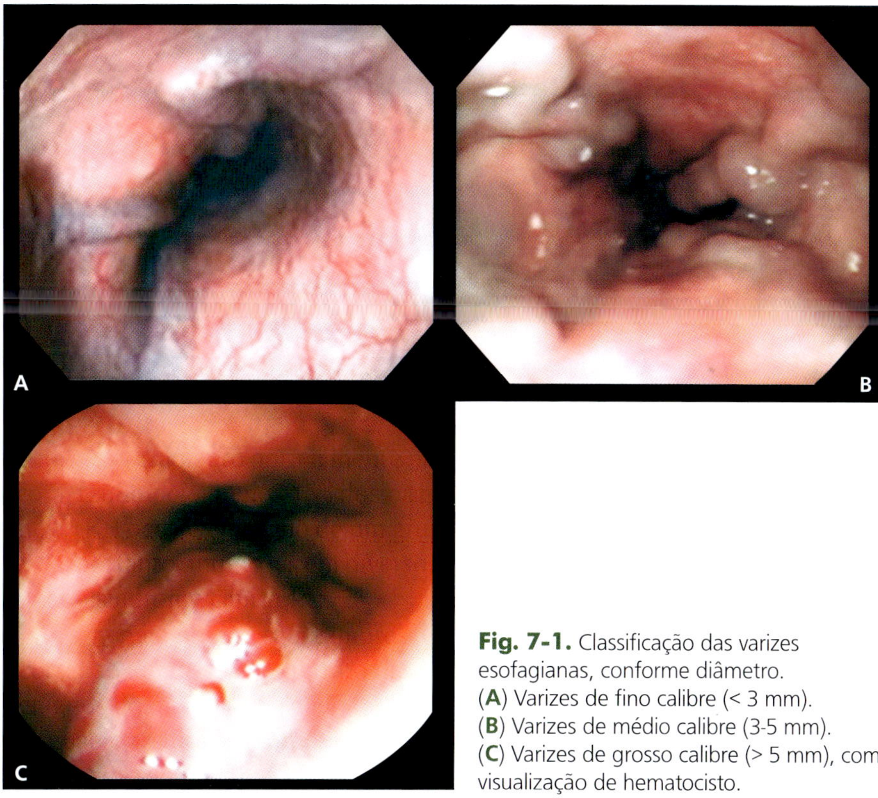

Fig. 7-1. Classificação das varizes esofagianas, conforme diâmetro. (**A**) Varizes de fino calibre (< 3 mm). (**B**) Varizes de médio calibre (3-5 mm). (**C**) Varizes de grosso calibre (> 5 mm), com visualização de hematocisto.

MANEJO CLÍNICO E TRATAMENTO FARMACOLÓGICO

A determinação do local do sangramento é importante para orientar o tratamento específico e mais eficaz. Entretanto, os esforços para localizar a origem da perda sanguínea não devem preceder as medidas iniciais de estabilização hemodinâmica, visando a manter as funções vitais do paciente, que devem ser adotadas por médicos, a despeito da sua especialidade, e em unidades de atendimento de saúde, independente da sua complexidade tecnológica. A ação efetiva, eficaz e multidisciplinar no cuidado do paciente cirrótico com sangramento por varizes levou a uma redução da mortalidade a partir do primeiro episódio de sangramento de 43% para 14% ao longo dos últimos anos.[14]

Hemorragia digestiva varicosa trata-se de uma emergência médica e deve ser tratada em unidades de cuidado intensivo ou, ao menos, em uma unidade semi-intensiva ou em centros de hemorragia digestiva, unidades especializadas no tratamento desta afecção. A apresentação clínica habitualmente se dá por

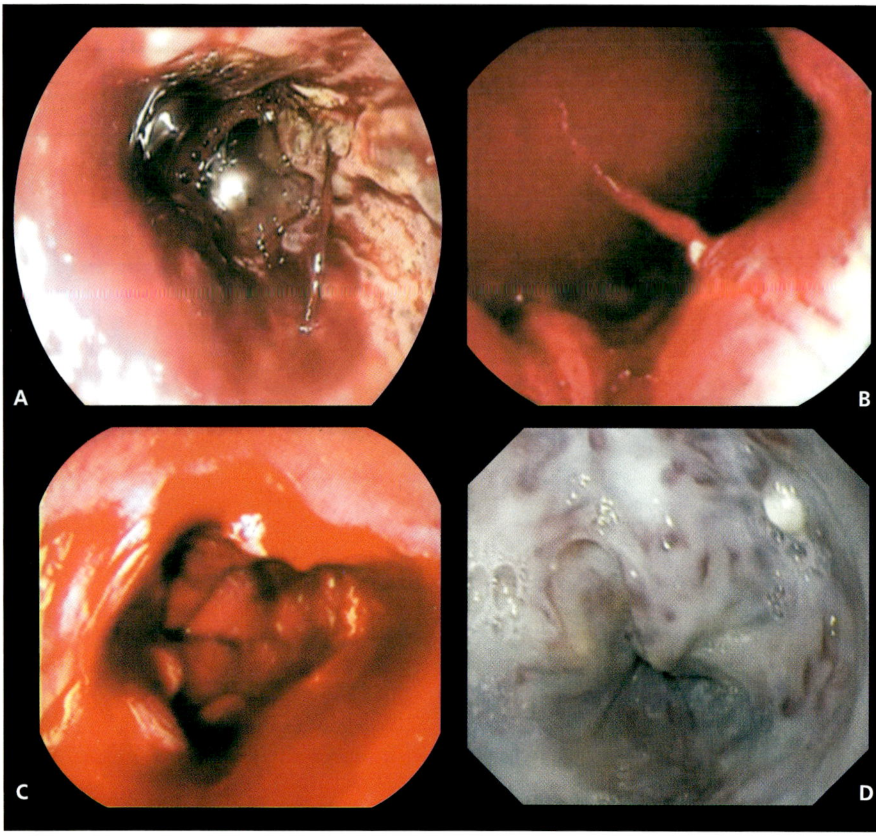

Fig. 7-2. Varizes esofagianas com evidências de sangramento agudo ativo e estigmas de sangramento recente. (**A** e **B**) Variz de esôfago com sangramento ativo, em jato. (**C**) Variz de esôfago com sangramento ativo, tipo porejamento. (**D**) Variz de esôfago com sinal recente de sangramento tipo mamilo.

exteriorização de hematêmese e/ou melena, e em cerca de 10% apresenta-se como enterorragia, podendo estar associada à instabilidade hemodinâmica.

A primeira abordagem ao paciente com hemorragia digestiva alta varicosa inclui as medidas de suporte básico de vida, com avaliação de vias aéreas, respiração e circulação. Ao mesmo tempo, parâmetros laboratoriais devem ser avaliados, como hemoglobina, hematócrito, plaquetas, tempo de protrombina com INR, eletrólitos, ureia e creatinina.

A ressuscitação volêmica tem como objetivo preservar a perfusão tecidual, tendo como consequência a melhora da sobrevida e redução da mortalidade. Devem-se preferir acesso venoso periférico e cateter de grande calibre. A reposição de fluidos venosos deve ser realizada de forma cuidadosa, já que estudos sugeriram que a infusão hídrica vigorosa e indução de um estado hipervolêmico em indivíduos cirróticos pode aumentar a chance de ruptura ou ressangramento das varizes de esôfago.[15,16] Recomenda-se, então, reposição volêmica visando a recuperação do paciente do choque circulatório e manutenção da volemia, sempre com cautela, utilizando cristaloides, com o objetivo de alcançar e manter a pressão arterial sistólica entre 90 e 100 mm Hg. Em pacientes de evolução grave, acesso venoso central e outras medidas invasivas devem ser consideradas. A entubação orotraqueal, para proteção de vias aéreas, por exemplo, em pacientes com choque circulatório, em encefalopatia hepática ou sob risco de broncoaspiração, não deve ser postergada. Em casos de apresentação menos favorável, a medida de outros parâmetros de perfusão tecidual, como lactato, saturação venosa central de oxigênio, deve ser avaliada.

Transfusão de concentrado de hemácias em pacientes cirróticos deve ser feita de forma cautelosa e conservadora, tendo como alvo níveis entre 7 e 8 g/dL. Em indivíduos com comorbidades (especialmente cardiopatas), idade avançada, estado hemodinâmico e hemorragia persistente, os alvos de hemoglobina podem alcançar 9 g/dL.[17,18]

A coagulação dos indivíduos cirróticos é habitualmente avaliada por parâmetros como tempo de protrombina (TP) com INR e tempo de tromboplastina parcial ativada (TTPa). Entretanto, INR, TP e TTPa não refletem de forma confiável o estado de coagulação destes pacientes, não havendo associação dos seus níveis e o risco de sangramento.[19,20] Não existem consensos e/ou recomendações relacionadas com o manejo da coagulopatia e trombocitopenia nos pacientes cirróticos com hemorragia digestiva alta varicosa. Crioprecipitado e plasma fresco congelado não são eficazes na correção da coagulopatia grave da cirrose descompensada. O uso de complexos protrombínicos e fator VII recombinante também não foi associado a controle efetivo de sangramento por varizes neste grupo de pacientes; por outro lado, há evidências de ocorrência de eventos tromboembólicos associado ao uso. Entretanto, em casos de hemorragias graves, refratárias, o uso destes hemocomponentes podem ser ponderados para casos individualizados.[21]

Com base na fisiopatologia da hipertensão portal, drogas vasoativas devem ser iniciadas o mais precocemente possível, antes do tratamento endoscópico, tendo como objetivo a vasoconstrição esplâncnica seletiva e a consequente redução do fluxo e pressão no sistema portal.[22] As drogas vasoativas mais utilizadas em nosso meio são: terlipressina, somatostatina e octreotídeo. Recomenda-se a manutenção da terapia farmacológica pelo período entre 2 a 5 dias, sendo que há menor chance de ressangramento se mantida por 5 dias.[14]

Terlipressina e somatostatina têm ação significativa na diminuição da pressão portal e intravaricosa no fluxo da veia ázigos. Terlipressina é um análogo de ação prolongada da vasopressina, liga-se preferencialmente aos receptores V1. Recomenda-se a utilização de terlipressina como *bolo* intravenoso de 2 mg seguido por *bolos* intermitentes de 1-2 mg, conforme o peso corporal, a cada 4 horas; com o valor padrão da dose diária máxima de 120 a 150 mcg/kg do peso corpóreo. Deve-se atentar para eventos adversos associados como hipertensão arterial, bradicardia, hiponatremia e deve ser evitada em indivíduos com diagnóstico ou fatores de risco para doença cardiovascular ou doença vascular periférica grave. A somatostatina deve ser administrada em *bolo* intravenoso de 250 μg seguido de infusão contínua de 250 μg/kg/hora.[23] Metanálise avaliou ensaios clínicos randomizados, no contexto de hemorragia aguda por varizes, comparando terlipressina a placebo/nenhum tratamento e com outros tratamentos preconizados. O resultado indicou que terlipressina foi associada a uma redução significativa na mortalidade por qualquer causa em comparação ao placebo. Quando comparados terlipressina e somatostatina quanto à eficácia em obter hemostasia inicial e redução de mortalidade, não foram observadas diferenças estatisticamente significativas.[24] Octreotídeo é análogo da somatostatina, e sua ação tem sido associada à redução apenas transitória ou à não redução da pressão portal. Recomenda-se administração em *bolo* intravenoso de 50 a 100 μg, seguido por infusão contínua de 25-50 μg/hora. A despeito de serem medicamentos bem tolerados, efeitos adversos comumente observados com o uso de somatostatina e seus análogos são diarreia, hiperglicemia e dor abdominal.[23]

Estudos indicam que os pacientes com cirrose avançada internados por hemorragia gastrointestinal têm um risco quatro vezes maior de desenvolver uma infecção bacteriana durante a sua hospitalização do que outros pacientes cirróticos sem sangramentos.[25] A profilaxia antibiótica foi associada a uma redução de 29% da mortalidade e de 58% de chance de infecções em indivíduos cirróticos admitidos com hemorragia varicosa aguda.[25] Quinolonas orais são recomendados para a maioria dos pacientes (norfloxacina oral, 400 mg 2 vezes ao dia durante 7 dias); sendo a ceftriaxona intravenosa (1 g por dia durante 7 dias) recomendada em pacientes com cirrose avançada, em ambientes hospitalares com elevada prevalência de infecções bacterianas resistentes às quinolonas e em pacientes com profilaxias prévias com quinolonas.[10,26,27] A profilaxia antibiótica é eficaz na redução do número de mortes e infecções bacterianas em cirróticos admitidos com sangramentos digestivos agudos, é bem tolerada, devendo, portanto, ser sempre indicada.

TRATAMENTO ENDOSCÓPICO

A combinação da terapia farmacológica com a endoscópica é a abordagem preconizada para controle da hemorragia digestiva alta varicosa aguda.[22]

No momento da realização da endoscopia, cerca de dois terços das varizes já terão cessado o sangramento agudo espontaneamente, porém o risco de ressangramento permanece elevado, em torno de 50% dentro das próximas duas semanas após o sangramento inicial.[28,29] Em virtude da alta taxa de mortalidade associada à hemorragia digestiva varicosa, está justificado o tratamento endoscópico, mesmo na ausência de sangramento ativo no momento do exame. Os métodos recomendados para a terapêutica de uma variz com sangramento agudo são a ligadura elástica e a escleroterapia.[10,30] Adesivos teciduais, como o cianoacrilato, também podem ser empregados no tratamento da hemorragia digestiva alta varicosa com chances de sucesso.[31]

Ligadura elástica

A ligadura elástica é o tratamento endoscópico de escolha para o controle da hemorragia varicosa aguda. Diversos estudos comparando a ligadura elástica com a escleroterapia mostraram superioridade da ligadura com relação ao risco de ressangramento, complicações locais (formação de úlceras e estenoses), sobrevida e número de sessões necessárias para a erradicação das varizes (Fig. 7-3).[32] Ainda em relação às duas técnicas, a ligadura elástica raramente promove bacteriemia.[30] O controle do sangramento agudo é obtido com a ligadura em 96% das vezes, enquanto com a esclerose em 85%.[33]

Em ensaio clínico randomizado realizado em serviço de referência do estado da Bahia, foi comparada a eficácia em erradicar varizes esofágicas da ligadura elástica e escleroterapia em 260 indivíduos portadores de hipertensão portal. Destes, 130 foram tratados com esclerose endoscópica (injeções de oleato de

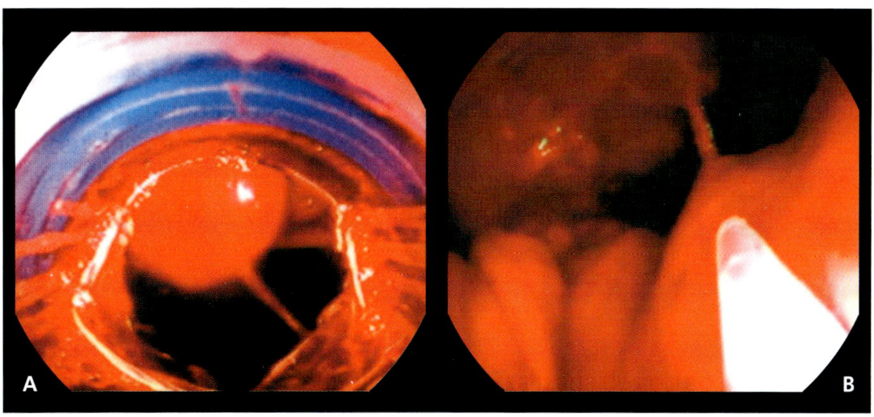

Fig. 7-3. Terapêutica endoscópica para controle de sangramento digestivo agudo por varizes esofagianas. (**A**) Ligadura elástica é a primeira escolha. (**B**) Escleroterapia pode ser utilizada caso a ligadura seja tecnicamente difícil e/ou indisponível.

etanolamina a 2,5%) e os outros 130 foram submetidos à ligadura elástica (6 a 8 bandas elásticas a cada 3 semanas). A eficácia no tratamento das varizes e frequência de recidiva hemorrágica foi similar nos dois grupos (11% esclerose x 9% ligadura, $p \geq 0,05$). Foram observados menor número de complicações e necessário menor número de sessões para se obter a erradicação das varizes no grupo submetido à ligadura elástica.[34]

A realização da técnica do tratamento endoscópico com ligadura elástica baseia-se na aspiração de um segmento do cordão varicoso para o interior de um cilindro plástico posicionado na ponta do aparelho e o posterior disparo de bandas elásticas (6 a 10 bandas), uma por vez, iniciando na porção mais distal do órgão, em sentido proximal, de forma helicoidal (Figs. 7-4 e 7-5).[35] Em caso de sangramento agudo, recomenda-se a colocação da banda no ponto de ruptura ou, de forma alternativa, abaixo, acima e após o ponto de ruptura.

Stiegman *et al.* representaram, em um modelo canino, a evolução fisiopatológica tecidual após a colocação da banda elástica. Em 24 horas, o exame microscópico revelou necrose isquêmica da mucosa e submucosa. Entre o terceiro e o sétimo dias, observou-se ulceração rasa com crosta, em que foi realizada microscopia a qual evidenciou tecido de granulação, necrótico, intensa reação inflamatória na base da úlcera e formação inicial de tecido cicatricial. No período entre o 14º e 21º dias após o procedimento, foi constatada presença de variz residual mínima. Ao final deste tempo, notou-se cicatrização da úlcera com depressão rasa nos locais tratados, com quase total reepitelização. Entre 50 e 60 dias, houve cicatrização completa, com análise microscópica, revelando submucosa substituída por denso tecido cicatricial, permanecendo intacta a camada muscular.[36]

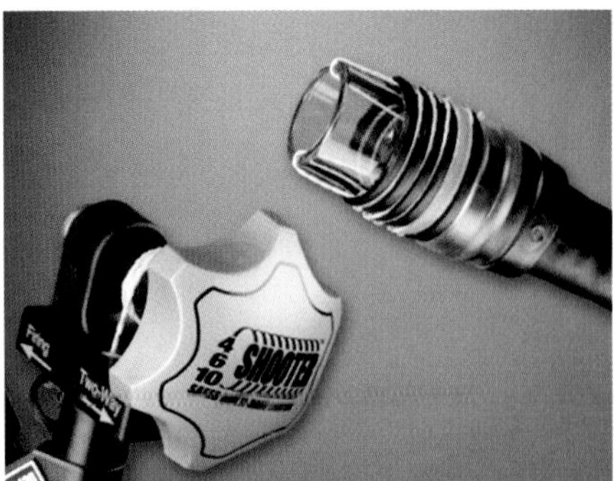

Fig. 7-4. *Kit* de ligadura elástica com *cap* posicionado na ponta do endoscópio e roldana de disparo das ligas. (Fonte: *Kit* de ligadura do fabricante Wilson-Cook®.)

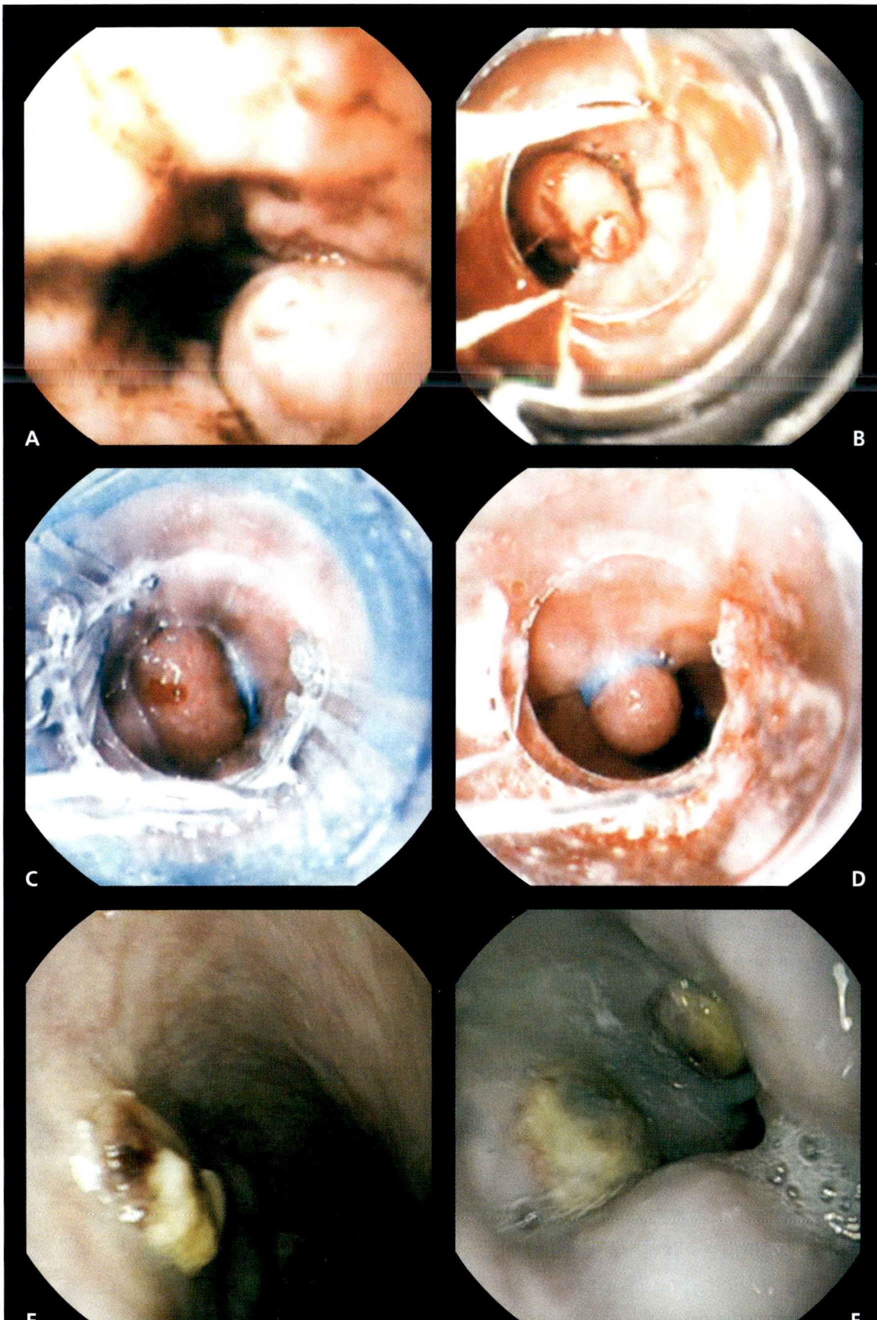

Fig. 7-5. Tratamento endoscópico de varizes esofagianas com ligadura elástica. (**A**) Variz com sinal recente de sangramento tipo mamilo. (**B-D**) Varizes de esôfago com ligas elásticas aderidas. (**E** e **F**) Úlceras após ligadura elástica.

Esclerose de varizes

Embora a ligadura elástica seja considerada a primeira opção terapêutica, deve-se lembrar que a escleroterapia ainda tem um papel importante no sangramento agudo, nos casos em que haja indisponibilidade ou impossibilidade técnica da ligadura.[10] A injeção de substâncias esclerosantes promove a hemostasia em cerca de 90% dos pacientes, tendo também como vantagens ser de baixo custo e fácil execução.[37]

A técnica consiste na utilização de cateteres injetores para a aplicação de substâncias esclerosantes, como o polidocanol 1 a 3%, oleato de etanolamina 2,5 a 5%, morruato de sódio, sulfato de tetradecil 1 a 2% em volume total que varia de 10 mL a 30 mL no espaço intravasal ou perivasal (Fig. 7-6). O objetivo dessa injeção é provocar uma trombose venosa local e inflamação dos tecidos adjacentes, com posterior fibrose. Um pequeno sangramento autolimitado no local da injeção pode ocorrer, não sendo esta situação considerada uma complicação do procedimento.[35]

Cianoacrilato

Estudos utilizando o cianoacrilato isoladamente ou em conjunto com substância esclerosante, como a etanolamina ou polidocanol, demonstraram bons resultados tanto no controle do sangramento agudo, quanto na erradicação subsequente das varizes com este método, especialmente no grupo de pacientes com graus avançados de falência hepática e coagulopatia, com escore de Child-Pugh ≥ 8. O cianoacrilato (n-butil-2-cianoacrilato) é um composto líquido monomérico que se polimeriza e solidifica imediatamente após o contato com o sangue ou o endoté-

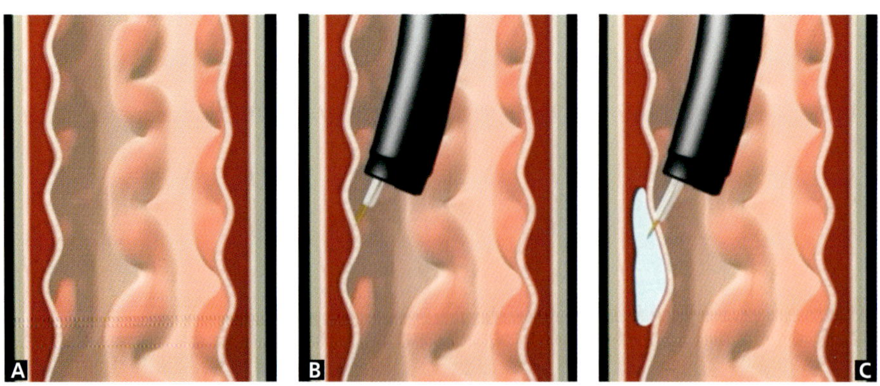

Fig. 7-6. Esquema ilustrativo de técnica endoscópica preconizada para escleroterapia das varizes esofagianas. (**A**) Visão esquemática das varizes esofagianas. (**B**) Posicionamento do endoscópio e exteriorização do cateter injetor. (**C**) Exposição do cateter injetor com agulha e injeção da substância esclerosante em posição intravasal na variz esofagiana.

lio.[31,38] Complicações descritas como associadas ao método são: dor torácica com disfagia, febre transitória, sangramento durante o procedimento, estenose do esôfago e, menos frequentemente, formação de úlcera esofágica e embolização do cianoacrilato.[31] Após hemostasia, recomendam-se realizar radiografias de tórax e abdome para avaliação e controle do posicionamento da substância injetada; o cianoacrilato é identificado como imagem radiopaca.

CONDUTAS EM FALHA NO CONTROLE DO SANGRAMENTO AGUDO

Conforme diretrizes do consenso Baveno V, define-se como falha terapêutica o sangramento que ocorre no período de 120 horas (5 dias) após o tratamento inicial, associado à morte ou necessidade de mudança de conduta terapêutica. Os critérios que definem falha no controle de sangramento são: hematêmese ou aspirado nasogástrico superior a 100 mL de sangue após duas horas do início do tratamento farmacológico ou endoscópico; evolução para choque hipovolêmico; queda de 3 g na hemoglobina (queda de 9% no hematócrito) em pacientes não hemotransfundidos; necessidade transfusional calculada pelo índice ABRI {*Adjusted Blood Requirement Índex,* ABRI = unidades transfundidas/[(hematócrito final – hematócrito inicial) + 0,01])}.[10]

Recomenda-se que o paciente que ressangra dentro dos primeiros 5 dias deve ser manejado com uma segunda tentativa de terapêutica endoscópica. No caso de falha no controle da hemorragia, outras opções devem ser consideradas.[10] A utilização do TIPS (*Transjugular Intra-hepatic Portosystemic Shunt*), anastomose portossistêmica intra-hepática transjugular, deve ser considerada precocemente em pacientes com doença hepática avançada, uma vez que este grupo de pacientes tem maior risco de falência terapêutica.[39,40] Estudos apontam o TIPS como a melhor opção nos casos de sangramentos agudos recorrentes e mesmo como tratamento profilático precoce em pacientes de elevado risco de sangramento.

O balão de Sengstaken-Blakemore é bastante eficaz no controle imediato da hemorragia, porém é uma conduta temporária (Fig. 7-7A). O balão deve ser utilizado somente em casos de sangramentos maciços e como ponte para um tratamento mais definitivo, seja endoscópico, TIPS ou abordagem cirúrgica. Está associado a complicações, como broncoaspiração, migração e necrose/perfuração esofágica, motivo pelo qual não deve ser mantido por mais de 24 horas. Antes da passagem do balão deve ser realizada a proteção de vias aéreas.[22]

A aplicação de *stents* metálicos recobertos autoexpansíveis também tem sido avaliada no sangramento agudo refratário como uma alternativa ao balão de Sengstaken-Blakemore, para controle temporário da hemorragia varicosa

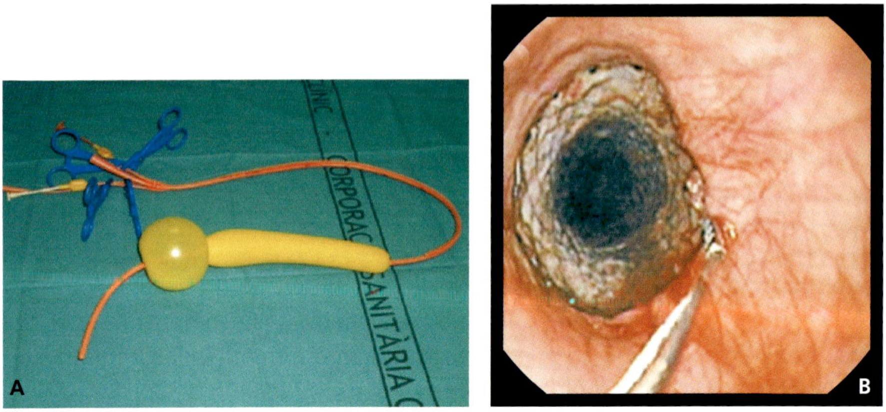

Fig. 7-7. Alternativas para controle temporário da hemorragia varicosa de difícil manejo. (**A**) Balão de Sengstaken Blakemore. (**B**) *Stent* metálico autoexpansível posicionado em esôfago distal. (Fonte: Escorsell *et al.*[51])

aguda (Fig. 7-7B). Estudos preliminares, com número reduzido de indivíduos avaliados, têm demostrado resultados satisfatórios do método, com fácil posicionamento, segurança, ausência de complicações locais, alta eficácia na hemostasia e sem mortalidade associada ao método. Os *stents* autoexpansíveis são, portanto, mais uma das modalidades terapêuticas endoscópicas promissoras, porém necessitam de estudos mais amplos para comprovação da sua segurança e eficácia.[41–43]

Segue algoritmo com as principais condutas a serem adotadas em casos de hemorragia digestiva alta varicosa aguda (Fig. 7-8).

PROFILAXIAS PRIMÁRIA E SECUNDÁRIA DA HEMORRAGIA DIGESTIVA ALTA VARICOSA

São considerados como indivíduos de alto risco de sangramento aqueles com varizes de fino calibre com sinais da cor vermelha ou com sinais de insuficiência hepática e aqueles com varizes de médio e grosso calibres. O tratamento com betabloqueador não seletivo deve ser instituído neste grupo como profilaxia primária de sangramento varicoso, desde que contraindicações não sejam identificadas. Existindo impedimentos ao uso desta classe de medicamentos, a ligadura elástica em monoterapia deve ser considerada no grupo de indivíduos com varizes de médio e grosso calibres.[10,14]

Após o sangramento agudo, o ressangramento por varizes ocorre em 63% dos indivíduos que não são submetidos a nenhum tratamento profilático secundário, com mortalidade associada de 33%.[44] Os betabloqueadores não sele-

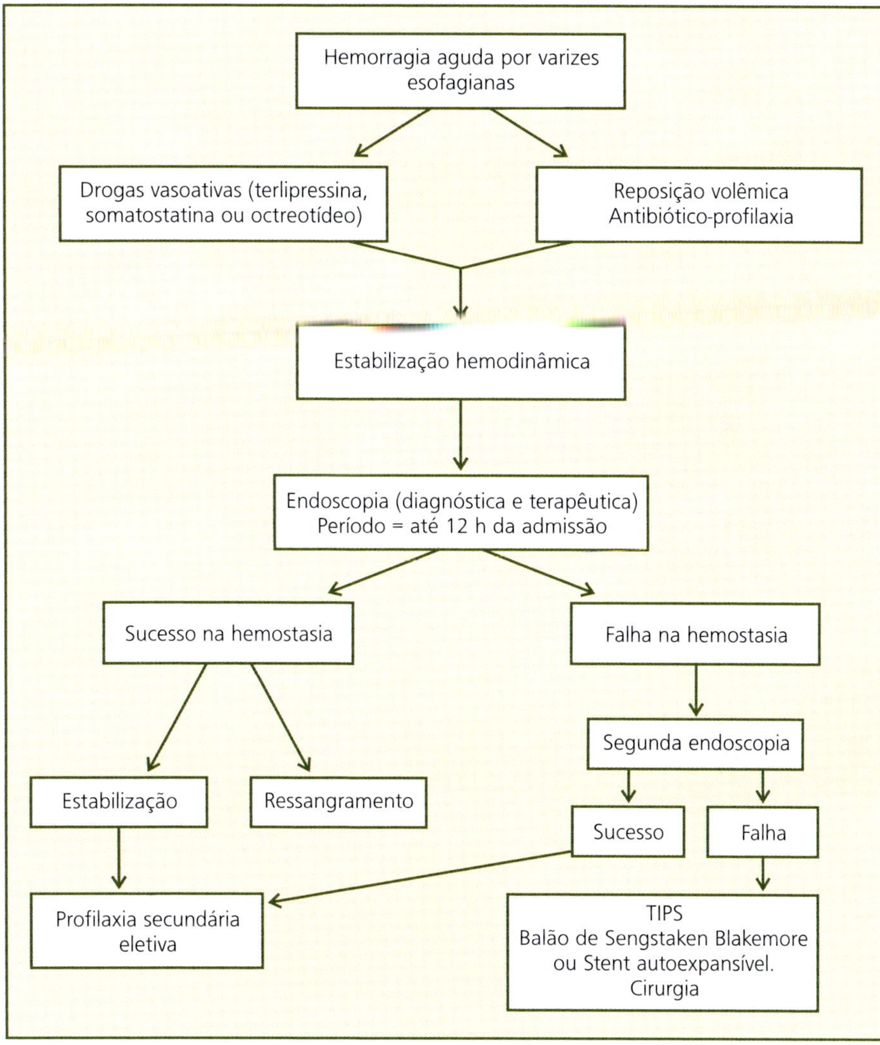

Fig. 7-8. Algoritmo com síntese do manejo clínico/endoscópico em casos de hemorragia digestiva alta varicosa aguda. TIPS = *Transjugular Intrahepatic Portosystemic Shunt*.

tivos (propranolol ou nadolol), isoladamente, reduzem a chance de ressangramento por varizes para 38% no período de 1 ano; quando associados ao monitrato de isossorbida a chance de ressangramento no mesmo período é reduzida para 30%. O tratamento exclusivamente endoscópico com esclerose de varizes e ligadura elástica reduz a chance de ressangramento, no mesmo período de 1 ano, para 35 e 30%, respectivamente. Atualmente é considerado como estratégia de profilaxia secundária mais eficaz a combinação entre tratamentos endoscópico e farmacológico, que reduzem a chance de ressangramento por varizes para 15%.[45,46]

Infelizmente, apenas 40% dos indivíduos encaixam-se na categoria de bons respondedores ao uso de betabloqueadores, ou seja, indivíduos que apresentam critérios de resposta hemodinâmica (queda de GPVP para valores inferiores a 12 mm Hg ou menos de 20% do basal com uso de betabloqueador não seletivo).[47,48] Estudos têm demonstrado que a terapia combinada com tratamento endoscópico e betabloqueadores não seletivos não é uma medida profilática eficaz em indivíduos sem resposta hemodinâmica, sendo o *TIPS* uma estratégia possível de ser adotada em paciente de alto risco.[39,49]

Estudos têm apontado eficácia do carvedilol em comparação ao propranolol e ligadura elástica, reduzindo a taxa de ressangramento por varizes e mortalidade. O carvedilol é um bloqueador não seletivo dos receptores beta-1 e beta-2 adrenégicos, com ação vasodilatadora extra pelo bloqueio dos receptores alfa-1. Estudos adicionais sobre a ação do carvedilol em indivíduos cirróticos são necessários para comprovar a sua eficácia, avaliar dose e eventos adversos; contudo, acredita-se que esta medicação poderá ser utilizada como uma alternativa profilática de primeira linha ou de resgate aos não respondedores hemodinâmicos.[50]

CONSIDERAÇÕES FINAIS

O sangramento por ruptura das varizes de esôfago ainda se apresenta como uma afecção bastante desafiadora para a equipe médica e é responsável por uma taxa considerável de mortalidade nos pacientes com hipertensão portal, principalmente em cirróticos, embora grandes avanços tenham ocorrido nas últimas décadas nas áreas de medicina intensiva e endoscopia terapêutica. O diagnóstico precoce, em conjunto com medidas imediatas para garantir a estabilização hemodinâmica, introdução imediata de medidas, que visem à redução do risco de complicações associadas e ao tratamento local da hemorragia através da terapêutica endoscópica (ligadura elástica), ainda constituem os pilares que garantem ao paciente uma maior chance de sucesso e melhora do prognóstico imediato.

Técnicas mais recentes, como a utilização de *stents* metálicos autoexpansíveis e a ecoendoscopia, guiando a aplicação de substâncias nas varizes, merecem mais atenção e estudos.[51] Estes novos métodos podem ser utilizados, no futuro, como estratégias terapêuticas possíveis para o manejo do sangramento agudo por varizes de esôfago.

REFERÊNCIAS BIBLIOGRÁFICAS

1. Bosch J, Abraldes JG, Berzigotti A *et al.* The clinical use of HVPG measurements in chronic liver disease. *Nat Rev Gastroenterol Hepatol* 2009 Oct.;6(10):573-82. Citado em: 23 Dec. 2013. Disponível em: http://www.ncbi.nlm.nih.gov/pubmed/19724251
2. Groszmann RJ, Garcia-Tsao G, Bosch J *et al.* Beta-blockers to prevent gastroesophageal varices in patients with cirrhosis. *N Engl J Med* 2005 Nov. 24;353(21):2254-61. Citado em: 19 Dec. 2013. Disponível em: <http://www.ncbi.nlm.nih.gov/pubmed/16306522>
3. Casado M, Bosch J, García-Pagán JC *et al.* Clinical events after transjugular intrahepatic portosystemic shunt: correlation with hemodynamic findings. *Gastroenterology* 1998 June;114(6):1296-303. Citado em: 29 Dec. 2013. Disponível em: <http://www.ncbi.nlm.nih.gov/pubmed/9609767>
4. Berzigotti A, Seijo S, Reverter E *et al.* Assessing portal hypertension in liver diseases. *Expert Rev Gastroenterol Hepatol* 2013 Mar. 30;7(2):141-55. Citado em: 29 Dec. 2013. Disponível em: <http://www.expert-reviews.com/doi/abs/10.1586/egh.12.83?url_ver=Z39.88-2003&rfr_id=ori:rid:crossref.org&rfr_dat=cr_pub=www.ncbi.nlm.nih.gov&>
5. Sass DA, Chopra KB. Portal hypertension and variceal hemorrhage. *Med Clin North Am* 2009 July;93(4):837-53, vii–viii. Citado em: 29 Dec. 2013. Disponível em: <http://www.ncbi.nlm.nih.gov/pubmed/19577117>
6. Prediction of the first variceal hemorrhage in patients with cirrhosis of the liver and esophageal varices. A prospective multicenter study. *N Engl J Med* 1988 Oct. 13;319(15):983-89. Citado em: 29 Dec. 2013. Disponível em: <http://www.ncbi.nlm.nih.gov/pubmed/3262200>
7. Fernández M, Semela D, Bruix J *et al.* Angiogenesis in liver disease. *J Hepatol* 2009 Mar.;50(3):604-20. Citado em: 29 Dec. 2013. Disponível em: http://www.ncbi.nlm.nih.gov/pubmed/19157625
8. García-Pagán JC, Gracia-Sancho J, Bosch J. Functional aspects on the pathophysiology of portal hypertension in cirrhosis. *J Hepatol* 2012 Aug.;57(2):458-61. Citado em: 29 Dec. 2013. Disponível em: <http://www.ncbi.nlm.nih.gov/pubmed/22504334>
9. Silva PCV, Domingues A. *Epidemiologia e serviços de saúde* – Epidemiologic aspects of hepatosplenic schistosomiasis in the State of Pernambuco, Brazil. Disponível em: <http://scielo.iec.pa.gov.br/scielo.php?pid=S1679-49742011000300007&script=sci_arttext>
10. de Franchis R *et al.* Revising consensus in portal hypertension: report of the Baveno V consensus workshop on methodology of diagnosis and therapy in portal hypertension. *J Hepatol* 2010 Oct.;53(4):762-68. Citado em: 19 July 2012. Disponível em: <http://www.ncbi.nlm.nih.gov/pubmed/20638742>
11. Paternostro DA, Fortes FML, Maciel MA *et al.* Perfil de pacientes internados no centro de hemorragia digestiva de um hospital geral de referência do estado da Bahia. Anais da XII Semana do Aparelho Digestivo. *Arq Gastroenterol* 2013;50(Suppl 1):235. Abstract TL.G.MIS.P.601.
12. Inokuchi K. Improved survival after prophylactic portal nondecompression surgery for esophageal varices: a randomized clinical trial. Cooperative Study Group of Portal Hypertension of Japan. *Hepatology* 1990 July;12(1):1-6. Citado em: 29 Dec. 2013. Disponível em: <http://www.ncbi.nlm.nih.gov/pubmed/2197208>

13. Tajiri T, Yoshida H, Obara K *et al.* General rules for recording endoscopic findings of esophagogastric varices (2nd edition). *Dig Endosc* 2010 Jan.;22(1):1-9. Citado em: 29 Dec. 2013. Disponível em: <http://www.ncbi.nlm.nih.gov/pubmed/20078657>
14. Bittencourt PL, Farias AQ, Strauss E *et al.* Variceal bleeding: consensus meeting report from the Brazilian Society of Hepatology. IBEPEGE, CBCD e SBMD, FBG, SBH, SOBED. *Arq Gastroenterol* 2010 June;47(2):202-16. Citado em: 29 Dec. 2013. Disponível em: <http://www.scielo.br/scielo.php?script=sci_arttext&pid=S0004-28032010000200017&lng=en&nrm=iso&tlng=en>
15. Kravetz D, Sikuler E, Groszmann RJ. Splanchnic and systemic hemodynamics in portal hypertensive rats during hemorrhage and blood volume restitution. *Gastroenterology* 1986 May;90(5 Pt 1):1232-40. Citado em: 29 Dec. 2013. Disponível em: <http://www.ncbi.nlm.nih.gov/pubmed/3956942>
16. Kravetz D, Bosch J, Arderiu M *et al.* Hemodynamic effects of blood volume restitution following a hemorrhage in rats with portal hypertension due to cirrhosis of the liver: influence of the extent of portal-systemic shunting. *Hepatology* 1989 June;9(6):808-14. Citado em: 29 Dec. 2013. Disponível em: <http://www.ncbi.nlm.nih.gov/pubmed/2714733>
17. Cappell MS, Friedel D. Initial management of acute upper gastrointestinal bleeding: from initial evaluation up to gastrointestinal endoscopy. *Med Clin North Am* 2008 May;92(3):491-509, xi. Citado em: 29 Dec. 2013. Disponível em: <http://www.ncbi.nlm.nih.gov/pubmed/18387374>
18. Klein HG, Spahn DR, Carson JL. Red blood cell transfusion in clinical practice. *Lancet.* 2007 Aug. 4 [Citado em: 2013 Dec 29];370(9585):415–26. Disponível em: http://www.ncbi.nlm.nih.gov/pubmed/17679019
19. Tripodi A, Salerno F, Chantarangkul V *et al.* Evidence of normal thrombin generation in cirrhosis despite abnormal conventional coagulation tests. *Hepatology* 2005 Mar.;41(3):553-58. Citado em: 29 Dec. 2013. Disponível em: <http://www.ncbi.nlm.nih.gov/pubmed/15726661>
20. Tripodi A. Tests of coagulation in liver disease. *Clin Liver Dis.* 2009 Mar [Citado em: 2013 Dec 29];13(1):55–61. Disponível em: http://www.ncbi.nlm.nih.gov/pubmed/19150309
21. Bosch J, Thabut D, Albillos A *et al.* Recombinant factor VIIa for variceal bleeding in patients with advanced cirrhosis: A randomized, controlled trial. *Hepatology* 2008 May;47(5):1604-14. Citado em: 19 Dec. 2013. Disponível em: <http://www.ncbi.nlm.nih.gov/pubmed/18393319>
22. Garcia-Tsao G, Sanyal AJ, Grace ND *et al.* Prevention and management of gastroesophageal varices and variceal hemorrhage in cirrhosis. *Hepatology* 2007 Sept.;46(3):922-38. Citado em: 20 July 2012. Disponível em: <http://www.ncbi.nlm.nih.gov/pubmed/17879356>
23. Nevens F. Review article: a critical comparison of drug therapies in currently used therapeutic strategies for variceal haemorrhage. *Aliment Pharmacol Ther* 2004 Sept.;20(Suppl 3):18-22; discussion 23. Citado em: 29 Dec. 2013. Disponível em: <http://www.ncbi.nlm.nih.gov/pubmed/15335394>
24. Ioannou G, Doust J, Rockey DC. Terlipressin for acute esophageal variceal hemorrhage. Cochrane database *Syst Rev* 2003 Jan.;(1):CD002147. Citado em: 13 Dec. 2013. Disponível em: <http://www.ncbi.nlm.nih.gov/pubmed/12535432>
25. Deschênes M, Villeneuve JP. Risk factors for the development of bacterial infections in hospitalized patients with cirrhosis. *Am J Gastroenterol* 1999

Aug.;94(8):2193-97. Citado em: 29 Dec. 2013. Disponível em: <http://www.ncbi.nlm.nih.gov/pubmed/10445549>

26. Garcia-Tsao G, Bosch J, Groszmann RJ. Portal hypertension and variceal bleeding—unresolved issues. Summary of an American Association for the study of liver diseases and European Association for the study of the liver single-topic conference. *Hepatology* 2008 May;47(5):1764-72. Citado em: 29 Dec. 2013. Disponível em: <http://www.ncbi.nlm.nih.gov/pubmed/18435460>
27. Fernández J, Ruiz del Arbol L, Gómez C *et al.* Norfloxacin vs ceftriaxone in the prophylaxis of infections in patients with advanced cirrhosis and hemorrhage. *Gastroenterology* 2006 Oct.;131(4):1049-56; quiz 1285. Citado em: 19 Dec. 2013. Disponível em: <http://www.ncbi.nlm.nih.gov/pubmed/17030175>
28. Villanueva C, Balanzó J, Novella MT *et al.* Nadolol plus isosorbide mononitrate compared with sclerotherapy for the prevention of variceal rebleeding. *N Engl J Med* 1996 June 20;334(25):1624-29. Citado em: 29 Dec. 2013. Disponível em: <http://www.ncbi.nlm.nih.gov/pubmed/8628357>
29. Laine L. Management of actively bleeding esophageal varices. *Gastrointest Endosc* 1997 Jul. [Citado em: 2013 Dec 29];46(1):83–4. Disponível em: http://www.ncbi.nlm.nih.gov/pubmed/9260714
30. Qureshi W, Adler DG, Davila R, Egan J, Hirota W, Leighton J, *et al.* ASGE Guideline: the role of endoscopy in the management of variceal hemorrhage, updated July 2005. *Gastrointest Endosc* 2005 Nov.;62(5):651-55. Citado em: 17 Dec. 2013. Disponível em: <http://www.ncbi.nlm.nih.gov/pubmed/16246673>
31. Santos MMM, Tolentino LHL, Rodrigues RA *et al.* Endoscopic treatment of esophageal varices in advanced liver disease patients: band ligation versus cyanoacrylate injection. *Eur J Gastroenterol Hepatol* 2011 Jan.;23(1):60-65. Citado em: 29 Dec. 2013. Disponível em: <http://www.ncbi.nlm.nih.gov/pubmed/21084988>
32. Laine L, Cook D. Endoscopic ligation compared with sclerotherapy for treatment of esophageal variceal bleeding. A meta-analysis. *Ann Intern Med* 1995 Aug. 15;123(4):280-87. Citado em: 29 Dec. 2013. Disponível em: <http://www.ncbi.nlm.nih.gov/pubmed/7611595>
33. Villanueva C, Piqueras M, Aracil C *et al.* A randomized controlled trial comparing ligation and sclerotherapy as emergency endoscopic treatment added to somatostatin in acute variceal bleeding. *J Hepatol* 2006 Oct.;45(4):560-67. Citado em: 2014 Jan. 3. Disponível em: <http://www.ncbi.nlm.nih.gov/pubmed/16904224>
34. Castro LP, Savassi-Rocha PR, Lima DCA TJ. *Tópicos em gastroenterologia: diagnóstico e tratamento.* Rio de Janeiro: Medsi, 1998. p. 131-40.
35. SOBED – Sociedade Brasileira de Endoscopia Digestiva. *Endoscopia gastrointestinal terapêutica.* São Paulo: Tecmedd, 2006. p. 881-91.
36. Stiegmann GV, Sun JH, Hammond WS. Results of experimental endoscopic esophageal varix ligation. *Am Surg* 1988 Feb.;54(2):105-8. Citado em: 2 Jan. 2014. Disponível em: <http://www.ncbi.nlm.nih.gov/pubmed/3341642>
37. Westaby D, Hayes PC, Gimson AE *et al.* Controlled clinical trial of injection sclerotherapy for active variceal bleeding. *Hepatology* 1989 Mar.;9(2):274-77. Citado em: 29 Dec. 2013. Disponível em: <http://www.ncbi.nlm.nih.gov/pubmed/2492252>
38. Maluf-Filho F, Sakai P, Ishioka S *et al.* Endoscopic sclerosis versus cyanoacrylate endoscopic injection for the first episode of variceal bleeding: a prospective, controlled, and randomized study in Child-Pugh class C patients. *Endoscopy* 2001

May;33(5):421-27. Citado em: 29 Dec. 2013. Disponível em: <http://www.ncbi.nlm.nih.gov/pubmed/11396760>

39. Pomier-Layrargues G, Villeneuve JP, Deschênes M *et al.* Transjugular intrahepatic portosystemic shunt (TIPS) versus endoscopic variceal ligation in the prevention of variceal rebleeding in patients with cirrhosis: a randomised trial. *Gut* 2001 Mar;48(3):390-96. Citado em: 29 Dec. 2013. Disponível em: <http://www.pubmedcentral.nih.gov/articlerender.fcgi?artid=1760139&tool=pmcentrez&rendertype=abstract>
40. Escorsell A, Bañares R, García-Pagán JC *et al.* TIPS versus drug therapy in preventing variceal rebleeding in advanced cirrhosis: a randomized controlled trial. *Hepatology* 2002 Feb.;35(2):385–92. Citado em: 3 Jan. 2014. Disponível em: <http://www.ncbi.nlm.nih.gov/pubmed/11826413>
41. Hubmann R, Bodlaj G, Czompo M *et al.* The use of self-expanding metal stents to treat acute esophageal variceal bleeding. *Endoscopy* 2006 Sept.;38(9):896-901. Citado em: 29 Dec. 2013. Disponível em: <http://www.ncbi.nlm.nih.gov/pubmed/16981106>
42. Zehetner J, Shamiyeh A, Wayand W *et al.* Results of a new method to stop acute bleeding from esophageal varices: implantation of a self-expanding stent. *Surg Endosc* 2008 Oct.;22(10):2149-52. Citado em: 29 Dec. 2013. Disponível em: <http://www.ncbi.nlm.nih.gov/pubmed/18622540>
43. Wright G, Lewis H, Hogan B *et al.* A self-expanding metal stent for complicated variceal hemorrhage: experience at a single center. *Gastrointes. Endosc* 2010 Jan.;71(1):71-78. Citado em: 29 Dec. 2013. Disponível em: <http://www.ncbi.nlm.nih.gov/pubmed/19879564>
44. Bernard B, Lebrec D, Mathurin P *et al.* Beta-adrenergic antagonists in the prevention of gastrointestinal rebleeding in patients with cirrhosis: a meta-analysis. *Hepatology* 1997 Jan.;25(1):63-70. Citado em: 29 Dec. 2013. Disponível em: <http://www.ncbi.nlm.nih.gov/pubmed/8985266>
45. Sharara AI, Rockey DC. Gastroesophageal variceal hemorrhage. *N Engl J Med* 2001 Aug. 30;345(9):669-81. Citado em: 29 Dec. 2013. Disponível em: <http://www.ncbi.nlm.nih.gov/pubmed/11547722>
46. Gonzalez R, Zamora J, Gomez-Camarero J *et al.* Meta-analysis: Combination endoscopic and drug therapy to prevent variceal rebleeding in cirrhosis. *Ann Intern Med* 2008 July 15;149(2):109-22. Citado em: 29 Dec. 2013. Disponível em: <http://www.ncbi.nlm.nih.gov/pubmed/18626050>
47. D'Amico G, Garcia-Pagan JC, Luca A *et al.* Hepatic vein pressure gradient reduction and prevention of variceal bleeding in cirrhosis: a systematic review. *Gastroenterology* 2006 Nov.;131(5):1611-24. Citado em: 19 Dec. 2013. Disponível em: <http://www.ncbi.nlm.nih.gov/pubmed/17101332>
48. Albillos A, Bañares R, González M *et al.* Value of the hepatic venous pressure gradient to monitor drug therapy for portal hypertension: a meta-analysis. *Am J Gastroenterol* 2007 May;102(5):1116-26. Citado em: 29 Dec. 2013. Disponível em: <http://www.ncbi.nlm.nih.gov/pubmed/17391317>
49. García-Pagán JC, Villanueva C, Albillos A *et al.* Nadolol plus isosorbide mononitrate alone or associated with band ligation in the prevention of recurrent bleeding: a multicentre randomised controlled trial. *Gut* 2009 Aug.;58(8):1144-50. Citado em: 29 Dec. 2013. Disponível em: <http://www.ncbi.nlm.nih.gov/pubmed/19218249>
50. Reiberger T, Ulbrich G, Ferlitsch A *et al.* Carvedilol for primary prophylaxis of variceal bleeding in cirrhotic patients with haemodynamic non-response to

propranolol. *Gut* 2013 Nov.;62(11):1634-41. Citado em: 29 Dec. 2013. Disponível em: <http://www.ncbi.nlm.nih.gov/pubmed/23250049>

51. Escorsell A, Bosch J. Self-expandable metal stents in the treatment of acute esophageal variceal bleeding. *Gastroenterol Res Pract* 2011 Jan.;2011:910-986. Citado em: 5 Jan. 2014. Disponível em: <http://www.pubmedcentral.nih.gov/articlerender.fcgi?artid=3195306&tool=pmcentrez&rendertype=abstract>

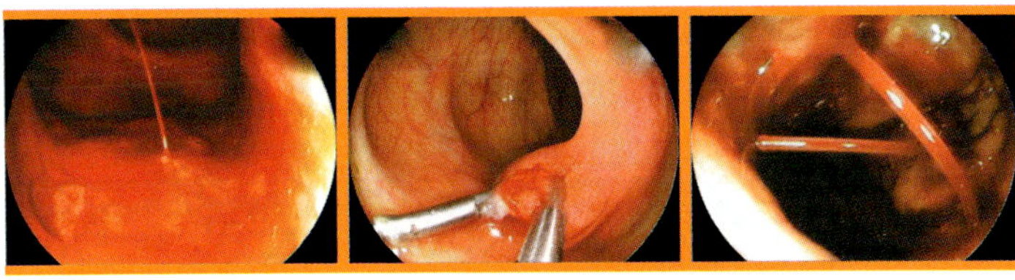

8

Tratamento Endoscópico do Sangramento das Varizes Gástricas

Dalton Marques Chaves
Maira Ribeiro de Almeida

INTRODUÇÃO

À semelhança das varizes esofagianas, as varizes gástricas (VG) surgem por diferentes etiologias da hipertensão portal (HP), com prevalência de 5 a 33%.[1,2] As VG isoladas são decorrentes da hipertensão portal segmentar por obstrução da veia esplênica, principalmente por afecções pancreáticas.

São consideradas VGs primárias quando surgem em pacientes sem tratamento prévio das varizes de esôfago, e secundárias quando surgem após o tratamento das varizes esofagianas. As varizes secundárias apresentam incidência de 9,0 a 15,3% e têm maior risco de sangramento se comparadas às varizes primárias.[1,3,4]

CLASSIFICAÇÃO DAS VARIZES GÁSTRICAS

Várias classificações para varizes gástricas foram propostas, como as de Korula *et al.*,[5] Hashizume *et al.*[6] e Sarin *et al.*[7] A classificação proposta por Sarin tem sido a mais aceita em todo o mundo, sendo dividida em dois grupos: varizes gástricas associadas às varizes esofagianas, denominadas pela sigla inglesa GOV, e varizes gástricas isoladas, não associadas às varizes esofagianas, denominadas pela sigla inglesa IGV (Quadro 8-1). As GOVs foram subdivididas em GOV1 e GOV2. GOV1 são as mais comuns, responsáveis por 74% dos casos, e a GOV2 por 16%. As IGV1 ocorrem em 8% dos casos, e as IGV2 em 2%.

Quadro 8-1. Classificação endoscópica das varizes gástricas, segundo Sarin

Varizes esofagogástricas	***GOV1:*** Extensão das varizes esofagianas 2 a 5 cm abaixo da TEG para pequena curvatura
	GOV2: Extensão das varizes esofagianas para o fundo gástrico
Varizes gástricas isoladas	***IGV1:*** Varizes isoladas de fundo gástrico
	IGV2: Varizes ectópicas em estômago ou duodeno

FATORES DE RISCO DE SANGRAMENTO NAS VARIZES GÁSTRICAS

Não se conhece o fator desencadeante do sangramento das varizes gástricas, entretanto existe uma relação direta com a espessura de sua parede e do seu diâmetro. A hemorragia das varizes gástricas costuma ser mais grave que as varizes esofagianas e requer maior transfusão sanguínea.

Poucos estudos se propuseram avaliar prospectivamente o risco e a mortalidade do sangramento das varizes gástricas. Acredita-se que a incidência global de hemorragia das VGs seja de 3 a 30%, com recidiva de 30%, e mortalidade de 30 a 53%.[1,2] No estudo de Sarin *et al.*[1] a incidência de hemorragia em 2 anos foi de 25%, sendo as varizes de fundo gástrico que apresentaram maior risco. A incidência de hemorragia nas IGV1 foi de 78% e nas GOV2 de 55%. Para as varizes tipo GOV1 e IGV2 a incidência foi de 10%.

Estudos apontam que os principais fatores de risco de hemorragia das varizes gástricas são: localização no fundo gástrico, classificação de Child-Pugh avançada, presença de *red spots*, varizes grandes nodulares e o aumento do volume das varizes.[8-12]

TRATAMENTO DAS VARIZES GÁSTRICAS

O tratamento das VGs pode ser profilático primário, secundário ou de urgência, na vigência de hemorragia recente ou ativa.

Os cuidados básicos, de reposição volêmica, proteção das vias aéreas, utilização de drogas que diminuam o gradiente pressórico portal e correção dos distúrbios de coagulação, são fundamentais para reduzir a mortalidade do episódio agudo, possibilitando a realização da endoscopia com maior segurança e de forma mais efetiva.

Um cuidado técnico importante antes de iniciar o tratamento endoscópico das VGs é o de posicionar o paciente em decúbito lateral esquerdo com o braço esquerdo posteriorizado, no intuito de facilitar a mobilização para o decúbito ventral, favorecendo visualizar o fundo gástrico e a região subcárdica, com o deslocamento dos coágulos e sangue em direção ao antro.

Várias são as possibilidades de tratamento endoscópico das varizes gástricas, como escleroterapia, obliteração com cianoacrilato, ligadura elástica, ligadura com *loop* e, mais recentemente, o uso de *coils* ou molas vasculares.

Escleroterapia

Apesar do grande sucesso da escleroterapia no tratamento das varizes de esôfago, o mesmo não ocorre com as varizes gástricas. Isso provavelmente deve-se ao seu maior volume e ao alto fluxo sanguíneo, o que dificulta a ação do esclerosante intra e perivasal.

No controle do sangramento ativo, a escleroterapia é efetiva em 60 a 100% dos casos, porém com índices de recidiva inaceitáveis de até 90%.[13-16]

Segundo Sarin, analisando 209 pacientes com varizes gástricas tratados com escleroterapia, o método é altamente eficiente na erradicação das varizes tipo GOV1, em 94,4% dos casos, e menos eficiente nas GOV2 (70,4%) e IGV1 (41%).[13] A recidiva do sangramento também foi significativamente menor nas varizes do tipo GOV1 (5,5%) do que nas do tipo GOV2 (19%) e IGV1 (53%). O ressangramento deve-se principalmente à formação de úlceras pós- escleroterapia.

A técnica de escleroterapia que empregamos para tratar as varizes do tipo GOV1 consiste na injeção de etanolamina a 2,5% diluída com glicose a 50%, injetada intravasal logo acima da TEG.

Em resumo, podemos afirmar que a escleroterapia é altamente eficiente no controle do sangramento e erradicação das varizes do tipo GOV1, o que não se repete para as varizes GOV2 e IGV1.

Injeção intravasal de cianoacrilato

Soehendra *et al.* descreveram a técnica de injeção de cianoacrilato em 1986 e desde então vem sendo utilizada como método de eleição no tratamento da hemorragia varicosa gástrica, principalmente para as varizes dos tipos GOV2 e IGV1.[17]

O cianoacrilato após sua solidificação em contato com o sangue aumenta seu volume cerca de duas a três vezes, obstruindo o vaso de forma mecânica, provocando uma reação de corpo estranho, sendo eliminado lentamente em quatro a seis semanas. Com sua eliminação, ocorre retração cicatricial da mucosa adjacente e fibrose local. Em virtude desta característica de obliteração mecânica, a sua utilização mesmo em pacientes cirróticos descompensados é efetiva.

Ogawa *et al.*, em estudo comparativo entre a escleroterapia com etanolamina e a injeção de cianoacrilato nas varizes gástricas hemorrágicas, obtiveram hemostasia em 100% dos pacientes submetidos à injeção do polímero, contra 52,4% submetidos à esclerose tradicional, com diminuição da mortalidade imediata. O índice de recidiva precoce também foi menor, de 12% contra 30%.[18]

Avaliando a eficácia e segurança do cianoacrilato no tratamento da hemorragia por varizes gástricas a curto e longo prazos, Yi-Hsiu Huang *et al.* obtiveram hemostasia definitiva com apenas uma sessão em 69/90 (76,6%) pacientes, e com mais de uma sessão em 84 (93,4%).[19] Houve falha do tratamento em seis (6,7%) pacientes, sendo três encaminhados para cirurgia, um para TIPS e três (2,2%) foram a óbito. A recidiva da hemorragia num período de 3 dias a 16 meses foi de 23,3%. Hiroaki Iwase *et al.* obtiveram sucesso na hemostasia primária das varizes gástricas em 95,7% de 68 casos tratados com cianoacrilato, sendo que 80,5% não recidivaram a hemorragia no período de15 anos. Quarenta e um (60,3%) pacientes foram a óbito neste período, sendo que somente sete (10,3%) morreram por recidiva hemorrágica.[20] Augusto Villaverde *et al.* em estudo prospectivo de 65 pacientes com varizes gástricas, no período de1999 a 2007, relataram que o tratamento com cianoacrilato foi eficiente no controle da hemorragia em 95,3% dos casos, porém a erradicação das varizes gástricas foi bem-sucedida em apenas 33% dos casos.[21] Miyazaki *et al.* obtiveram sucesso na erradicação das varizes fúndicas em sete de 15 pacientes submetidos à injeção de cianoacrilato num acompanhamento de 51 meses.[22] Na experiência do Hospital das Clínicas de São Paulo, a erradicação de variz pseudotumoral de fundo gástrico com o uso do cianoacrilato foi de 90% e sem recidiva em seguimento de pelo menos 17 meses.[23]

As complicações com o uso do cianoacrilato são consideradas pouco frequentes, porém diversos tipos já foram relatados: hemorragia local maciça de difícil controle, embolia pulmonar, infarto esplênico, trombose da veia esplênica, necrose de parede gástrica, infecção no local da injeção, abscesso a distância etc.[20,23,24] A injeção de grandes volumes de cianoacrilato e a infusão rápida do cianoacrilato podem favorecer estas complicações.

Técnica de injeção do cianoacrilato

O cianoacrilato deve ser diluído em lipiodol, que é um contraste iodado oleoso, que tem a importante função de retardar a polimerização do cianoacrilato, evitando-se dessa maneira a obstrução do cateter de esclerose, antes de sua completa injeção. Outra vantagem é possibilitar o controle radiológico de possíveis embolizações.

Um cuidado técnico importante é a proteção do endoscópio, tanto externamente, como do canal de trabalho com óleo de silicone, que previne a adesão do polímero à superfície do aparelho em caso de extravasamento acidental.

O cianoacrilato é diluído em lipiodol numa proporção de 1:1 ou 1:1,5, injetado por cateter de agulha longa de 7 mm, previamente lubrificado com lipiodol e preenchido com água destilada. Uma vez a solução de cianoacrilato dentro do cateter de punção, a injeção deve ser lenta (1 mL em 30 segundos), para diminuir o risco de embolização. Certificando-se que toda a solução foi injetada, retira-se lentamente a agulha da variz, enquanto permanece a injeção vigorosa de água destilada para remoção do volume remanescente de adesivo, evitando a oclusão da agulha. Após a retirada da agulha de esclerose da variz, o cateter é irrigado com 3 a 5 mL de água destilada, certificando-se que não está obstruído. Importante lembrar que a utilização de óculos de proteção tanto pelo endoscopista como pelo auxiliar é um cuidado básico. Após a injeção do polímero, nada deve ser aspirado durante 20 a 30 segundos. O controle endoscópico é feito de imediato, observando-se possível foco hemorrágico, avaliando-se a obliteração do vaso através da palpação da variz com o próprio cateter de esclerose. Áreas não endurecidas da variz é sinal de obliteração incompleta, devendo ser realizadas novas injeções até certificar-se da obliteração total. Não existe regra quanto ao número máximo de punções, porém alguns autores recomendam não ultrapassar de quatro a cinco punções por cada sessão, sendo incomum esta necessidade (Fig. 8-1).

Ligadura da variz com *endoloop*

Yoshida *et al.*, em 1994, foram os primeiros a publicar uma série de 10 casos com hemorragia por varizes gástricas, tratadas por *endoloop*.[25] Erradicaram as varizes em 100% dos casos, sem recorrência em 7 meses de seguimento. Cippolleta *et al.* também relataram sete casos de varizes gástricas com hemorragia tratadas por *endoloop*, sendo todas as varizes erradicadas com sucesso, sem recorrência da hemorragia num período de 3,8 meses.[26]

Yoshida *et al.* obtiveram bons resultados utilizando a técnica de ligadura através do *endoloop* e complementação por escleroterapia ou ligadura elástica em 35 pacientes, com erradicação das varizes gástricas em 97,1%, sem recorrência em 2 anos de acompanhamento.[27] Moon Sung Lee *et al.*, em 2002, também relataram bons resultados empregando *loop* nas varizes grandes e ligadura elástica nas varizes menores em 41 pacientes.[28] Obtiveram controle primário da hemorragia em 92,7%, porém com recorrência precoce em 10,3%. A erradicação das varizes foi bem-sucedida em 91,7%, porém a recorrência foi de 63% num período médio de 16 (3-32) meses.

Apesar dos bons resultados apresentados com o emprego do *loop* associado ou não à ligadura elástica, esta técnica não ganhou aceitação pelos especialistas, uma vez que é de difícil execução nas varizes mais planas ou menores e pelo temor de hemorragia pós-queda do *loop*.

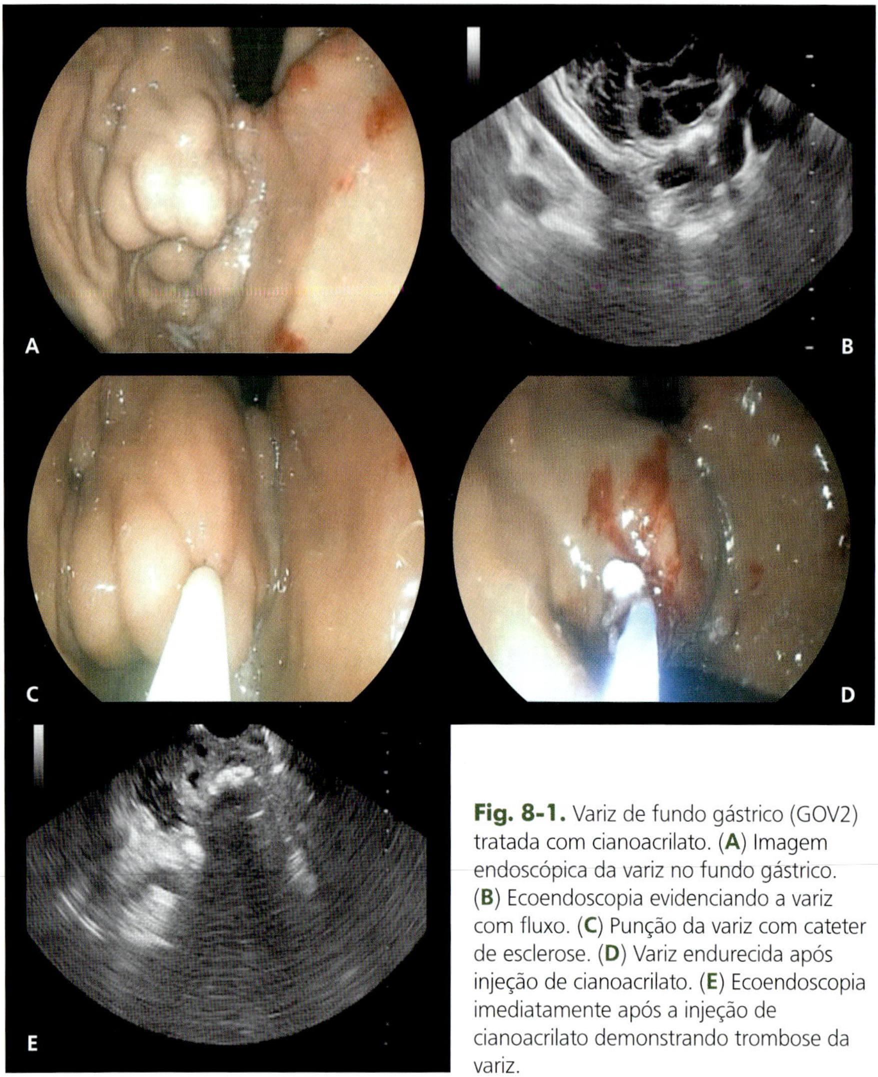

Fig. 8-1. Variz de fundo gástrico (GOV2) tratada com cianoacrilato. (**A**) Imagem endoscópica da variz no fundo gástrico. (**B**) Ecoendoscopia evidenciando a variz com fluxo. (**C**) Punção da variz com cateter de esclerose. (**D**) Variz endurecida após injeção de cianoacrilato. (**E**) Ecoendoscopia imediatamente após a injeção de cianoacrilato demonstrando trombose da variz.

Técnica ecoguiada: aplicação de cianoacrilato e molas (*coils*)

A ultrassonografia endoscópica é uma nova alternativa de tratamento das varizes gástricas, permitindo a injeção ecoguiada de cianoacrilato e mais recentemente de *coils* ou molas.

A vantagem da ecoendoscopia em relação à técnica clássica de injeção às cegas é permitir identificar com precisão a variz e sua principal veia nutridora, além da confirmação da trombose pós-tratamento. A injeção ecoguiada também dispensa identificar a variz por videoendoscopia, o que pode facilitar o tratamento na vigência do sangramento.

Entretanto, o maior custo da técnica ecoguiada em relação à técnica clássica tem sido o principal fator limitante, com estudos ainda muito restritos. Romero-Castro *et al.* relataram cinco casos de tratamento ecoguiado de varizes gástricas, injetando cianoacrilato nas veias nutridoras, com sucesso em 100%, sem recidiva em um seguimento médio de 10 (4-16) meses.[29] A vantagem desta técnica é de exigir um menor volume de cianoacrilato. Porém, para identificar a veia nutridora aferente torna-se necessário associar fluoroscopia à injeção prévia de contraste, o que não é muito prático e tão fácil.

Levy *et al.*, em 2008, foram os primeiros a relatar o uso de *coils* por ecoendoscopia em um caso de hemorragia grave por variz gástrica.[30]

Posteriormente, Romero-Castro *et al.* relataram quatro casos também tratados com múltiplos *coils*.[31] Recentemente, em um estudo multicêntrico, compararam o tratamento ecoguiado com *coil versus* cianoacrilato, injetados na variz nutridora.[32] Apesar de o número de pacientes tratados com *coil* ter sido menor, 11 *versus* 19, o índice de obliteração final das varizes não teve diferença estatística, 94,7% no grupo com cianoacrilato e 90,9% no grupo com *coil*. Entretanto, somente com uma sessão, o *coil* mostrou ser mais eficiente, 81,8% *versus* 52,6%. O número médio de *coils* empregados foi de 5,8 (2 a 13), e o volume médio de cianoacrilato de 2,9 (1-3) mL. O que realmente chama atenção neste estudo é a alta incidência de efeitos adversos no grupo tratado com cianoacrilato, 11/19 (57,9%) *versus* 1/11 (9,1%). Entretanto, somente dois foram sintomáticos no grupo de cianoacrilato (dor torácica e febre) e um no grupo de *coil* (hemorragia da variz esofágica). A embolia pulmonar assintomática foi detectada por tomografia em 9/19 (47,3%) pacientes no grupo de cianoacrilato e em nenhum no grupo de *coil*.

Binmoeller *et al.*, tentando minimizar o risco de embolização do cianoacrilato, publicaram uma série de 30 casos tratados com *coil* associado a cianoacrilato, ambos por punção ecoguiada.[33] O cianoacrilato foi injetado imediatamente após a introdução da mola, formando um conglomerado mola-cianoacrilato. O uso da mola também reduz o volume de cianoacrilato para a obliteração da variz, o que também pode contribuir para diminuir o risco de embolização. Neste estudo o sucesso técnico foi de 100%, sem recidiva de sangramento pelas varizes gástricas num período médio de seguimento de 193 (24-589) dias, em 24 de 30 pacientes tratados. Em 93% dos casos foi empregado apenas um *coil*, e o volume médio de cianoacrilato injetado foi de 1,4 mL. Não houve complicações quanto ao procedimento, e a obliteração das varizes ocorreu em 23/24 (95,8%) pacientes com uma única sessão.

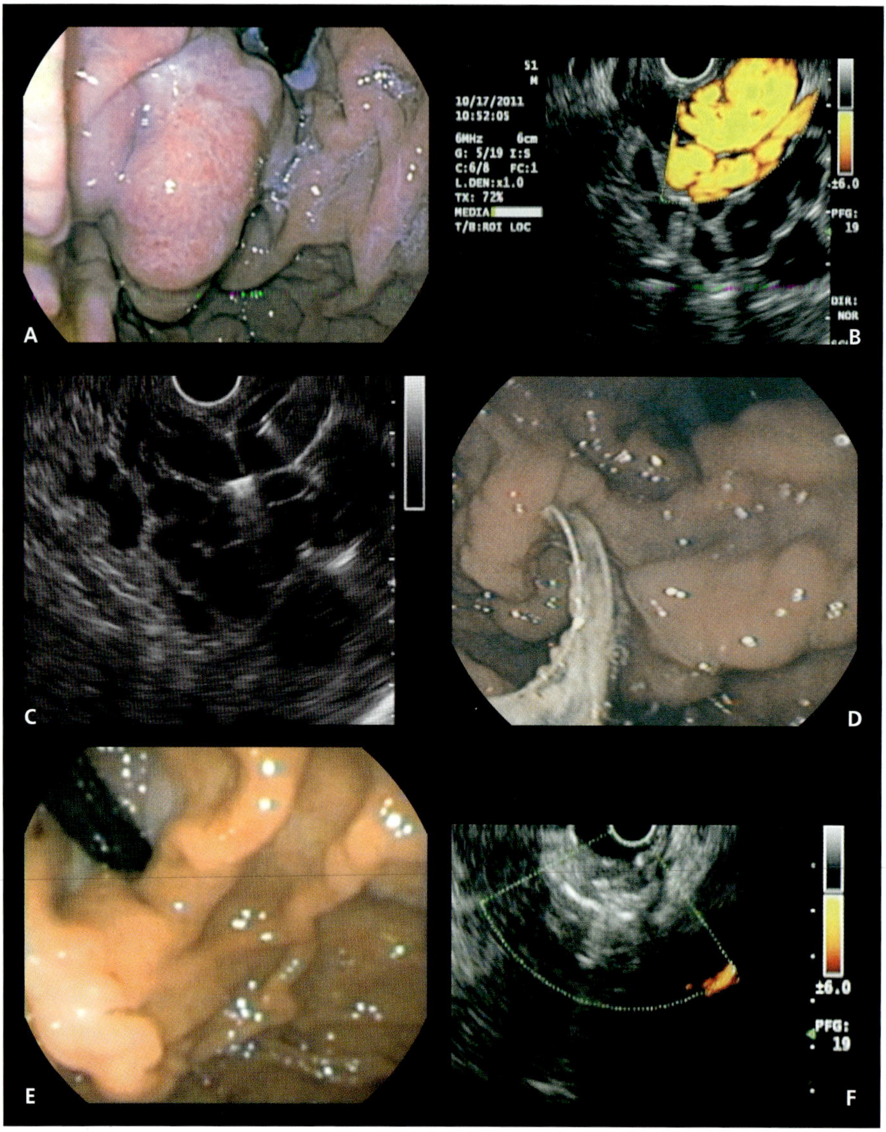

Fig. 8-2. Variz de fundo gástrico (GOV2) tratada com *coil* e cianoacrilato. (**A**) Imagem endoscópica da variz. (**B**) Ecoendoscopia da variz com fluxo ao Doppler colorido. (**C**) *Coil* sendo liberado no interior da variz guiado por ecoendoscopia. (**D**) Imagem endoscópica da variz com o *coil* sendo eliminado 3 meses pós-tratamento. (**E**) Imagem endoscópica 6 meses após o tratamento com *coil*. (**F**) Ecoendoscopia da variz não evidenciando fluxo sanguíneo.

Apesar de estes estudos terem demonstrado que o tratamento ecoguiado das varizes gástricas é eficiente e seguro, principalmente quanto ao uso de *coils*, ainda não existe um estudo comparativo à técnica clássica não ecoguiada.

REFERÊNCIAS BIBLIOGRÁFICAS

1. Sarin SK, Lahoti D, Saxena SP *et al.* Prev- alence, classification and natural history of gastric varices: a long-term follow-up study in 568 portal hypertension patients. *Hepatology* 1992;16:1343-49.
2. Ryan BM, Stockbrugger RW, Ryan JM. A pathophysiologic, gastroenterologic, and radiologic approach to the management of gastric varices. *Gastroenterology* 2004;126:1175-89.
3. Hashizume M, Kitano S, Yamago H. Endoscopic classification of gastric varices. *Gastrointest Endosc* 1990;36:276-80.
4. Korula J, Chin K, Ko Y *et al.* Demonstration of two distinct subsets of gastric varices: observations during a seven-year study of endoscopic sclerotherapy. *Dig Dis Sci* 1991;36:303-9.
5. Korula J, Chin K, Ko Y *et al.* Demonstration of two distinct subsets of gastric varizes. *Dig Dis Sci* 1991;36:303-8.
6. Hashizume M, Kitano S, Yamaga H *et al.* Endoscopic classification of gastric varices. *Gastrointest Endosc* 1990;36:276-80.
7. Sarin SK, Kumar A. Gastric varices: profile, classification and management. *Am J Gastroenterol* 1989;84:1244-49.
8. Hashizume M, Kitano S, Yamaga H *et al.* Endoscopic classification of gastric varices. *Gastrointest Endosc* 1990;36:276-80.
9. Kim T, Shijo H, Kokawa H *et al.* Risk factors for hemorrhage from gastric fundal varices. *Hepatology* 1997;25:307-12.
10. Beppu K, Inokuchi K, Koyanagi N *et al.* Prediction of variceal hemorrhage by esophageal endoscopy. *Gastrointest Endosc* 1981;27:213-18.
11. Alan R, Hayes PC. UK guidelines on the management of variceal haemorrhage in cirrhotic patients. British Society of Gastroenterology. *Gut* 2000;46(Suppl 3-4):III1-III15.
12. Merkel C, Zoli M, Siringo S *et al.* Prognostic indicators of risk for first variceal bleeding in cirrhosis: a multicenter study in 711 patients to validate and improve the North Italian Endoscopic Club (NIEC) index. *Am J Gastroenterol* 2000;95:2915-20.
13. Sarin SK. Long-term follow-up of gastric variceal sclerotherapy: an eleven-year experience. *Gastrointest Endosc* 1997;46:8-14.
14. Korula J, Chin K, Ko Y *et al.* Demonstration of two distinct subsets of gastric varices. Observations during a seven-year study of endoscopic sclerotherapy. *Dig Dis Sci* 1991;36:303-9.
15. Trudeau W, Prindiville T. Endoscopic injection sclerosis in bleeding gastric varices. *Gastrointest Endosc* 1986;32:264-68.
16. Bretagne JF, Dudicourt JC, Morisot D *et al.* Is endoscopic variceal sclerotherapy effective for the treatment of gastric varices. (abstr) *Dig Dis Sci* 1986;31:505S.
17. Soehendra N, Nam B, Grim H. Endoscopic obliteration of large esophagogastric varices with bucrylate. *Endoscopy* 1986;18:25.
18. Ogawa K, Ishikawa S, Naritaka Y *et al.* Clinical evaluation of endoscopic injection scleroterapy using N-butyl-2-cyanoacrylate for gastric variceal bleeding. *J Gastroenterol Hepatol* 1999;14:245-50.

19. Huang YH, Yeh HZ, Chen GH *et al.* Endoscopic treatment of bleeding gastric varices by N-butyl-2-cyanoacrylate (Histoacryl) injection: long-term efficacy and safety. *Gastrointest Endosc* 2000;52:160-67.
20. Iwase H, Shimada M, Hirashima N *et al.* Long-term endoscopic obliteration with cyanoacrylate glue for isolated gastric variceal bleeding- A 15-year prospective evaluation. *Gastrointest Endosc* 2009;69:AB119.
21. Villaverde A, Baldoni F, Bernedo A *et al.* N-2-butyl-cyanoacrilate: an effective option for the treatment of gastric varices. *Gastrointest Endosc* 2009;69(5):AB348-49.
22. Miyazaki S, Yoshida T, Harada T *et al.* Injection sclerotherapy for gastric varices using N-butyl-2-cyanoacrylate and ethanolamine oleate. *Hepatogastroenterology* 1988;45:1155-58.
23. Nieuwenhuis JA, Peters FT, Sanders J *et al.* Failure of Sengstaken balloon tamponade for rebleeding after tissue adhesive injection in a fundic varix. *Scand J Gastroenterol* 1998;33(8):890-92.
24. Cheng PN, Sheu BS, Chen CY *et al.* Splenic infarction after histoacryl injection for bleeding gastric varices. *Gastrointest Endosc* 1998;48:426-27.
25. Yoshida T, Hayashi N, Suzumi N *et al.* Endoscopic ligation of gastric varices using a detachable snare. *Endoscopy* 1994;26:502-5.
26. Cipolletta L, Bianco MA, Rotondano G *et al.* Emergency endoscopic ligation of actively bleeding gastric varices with detachable snare. *Gastrointest Endosc* 1998;47:400-3.
27. Yoshida T, Harada T, Shigemitsu T *et al.* Endoscopic management of gastric varices using a detachable snare and simultaneous endoscopic sclerotherapy and o-ring ligation. *J Gastroenterol Hepatol* 1999;14:730-35.
28. Lee MS, Cho JY, Cheon YK *et al.* Use of detachable snares and elastic bands for endoscopic control of bleeding from large gastric varices. *Gastrointest Endosc* 2002;56:83-88.
29. Romero-Castro R, Pellicer-Bautista FJ, Jimenez-Saenz M *et al.* EUS- guided injection of cyanoacrylate in perforating feeding veins in gastric varices: results in 5 cases. *Gastrointest Endosc* 2007;66:402-7.
30. Levy MJ, Wong Kee Song LM, Kendrick ML *et al.* EUS-guided coil embolization for refractory ectopic variceal bleeding (with videos). *Gastrointest Endosc* 2008;67:572-74.
31. Romero-Castro R, Pellicer-Bautista F, Giovannini M *et al.* Endoscopic ultrasound (EUS) guided coil embolization therapy in gastric varices. *Endoscopy* 2010;42:E35-36.
32. Romero-Castro R, Ellrichmann M, Ortiz-Moyano C *et al.* EUS-guided coil versus cyanoacrylate therapy for the treatment of gastric varices: a multicenter study (with videos). *Gastrointest Endosc* 2013;78:711-21.
33. Binmoeller KF, Weilert F, Shah JN *et al.* EUS-guided transesophageal treatment of gastric fundal varices with combined coiling and cyanoacrylate glue injection. *Gastrointest Endosc* 2011;74:1019-25.

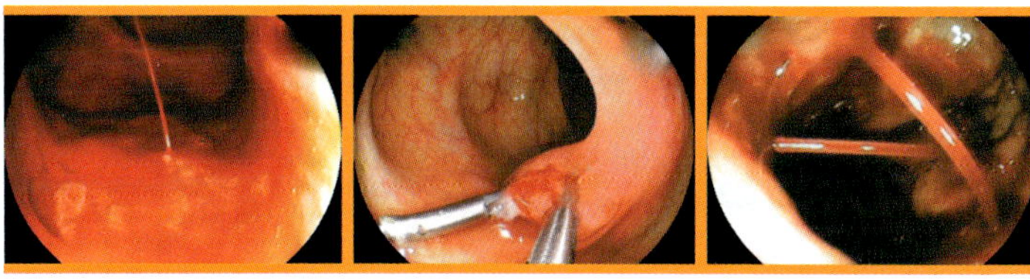

9

Conceito de Hemorragia Digestiva Intermediária/Hemorragia Digestiva de Origem Obscura – Incidência e Formas de Apresentação

David Corrêa Alves de Lima
Luiz Ronaldo Alberti
Christiane Soares Poncinelli

DEFINIÇÃO

O sangramento gastrointestinal obscuro é caracterizado pelo sangramento persistente ou recidivante não esclarecido após avaliação endoscópica convencional, incluindo esofagogastroduodenoscopia (EGD) e colonoscopia com exame do íleo distal, respondendo por 5% dos casos de hemorragia digestiva. Esta parcela não esclarecida em 75% das vezes tem o intestino delgado como principal sítio de sangramento, e os 25% restantes correspondem a casos não detectados pela EGD ou colonoscopia. Quando a causa da hemorragia está no delgado utiliza-se a denominação **hemorragia do intestino médio (HIM)**.[1,2] Essa terminologia foi proposta em 2006 e definiu o sangramento do trato digestório médio como sendo aquele que ocorre distalmente à papila de Vater até o íleo distal.[3]

NECESSIDADE DE REPETIÇÃO DA ENDOSCOPIA DIGESTIVA ALTA E COLONOSCOPIA

Lesões ao alcance do endoscópio convencional ou colonoscópio podem não ser identificadas por uma variedade de razões. Desse modo, a repetição desses exames deve ser realizada antes da investigação do intestino delgado. Isto é mais importante ainda naqueles pacientes com anemia ferropriva ou que apresentam melena.[4]

Úlcera de Cameron, varizes de fundo gástrico, Dieulafoy, ectasia vascular do antro gástrico e angioectasia representam as lesões mais comumente não identificadas na parte alta do trato digestório. Fístula aortoentérica deve ser investigada em pacientes com história de operação para aneurisma de aorta abdominal. Importante lembrar da doença celíaca como causa de anemia crônica.[4]

Angioectasias podem não ser identificadas na segunda porção duodenal. Desse modo, o uso de endoscópios com visão lateral (duodenoscópio) deve ser considerado na investigação. Essa abordagem permite ainda identificar hemobilia, causa rara mas importante de HIM.[5]

A repetição da colonoscopia deve ser considerada especialmente naqueles pacientes que foram submetidos a exame de urgência e que não apresentaram preparo colônico adequado. Doença hemorroidária, angioectasias, divertículo que parou de sangrar representam os principais agentes não identificados.

Alguns *experts* têm sugerido que a repetição dos exames (endoscopia e colonoscopia) nesses pacientes seja feita por endoscopista diferente daquele que realizou o primeiro exame, obtendo, assim, uma segunda opinião.[5]

ETIOLOGIA DA HIM

Existem muitas causas potenciais de sangramento de origem obscura. As lesões do intestino delgado classificadas por ordem de frequência estão listadas no Quadro 9-1.

Pacientes com idade inferior a 40 anos têm como principais causas de sangramento doença inflamatória intestinal, divertículo de Meckel, lesão de Dieulafoy ou tumores (GIST, linfoma, carcinoide, adenocarcinoma ou pólipos). Em pacientes mais idosos, o sangramento decorre de lesões vasculares, erosões ou úlceras relacionadas com anti-inflamatórios não esteroides.

Lesões vasculares

Compreendem as angioectasias adquiridas, hereditárias (síndrome de Osler-Rendu-Weber), hemangiomas e a lesão de Dieulafoy.[6,7]

As angioectasias adquiridas ou angiodisplasias são as causas mais comuns de sangramento do intestino delgado, correspondendo a cerca de 50% dos casos. Tais achados contrastam com a baixa incidência de hemorragias por angioectasias nos tratos digestórios alto (20%) e baixo (5%).[8]

As angioectasias são dilatações de veias submucosas preexistentes e dos capilares mucosos suprajacentes. Histologicamente consistem em vasos dilata-

Quadro 9-1. Frequência das causas de hemorragia no intestino delgado

Lesões	Frequência (%)
Lesões vasculares	70-80
Angioectasias	
Telangiectasia hereditária hemorrágica	
Hemangioma	
Dieulafoy	
Miscelânia	10-25
Medicações	
Infecções (tuberculose)	
Doença de Crohn	
Divertículo de Meckel	
Zollinger-Ellison	
Vasculites	
Enterite actínica	
Divertículo jejunal	
Isquemia mesentérica	
Outras	
Tumores	5-10

dos, distorcidos, limitados por endotélio e raramente por pequena quantidade de músculo liso. As lesões assemelham-se mais a ectasias de vasos normais do que a verdadeiras malformações arteriovenosas. Portanto, o termo angioectasia é mais adequado que angiodisplasia.[6]

A causa das angioectasias é desconhecida. Dentre as teorias sugeridas, destacam-se processo degenerativo associado à idade, hipoperfusão crônica, angiogênese alterada e doença autoimune.[9]

Endoscopicamente, as angioectasias são lesões planas ou levemente elevadas, avermelhadas, com cerca de 2 a 10 mm de tamanho. Podem ser arredondadas, estreladas ou arboriformes. Um vaso proeminente pode ser visível e pode existir um halo claro correspondendo a uma área de desvascularização ao redor da lesão.[6]

A real prevalência das angioectasias na população é desconhecida, porque a maioria dos indivíduos assintomáticos não se submete a exames endoscópicos.[9]

As angioectasias ocorrem mais frequentemente nos cólons, sendo importante causa de sangramento digestório, especialmente em idosos. No TGI alto as angioectasias predominam no estômago. Com o advento dos novos métodos endoscópicos para o exame do intestino delgado, as angioectasias têm sido mais frequentemente diagnosticadas. As angioectasias do delgado também variam em número, tamanho e localização. O significado clínico e a necessidade de abordagem terapêutica das pequenas angiodisplasias ainda são controversos.[8]

As angioectasias podem estar associadas a diversas condições clínicas, incluindo insuficiência renal crônica, estenose aórtica e doença de von Willebrand, podendo levar a quadros de sangramento vivo, melena ou sangue oculto positivo nas fezes.[8]

A explicação para o sangramento nas angioectasias permanece desconhecida. Vários mecanismos são propostos, como, por exemplo, o aumento de pressão nos capilares mucosos, abrasão da mucosa por alimentos, processos isquêmicos e aumento dos níveis do fator de crescimento do endotélio. Do mesmo modo, a história natural destas lesões também é pouco compreendida decorrente da falta de estudos prospectivos a longo prazo. Lewis *et al.* descreveram interrupção espontânea do sangramento em 44% dos pacientes com angioectasias de delgado durante um acompanhamento com duração média de 13 meses.[11] A taxa de ressangramento é imprevisível e varia de acordo com a localização, número e ocorrência de sangramento prévio (Figs. 9-1 a 9-3).[11]

A síndrome de Osler-Weber-Rendu ou telangiectasia hemorrágica hereditária (THH) é caracterizada por diminutas ectasias vasculares da pele e mucosa do trato digestório e por episódios recorrentes de epistaxe e sangramento diges-

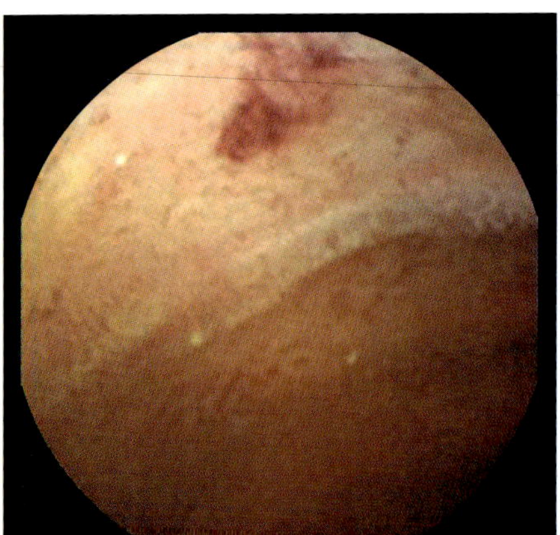

Fig. 9-1. Angioectasia em jejuno distal em criança de 9 meses. Cápsula endoscópica introduzida por endoscopia digestiva com uso do entregador de cápsula (Mirocam).

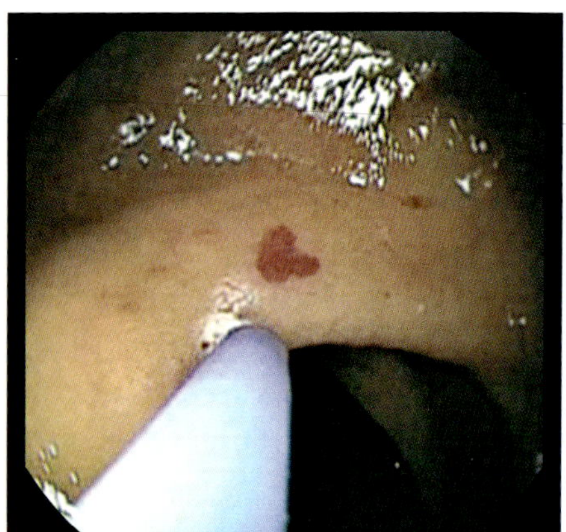

Fig. 9-2. Angioectasias de íleo proximal tratadas com plasma de argônio. Enteroscopia de duplo balão – via retrógrada.

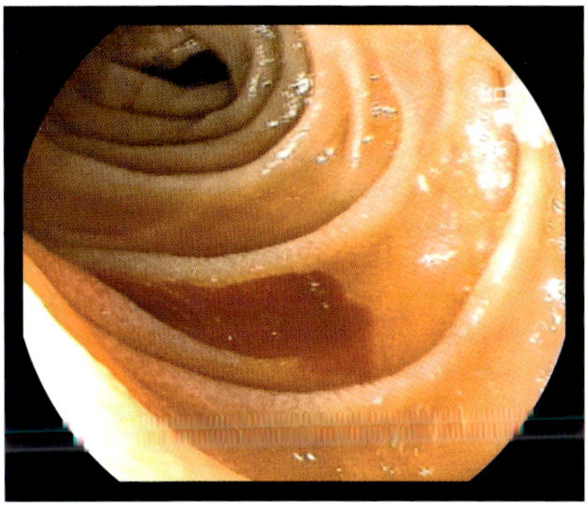

Fig. 9-3. Angioectasia com sangramento ativo.

tório. O sangramento normalmente não ocorre antes da quarta década de vida, acometendo pelo menos 15% dos pacientes. Estudos genéticos demonstraram que a THH ocorre em razão de um grupo de distúrbios autossômicos dominantes, e, portanto, mutações em diversos locais diferentes do gene podem determinar a síndrome clínica.[12]

Os hemangiomas são tumores vasculares hamartomatosos que podem ocorrer ao longo de todo o trato digestório. Representam 5 a 10% dos tumores benignos do intestino delgado. Surgem a partir de plexos vasculares submucosos e são classificados como capilares, cavernosos ou mistos. Os hemangiomas cavernosos são maiores, com vasos de parede fina, diferentemente das lesões capilares que possuem pequenos vasos envolvidos por tecido conectivo deficiente em elastina. O sangramento dos hemangiomas capilares tende a ser de pequena monta, frequentemente oculto, enquanto os hemangiomas cavernosos causam sangramentos visíveis.[9]

Mesmo com todo o arsenal diagnóstico disponível na atualidade, a hemorragia do intestino médio ainda pode oferecer grande dificuldade no diagnóstico e tratamento definitivo. A seguir é descrito caso clínico de hemorragia digestiva do intestino médio com repercussão hemodinâmica de difícil diagnóstico, tendo como causa um tumor do estroma gastrointestinal (GIST) de delgado.

Caso clínico

Paciente de 54 anos, masculino, com hemorragia digestiva aguda com repercussão hemodinâmica, apresentando melena e sangue escuro com coágulos, uma semana de evolução, tendo sido submetido a duas endoscopias e duas colonoscopias com exame do íleo distal, não se evidenciando lesões dignas de nota. Não havia sangue nos trajetos examinados. Não havia relato de antecedentes patológicos ou cirurgias abdominais, não usava nenhum medicamento. Ultrassonografia de abdome normal. Foi submetido a enteroscopias com duplo balão, por vias anterógrada e retrógrada e tatuagem nos pontos mais profundos de inserção nas duas vias utilizadas. Apresentou estabilidade hemodinâmica, sendo realizada videocápsula que demonstrou sangue em topografia de jejuno/íleo. Optou-se por programar enteroscopia intraoperatória. Durante laparotomia, entre os dois pontos de tatuagem, evidenciou-se lesão neoplásica em parede de delgado, transição jejunoileal (Fig. 9-4). Foi procedida enterectomia segmentar assistida incluindo a lesão. Após abertura da peca cirúrgica, evidenciou-se tumor de parede com ulceração para a luz e coágulo aderido. O estudo histopatológico demonstrou tratar-se de tumor estromal gastrointestinal (GIST).

A lesão de Dieulafoy é mais frequente em indivíduos adultos e idosos. Trata-se da ulceração de uma artéria submucosa calibrosa, sem arterite, mas superficial, ectópica e de trajeto sinuoso. É rara, sendo observada em cerca de 2% dos pacientes com sangramento digestório alto maciço. Embora o estômago seja a localização mais frequente, também já foi encontrada no duodeno, jejuno e cólon. O diagnóstico é difícil, principalmente se a lesão está localizada no intestino delgado. A lesão jejunal pode ser detectada por enteroscopia ou an-

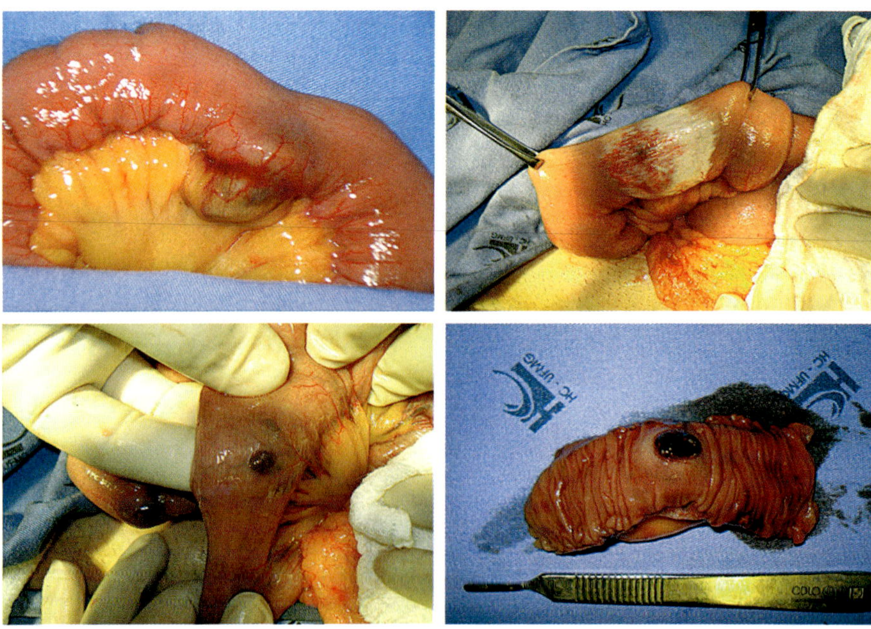

Fig. 9-4. GIST de transição jejunoileal em paciente de 54 anos com sangramento recente. Presença de coágulo aderido. Enteroscopia com duplo balão (EDB) via oral não atingiu a lesão. Feita tatuagem. EDB via anal não atingiu a tatuagem e não viu a lesão. EVC mostrou sangue no delgado médio. O paciente foi submetido à cirurgia.

giografia em casos de sangramento ativo. Mais recentemente a cápsula endoscópica e a enteroscopia têm aumentado a acurácia diagnóstica.[10] Na maioria dos pacientes a lesão não é endoscopicamente visível ou observa-se apenas área avermelhada puntiforme. A mortalidade da hemorragia por lesão de Dieulafoy é de aproximadamente 25% (Fig. 9-5).[9,12]

Uma nova classificação para lesões vasculares foi proposta por Yano *et al.*, em 2008, com base em achados endoscópicos do intestino delgado. Essa classificação é útil para determinar a conduta terapêutica, pois lesões classificadas como do tipo 1 são venosas e passíveis de cauterização. Lesões do tipo 2, caracterizadas como arteriais (Dieulafoy) e do tipo 3, como malformações arte-

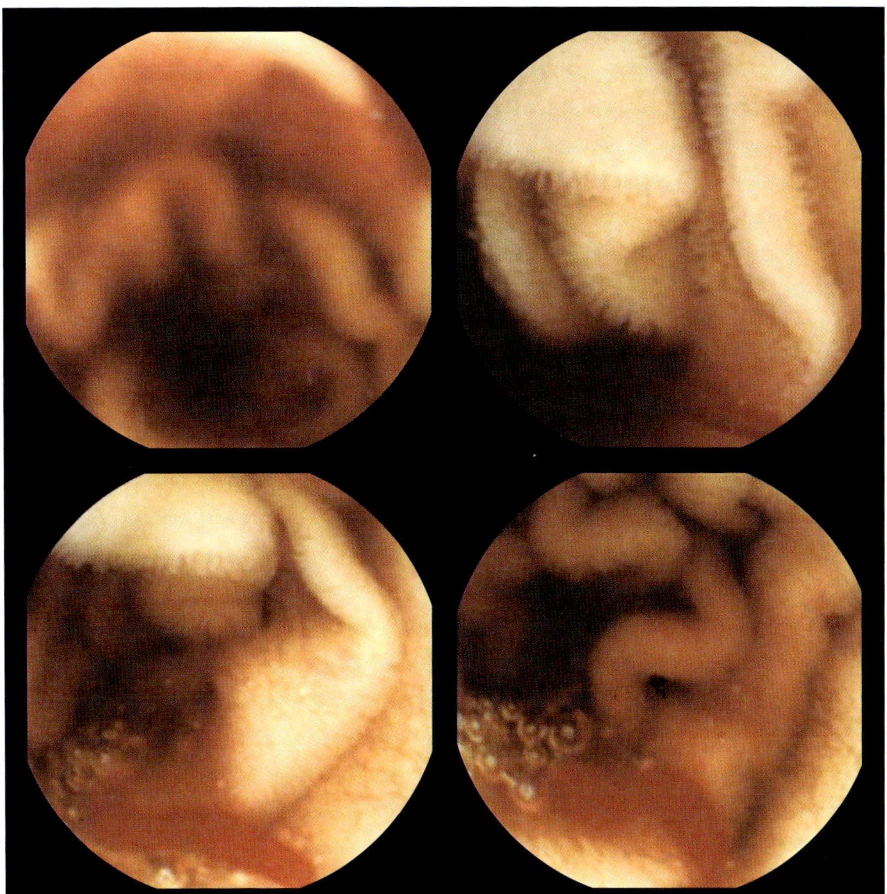

Fig. 9-5. Paciente de 64 anos com HIM, com múltiplas comorbidades, incluindo marca-passo. Exame de cápsula realizado em nível hospitalar. Diagnóstico de síndrome de Dieulafoy de jejuno proximal (Mirocam).

riovenosas com componentes arterial e venoso deverão ser tratadas com clipes ou até mesmo cirurgia.[6]

- *Tipo 1a:* enantema puntiforme (< 1 mm) sem ou com porejamento.
- *Tipo 1b:* eritema (poucos mm) sem ou com porejamento.
- *Tipo 2a:* lesões puntiformes (< 1 mm) com sangramento pulsátil.
- *Tipo 2b:* protrusão vermelha pulsátil sem dilatação venosa ao redor.
- *Tipo 3:* protrusão vermelha pulsátil com dilatação venosa ao redor.
- *Tipo 4:* outra (não classificada em nenhuma categoria).

Tumores

Somente 3% dos tumores do trato digestório ocorrem no intestino delgado. O leiomioma é o tumor benigno mais comum do intestino delgado, sendo o carcinoide o tumor maligno mais frequente. Entretanto os tumores estromais são os que sangram mais frequentemente.[13]

Os tumores de intestino delgado correspondem a 5 a 10% dos casos de hemorragia do intestino delgado. A idade média dos pacientes com tumores de delgado é inferior àqueles com angioectasias. O sangramento é a apresentação clínica em até 53% dos pacientes. Hemorragia abundante está mais relacionada com os tumores estromais, enquanto perda crônica e anemia são mais comuns nos carcinoides, adenocarcinomas e linfomas. Em virtude de sua vascularização, os tumores estromais podem ser detectados com a cintilografia com tecnécio-99 m (^{99}Tc). A sensibilidade da angiografia foi descrita como 86% para estas lesões (Figs. 9-6 e 9-7).[13]

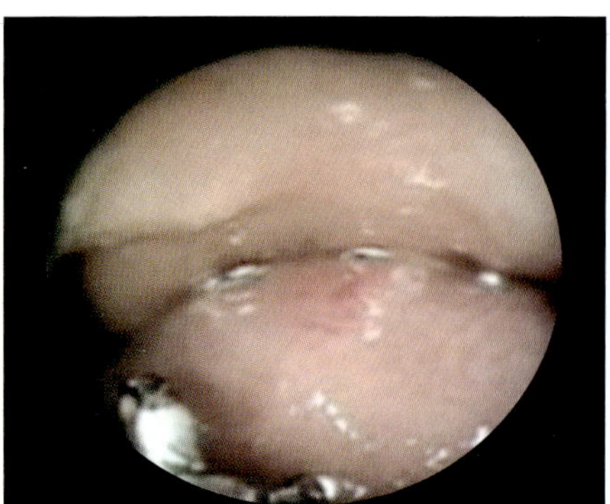

Fig. 9-6. GIST ulcerado em paciente de 47 anos com SDOO (sangramento digestivo de origem obscura) tipo visível.

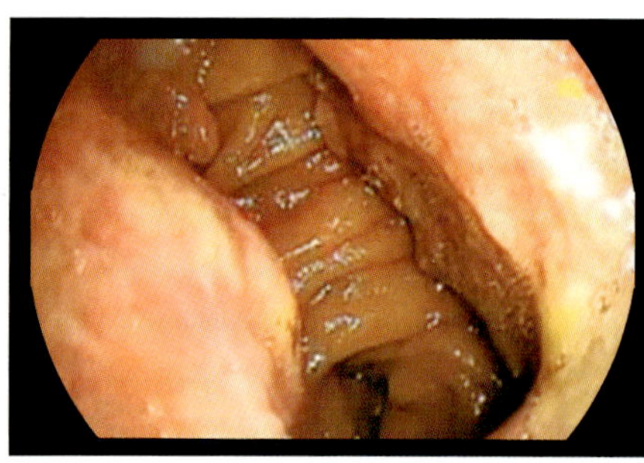

Fig. 9-7. Advogado de 66 anos com severa anemia (6,8 g% de hemoglobina) e hematoquesias. EDA e colonoscopia normais. EDB mostrou adenocarcinoma de jejuno médio. Confirmado com biópsias e ressecção cirúrgica.

Divertículo de Meckel

É a anomalia congênita mais prevalente, ocorrendo em 2% da população, sendo mais frequente no homem do que na mulher. A complicação mais frequente é o sangramento maciço, normalmente na infância. É a causa do sangramento em dois terços dos homens com menos de 30 anos com sangramento gastrointestinal obscuro.[14]

Doença de Crohn

É a causa mais comum de lesões ulceradas no intestino delgado. Normalmente se manifesta por sangramento crônico de pequena quantidade e anemia. Sangramento maciço é raro. Em apenas 15% dos casos as lesões sangrantes localizam-se no intestino, sendo o cólon o local mais comum. Em cerca de 20% dos pacientes com acometimento do intestino delgado, a hemorragia é a manifestação inicial da doença (Fig. 9-8).[15]

Causas menos comuns

A síndrome de Zollinger-Ellison também pode ser causa de hemorragia decorrente das ulcerações associadas ao quadro de hipergastrinemia. As úlceras podem ocorrer na terceira porção duodenal e jejuno.[9]

Infecções, como a tuberculose, sífilis, histoplasmose, também podem ser causa de sangramento. No caso da tuberculose as localizações mais frequentes são a ileocecal e a jejunoileal.[9]

A amiloidose pode ocorrer em diversos órgãos. O acometimento do TGI é comum na amiloidose primária. Má-absorção, obstrução e sangramento foram relatados. Em alguns casos lesões pseudotumorais podem ser a causa do sangramento (Fig. 9-9).

Diversas medicações, como potássio, anti-inflamatórios não esteroides (AINEs) e mercaptopurina, são causas de ulcerações e sangramento. Os AINEs são certamente subestimados como causa de ulcerações do intestino delgado e anemia por deficiência de ferro. Outras causas menos frequentes são os aneurismas mesentéricos, varizes ectópicas, fístulas aortoentéricas, enterite actínica e vasculites.[9]

AVALIAÇÃO CLÍNICA

A avaliação dos pacientes com HIM deve ser realizada de acordo com dados da história clínica, achados do exame físico e os resultados da propedêutica prévia (exames laboratoriais, exames de imagem e endoscópicos).

O diagnóstico da origem do sangramento em pacientes com HIM é desafiador.

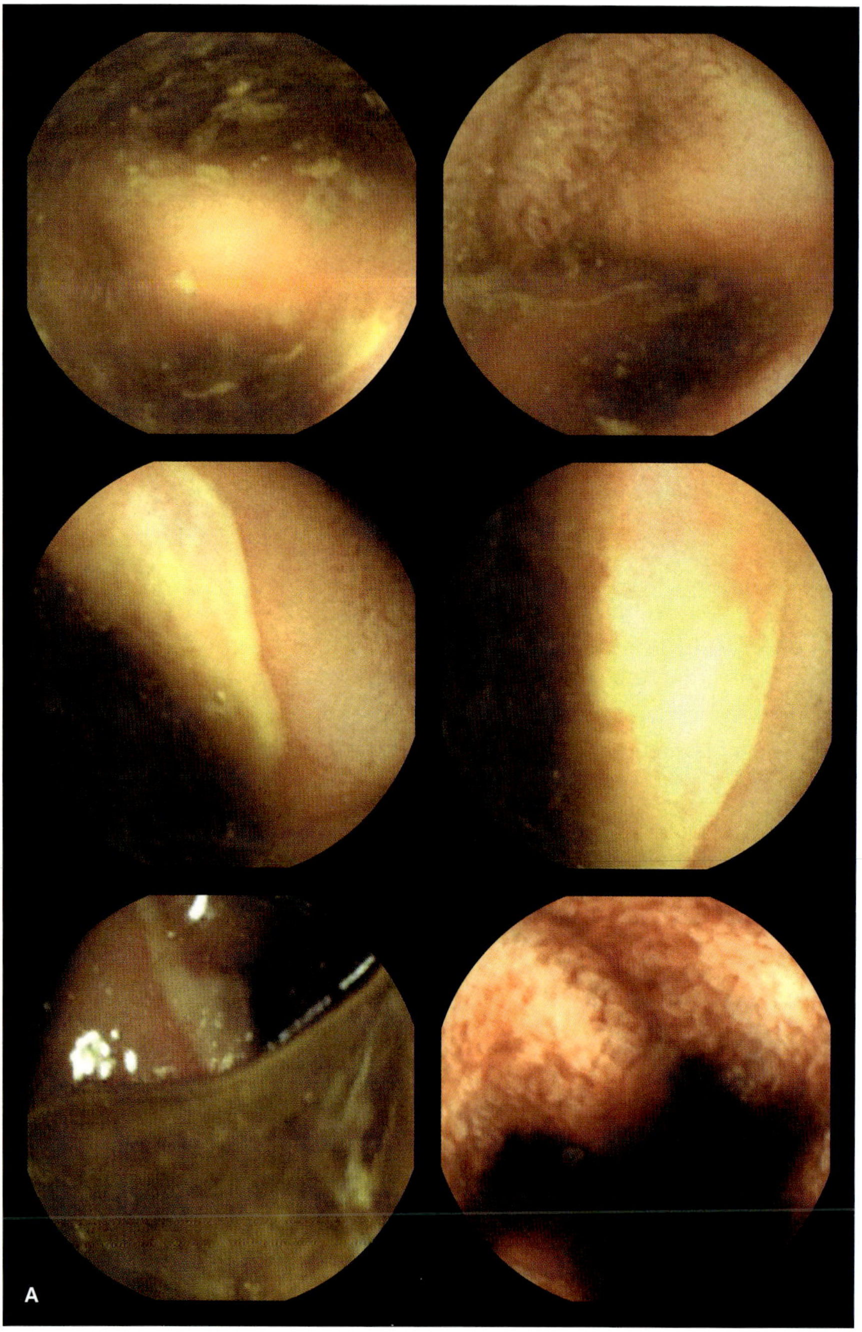

Fig. 9-8. Imagens de cápsula endoscópica de paciente de 16 anos com HIM. (**A**) Observar presença de úlceras, levando à estenose e sangramento (Mirocam).

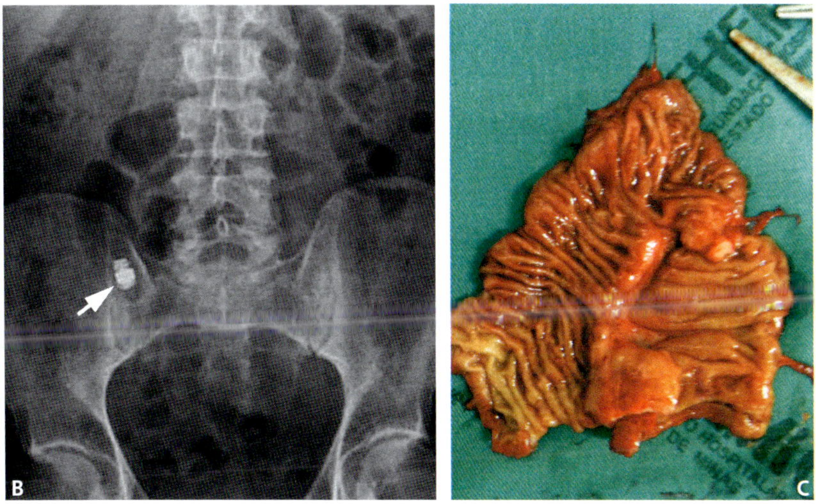

Fig. 9-8. *(Cont.)* (**B**) Radiografia simples de abdome mostrando cápsula impactada em íleo distal. (**C**) Peça cirúrgica aberta da área de ulceração, fibrose e estenose com diagnóstico de doença de Crohn.

Em decorrência das características da HIM, torna-se evidente que a dificuldade de diagnóstico etiológico, assim como a terapêutica da mesma, pode, via de regra, implicar na realização e repetição de vários exames endoscópicos e estudos de imagem antes que um diagnóstico etiológico definitivo seja estabelecido.[1,16] Foutch *et al.* demonstraram o grande número de procedimentos diagnósticos a que estes pacientes são submetidos, quando 39 pacientes haviam se submetido a 277 procedimentos diagnósticos (média de 7,3 por paciente) sem sucesso.[17]

Além do custo dos exames, deve-se considerar que a ausência do diagnóstico etiológico dificulta a abordagem terapêutica resolutiva, implicando, dessa forma, em múltiplas transfusões sanguíneas e repetidas internações relatadas por Flickinger *et al.*, em 1989, cuja média foi de cinco internações e 46 unidades transfundidas por paciente.[18]

A complexidade na abordagem do intestino delgado certamente exige maior número de procedimentos diagnósticos, mais transfusões sanguíneas, internações hospitalares mais prolongadas, consequentemente maiores custos. Além disso, estes pacientes apresentaram pior prognóstico, quando comparados a pacientes com Hemorragia Digestiva Alta ou Baixa (mortalidade de 10%).[19]

Outro dado alarmante é o tempo médio estimado de 2 anos (variando de 1 mês a 8 anos) para o diagnóstico diferencial do paciente portador de sangramento de origem obscura.[19]

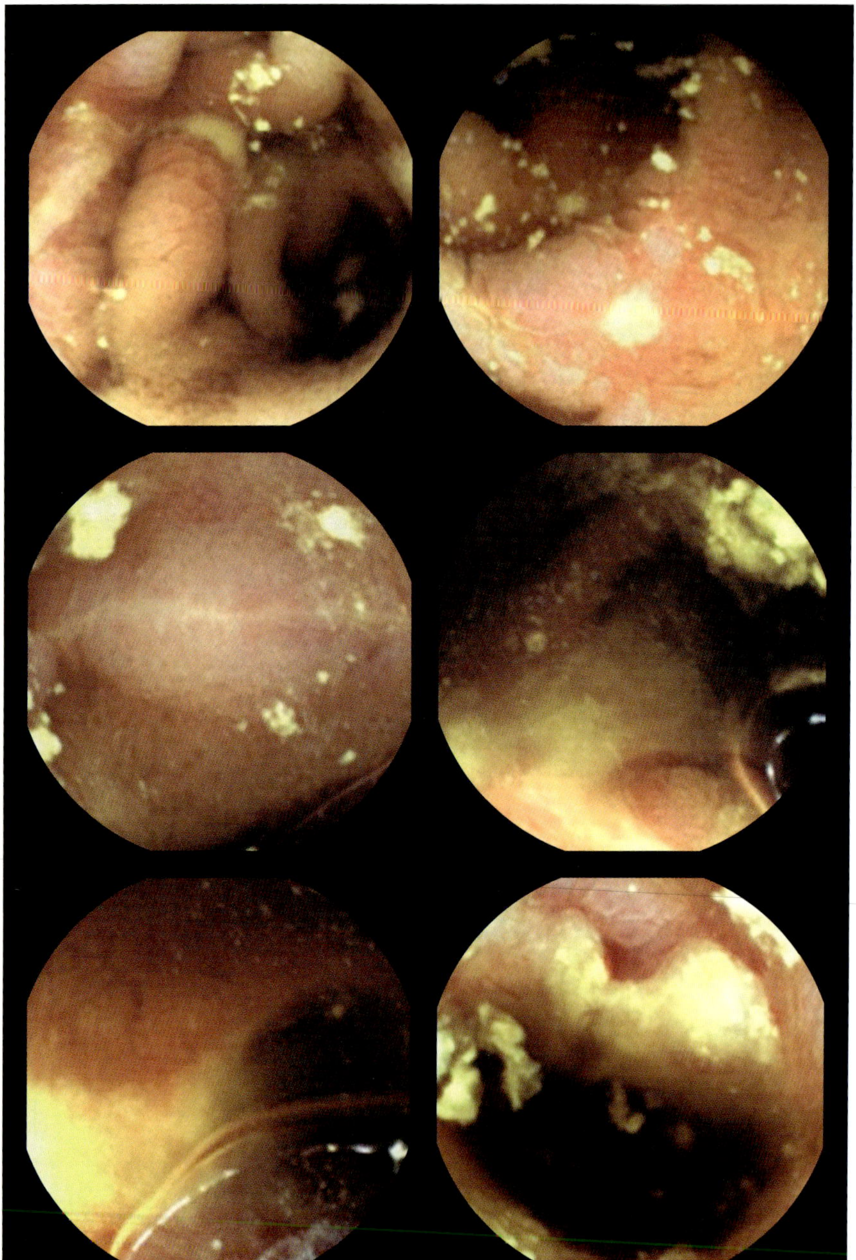

Fig. 9-9. Paciente de 84 anos com anemia grave (Hb 5,6 g/dL). Presença de múltiplas úlceras, algumas com sangramento, acometendo todo o intestino delgado, diagnosticadas posteriormente como amiloidose (Mirocam).

Antes de avaliar a sintomatologia, é importante definir corretamente o tipo de sangramento apresentado.

Com o objetivo de orientar uma sequência propedêutica no sangramento do intestino médio recomenda-se separar os pacientes em dois grupos:

1. **Sem sangramento visível:** ausência de sangue visível nas fezes para o médico ou para o paciente, que se apresenta em geral com uma anemia por deficiência de ferro não explicada ou com uma pesquisa positiva de sangue oculto nas fezes (PSOF).
2. **Com sangramento visível:** sangramento visível persistente ou recorrente, cuja origem não se define após investigação endoscópica primária inicial por EGD ou colonoscopia.

Poucos estudos avaliaram a frequência e a história natural das duas formas de apresentação clínica da HIM. Alquist *et al.* investigaram pacientes com anemia e verificaram que o tratamento com ferro via oral resolveu a anemia em 83% dos casos, num período de seguimento de 20 meses.

No sangramento visível, a apresentação clínica com hematêmese parece ser de rara frequência, sendo a grande maioria dos casos representada pela passagem de sangue pelo reto.[1,16]

A manifestação clínica e a idade ajudam a definir o tipo de abordagem diagnóstica, assim como o prognóstico e resultados terapêuticos. Pacientes com sintomas de anemia e com alteração hemodinâmica apresentam diferentes abordagens, o que implica diferentes algoritmos. Por exemplo, sintoma de hematêmese recorrente sugere origem do sangramento acima do ângulo de Treitz, e investigação do trato gastrointestinal inferior a princípio não é necessária. Pacientes com anemia discreta, queda pequena do hematócrito, idade avançada e múltiplas comorbidades devem ter investigação mais conservadora.[19]

Diante destes dados, com o intuito de abreviar o diagnóstico etiológico destes pacientes, torna-se de suma importância a avaliação propedêutica padronizada, levando-se em consideração a história pregressa, faixa etária do início dos sintomas, história familiar, forma de apresentação e repercussão no seu estado clínico, visando à instituição de terapêutica específica o mais breve possível, minimizando, dessa forma, repercussões para o paciente e, possivelmente, melhorando seu prognóstico. A avaliação da relação custo *versus* benefício da realização de cada procedimento propedêutico também deve ser levada em consideração, uma vez que exames de custo elevado, como a cápsula endoscópica e a enteroscopia de duplo balão ou balão único, podem abreviar o tempo despendido para o estabelecimento de diagnóstico efetivo, reduzindo gastos com repetição de outros exames, transfusões sanguíneas e internações.[1,16]

MÉTODOS DE PROPEDÊUTICA

A investigação do intestino médio (IM) representa um desafio, seja decorrente de sua extensão, localização intraperitoneal ou peristaltismo. Os métodos endoscópicos disponíveis para a avaliação do IM incluem a "push" enteroscopia, a cápsula videoendoscópica (CVE) e a enteroscopia intraoperatória, cada qual apresentando vantagens e desvantagens. A *push* enteroscopia possibilita diagnóstico e terapêutica, mas habitualmente limita-se aos 50 a 150 cm de delgado imediatamente distal ao ângulo de Treitz. A CVE permite examinar o intestino delgado em toda a sua extensão, porém não é um método terapêutico. A enteroscopia intraoperatória é um procedimento muito mais invasivo, o que restringe sua realização.

ENTEROSCOPIA

Alternativas à enteroscopia convencional têm ampliado a indicação do método. Conhecida como enteroscopia de maior alcance, a *deep small enteroscopy*, permite a visualização e intervenção terapêutica ao longo de todo o intestino delgado. Tecnicamente realiza-se o pregueamento das alças sobre um *overtube* limitando o alongamento das mesmas e permitindo, assim, a transmissão de manobras destinadas ao posicionamento da extremidade distal do enteroscópio.

A enteroscopia "profunda" tem várias indicações diagnósticas e terapêuticas, sendo a mais frequente o sangramento obscuro.[20]

A presença de alterações anatômicas pós-operatórias (ileostomia ou anastomose ileoanal ou ileocólica) constitui contraindicação relativa ao procedimento em função do maior risco de perfuração.[21]

Pacientes alérgicos a látex não devem ser submetidos à enteroscopia assistida por balão.

Estão disponíveis três tipos de enteroscópios:

1. Enteroscópio de duplo balão (Double Ballon Technology, Fujino, Inc).
2. Enteroscópio de balão único (Single Baloon Enteroscope System, Olympus, Inc).
3. Enteroscópio espiral (Endo-Ease Discovery SB System, Spirus Medical LLC).

A enteroscopia assistida por balão inclui a enteroscopia com balão único (EBU) e a enteroscopia com duplo balão (EDB). Apesar de similares, os sistemas variam de acordo com a posição do balão, se somente no *overtube* (EBU) ou também na extremidade do enteroscópio (EDB) e parecem ter eficácia similar. O procedimento pode ser realizado sob sedação consciente, embora alguns centros optem por anestesia geral, pois o exame pode ser prolongado, dificultando a manutenção da sedação.

Em um estudo envolvendo 2.245 EDB realizadas em 1.765 pacientes, a eficácia diagnóstica variou de acordo com a indicação: síndrome de Peutz-Jeghers (82%), sangramento do IM (53%), doença de Crohn (47%), dor abdominal (19%) e diarreia (16%).[22]

VIDEOCÁPSULA

Consiste em uma tecnologia não invasiva, permitindo a obtenção de imagens de alta resolução. A CVE aproxima-se do conceito de endoscopia fisiológica, sua passagem pelo trato digestório se faz de forma passiva, sem insuflação. Mais recentemente foram desenvolvidas cápsulas destinadas ao exame do esôfago e cólon. Estão disponíveis as cápsulas PillCam SB, EndoCapsulle e MiRo Capsule.

A CVE possui várias vantagens quando comparada a outros métodos de avaliação do IM, não sendo invasiva e permitindo o exame integral do intestino delgado, o que não é possível com a *push* enteroscopia.[23,24] Sua grande limitação é impossibilitar a realização de biópsias ou intervenções terapêuticas. Também não é capaz de atingir o ceco em 16% dos casos.[25] Exames incompletos foram mais frequentes em pacientes já submetidos à cirurgia de intestino delgado, ou que se encontravam hospitalizados, apresentavam preparo insuficiente ou cujo tempo de trânsito gástrico era superior a 45 minutos.[26] A principal indicação da CVE é na investigação do sangramento gastrointestinal, incluindo a avaliação de anemia, suspeita de doença de Crohn e tumores do IM. Também é indicada na detecção de lesões causadas por anti-inflamatórios não esteroides, na investigação de dor abdominal de causa não conhecida, no rastreamento de pólipos nos pacientes com história familiar de síndromes poliposas, como a síndrome de Peutz-Jeghers e a polipose familiar adenomatosa, além da avaliação da doença celíaca. A experiência com crianças vem crescendo e atualmente abrange até aquelas com idade inferior a 2 anos de idade. Comparada à "*push* enteroscopia", a CVE mostra-se superior na identificação de causas de sangramento obscuro.[9,10,27]

Para a realização da CVE recomenda-se 12 horas de jejum. Preparo adicional, como o uso de procinéticos, é controverso.

De um modo geral, a capacidade diagnóstica da CVE é de aproximadamente 60%. Em uma extensa metanálise que incluiu 227 estudos com 22.840 procedimentos, 66% obtiveram como indicação o sangramento obscuro, com percentual de definição da causa em 61%.[25]

Em outro estudo, envolvendo 911 pacientes submetidos à CVE para propedêutica de sangramento gastrointestinal obscuro, o êxito na identificação de uma lesão foi de 56% (509 pacientes). Foram encontrados: angioectasias de delgado (22%), ulcerações (10%), tumores (7%), varizes de delgado (3%), presença de sangue sem lesão identificada (8%), lesões esofagogástricas (11%) e angioectasias de cólon (2%).[28]

A chance de se definir a causa do sangramento é maior quando o procedimento é realizado o mais próximo possível do episódio de sangramento e naqueles pacientes com sangramento visível, se comparados àqueles com sangramento oculto. Outros fatores associados aos melhores resultados incluem pacientes com idade avançada, sexo masculino, procedimento realizado durante a internação e pacientes que necessitam de muitas hemotransfusões.[29]

REFERÊNCIAS BIBLIOGRÁFICAS

1. American Gastroenterological Association (AGA) Institute medical position statement on obscure gastrointestinal bleeding. *Gastroenterology* 2007;133:1694-96.
2. Lima DCA, Alberti LR, Ribeiro AVS *et al. Hemorragia gastrointestinal obscura.* Diretriz SOBED 2009.
3. Ell C, May A. Mid-gastrointestinal bleeding: capsule endoscopy and push-and-pull enteroscopy give rise to a new medical term. *Endoscopy* 2006;38:73-75.
4. Descamps C, Schmit A, Van Gossum A. Missed upper gastrointestinal tract lesions may explain occult bleeding. *Endoscopy* 1999;31:452.
5. Vlachogiannakos J, Papaxoinis K, Viazis N *et al.* Bleeding lesions within reach of conventional endoscopy in capsule endoscopy examinations for obscure gastrointestinal bleeding: is repeating endoscopy economically feasible? *Dig Dis Sci* 2011;56:1763.
6. Yano T, Yamamoto H, Sunada K *et al.* Endoscopic classification of vascular lesions of the small intestine (with videos). *Gastrointest Endosc* 2008 Jan.;67(1):169-72.
7. Marangoni G, Cresswell AB, Faraj W *et al.* An uncommon cause of life-threatening gastrointestinal bleeding: 2 synchronous Dieulafoy lesions. *J Pediatr Surg* 2009 Feb.;44(2):441-43.
8. Okazaki H, Fujiwara Y, Sugimori S *et al.* Prevalence of mid-gastrointestinal bleeding in patients with acute overt gastrointestinal bleeding: multi-center experience with 1,044 consecutive patients. *J Gastroenterol* 2009;44(6):550-55.
9. Van Gossum A. Obscure digestive bleeding. *Best Pract Res Clin Gastroenterol* 2001 Feb.;15(1):155-74.
10. Lewis BS, Eisen GM, Friedman S. A pooled analyses to evaluate results of capsule endoscopy trials. *Endoscopy* 2005;37:960-65.
11. Lewis BS, Salomon P, Rivera-MacMurray S *et al.* Does hormonal therapy have any benefit for bleeding angiodysplasia? *J Clin Gastroenterol* 1992;15:99-103.
12. Sharathkumar AA, Shapiro A. Hereditary haemorrhagic telangiectasia. *Haemophilia* 2008 Nov.;14(6):1269-80.
13. Shyung LR, Lin SC, Shih SC *et al.* Proposed scoring system to determine small bowel mass lesions using capsule endoscopy. *J Formos Med Assoc* 2009 July;108(7):533-38.
14. Tang S, Zaidi A. The trouble with investigating anaemia in young adults: bleeding from a giant Meckel's diverticulum without ectopic gastric mucosa. *Ann R Coll Surg Engl* 2009 Mar.;91(2):W15-17.

15. Akhtar RY, Lewis BS, Ullman T. Mucosal healing of Crohn's disease demonstrated by capsule endoscopy in a woman with obscure gastrointestinal bleeding. *Am J Gastroenterol* 2009 Apr.;104(4):1065-6.
16. American Gastroenterological Association (AGA) Institute technical review on obscure gastrointestinal bleeding. *Gastroenterology* 2007;133:1697-717.
17. Foutch PG, Sawyer R, Sanowski RA. Push-enteroscopy for diagnosis of patients with gastrointestinal bleeding of obscure origin. *Gastrointest Endosc* 1990;36:337-41.
18. Flickinger EG, Stanforth AC, Sinar DR *et al.* Intraoperative video panendoscopy for diagnosing sites of chronic intestinal bleeding. *Am J Surg* 1989;157:137-44.
19. Prakash C, Zuckerman GR. Acute small bowel bleeding: a distinct entity with significantly different economic implications compared with gastrointestinal bleeding from other locations. *Gastrointest Endosc* 2003;58:330-35.
20. Westerhof J, Weersma RK, Koornstra JJ. Investigating obscure gastrointestinal bleeding: capsule endoscopy or double balloon enteroscopy? *Neth J Med* 2009;67:260.
21. Gerson LB, Flodin JT, Miyabayashi K. Balloon-assisted enteroscopy: technology and troubleshooting. *Gastrointest Endosc* 2008;68:115.
22. Möschler O, May A, Müller MK *et al.* Complications in and performance of double-balloon enteroscopy (DBE): results from a large prospective DBE database in Germany. *Endoscopy* 2011;43:484.
23. Lewis BS, Swain P. Capsule endoscopy in the evaluation of patients with suspected small intestinal bleeding: Results of a pilot study. *Gastrointest Endosc* 2002;56:349.
24. ASGE Technology Assessment Committee: Ginsberg GG, Barkun AN, Bosco JJ *et al.* Technology Status Evaluation Report. Wireless capsule endoscopy. *Gastrointest Endosc* 2002;56(5):621-24.
25. Liao Z, Gao R, Xu C *et al.* Indications and detection, completion, and retention rates of small-bowel capsule endoscopy: a systematic review. *Gastrointest Endosc* 2010;71:280.
26. Westerhof J, Weersma RK, Koornstra JJ. Risk factors for incomplete small-bowel capsule endoscopy. *Gastrointest Endosc* 2009;69:74.
27. Mylonaki M, Fritscher-Ravens A, Swain P. Wireless capsule endoscopy: a comparison with push enteroscopy in patients with gastroscopy and colonoscopy negative gastrointestinal bleeding. *Gut* 2003;52:1122.
28. Lepileur L, Dray X, Antonietti M *et al.* Factors associated with diagnosis of obscure gastrointestinal bleeding by video capsule enteroscopy. *Clin Gastroenterol Hepatol* 2012;10:1376.
29. Shahidi NC, Ou G, Svarta S *et al.* Factors associated with positive findings from capsule endoscopy in patients with obscure gastrointestinal bleeding. *Clin Gastroenterol Hepatol* 2012;10:1381.

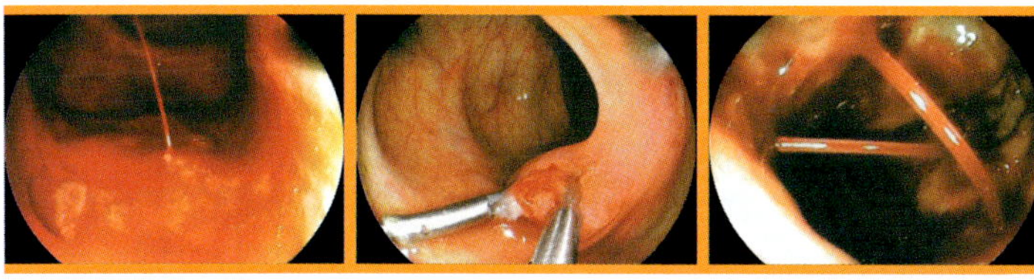

10

Cápsula Entérica na Hemorragia de Origem Obscura

Paula Bechara Poletti
Artur Adolfo Parada
Thiago Secchi

INTRODUÇÃO

O sangramento de origem obscura (SOO) é definido como o sangramento do trato gastrointestinal de origem desconhecida, que persiste ou recorre, expresso por anemia ferropriva com sangue oculto positivo e/ou sangramento visível, após a investigação primária negativa através da endoscopia digestiva alta e colonoscopia.[1] Classificado de acordo com a forma de apresentação clínica em **oculto** – manifestado por anemia ferropriva e sangue oculto positivo – e **visível** – manifesto por diferentes formas de eliminação sanguínea do trato gastrointestinal (enterorragia, melena e/ou hematoquezia) – compreendendo uma grande diversidade de quadros clínicos, assim como de fatores etiológicos. Apesar de corresponder, nas diferentes casuísticas, a cerca de 5 a 10% das hemorragias digestivas, o SOO permanece um importante desafio à equipe médica em decorrência, não só da extensa superfície do trato digestório a ser avaliada, quanto à diversidade de fatores etiológicos que podem estar implicados em sua origem.[1]

São possíveis causas do SOO lesões não diagnosticadas do esôfago, estômago, duodeno, reto e cólon, mas, em cerca de 75% dos casos, o fator etiológico do SOO corresponde a lesões localizadas no intestino delgado.[1] Esta predominância de lesões do Intestino Delgado reflete, provavelmente, as características anatômicas deste: seu posicionamento livre, comprimento, extensa superfície e facilidade de formação de alças, resultando em importante dificuldade técnica para seu adequado estudo e completa avaliação endoscópica.[1,2]

Como demonstrado por Zukerman *et al.*, os pacientes portadores de sangramento digestivo com origem no intestino delgado caracterizam-se por requerer maior número de procedimentos diagnósticos (p < 0,001), maior número de transfusões sanguíneas (p < 0,001), maior número de dias de internação hospitalar (p < 0,05), maior custo de internação hospitalar (p < 0,001) e pior prognóstico (mortalidade de 10%) quando comparados aos de pacientes com sangramentos digestivos originados no esôfago, estômago, duodeno, cólon e reto, refletindo a dificuldade diagnóstica das lesões localizadas no delgado (Figs. 10-1 a 10-3).[2]

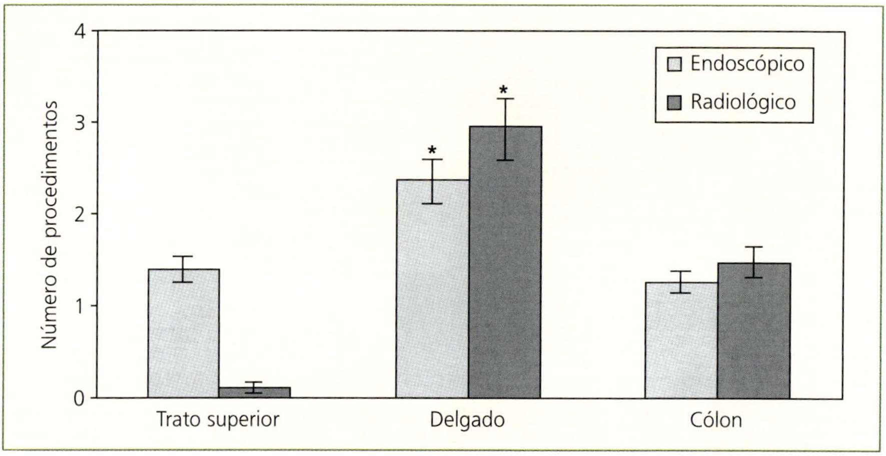

Fig. 10-1. Relação entre o número de procedimentos e o segmento do sangramento.[2]

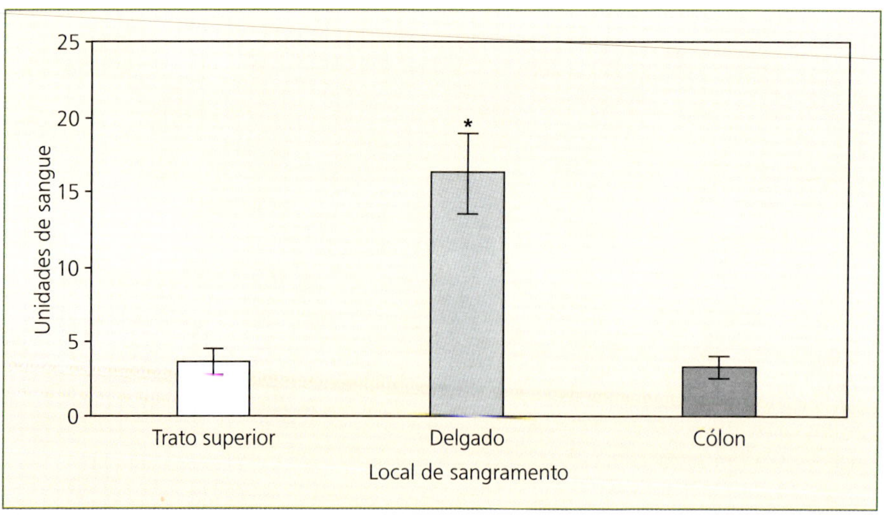

Fig. 10-2. Relação entre a quantidade de sangue transfundido e o segmento do sangramento.[2]

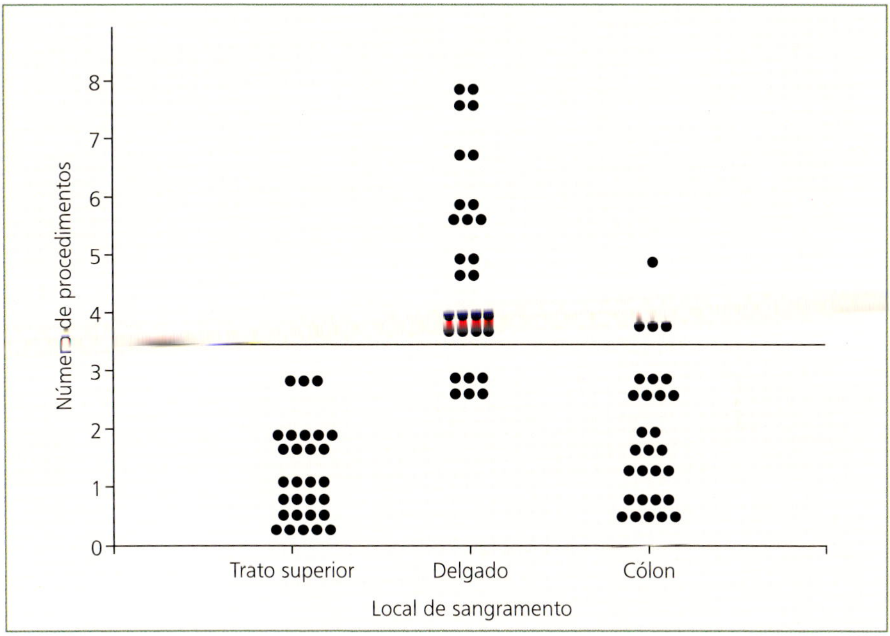

Fig. 10-3. Relação entre o número de procedimentos e o segmento do sangramento.[2]

Esses dados somados às novas metodologias e equipamentos endoscópicos, que passaram a permitir a avaliação endoscópica do intestino delgado em toda sua extensão, levaram a uma reclassificação das hemorragias digestivas em:

- *Hemorragia digestiva alta:* sangramentos originados proximalmente à papila de Vater (avaliado pela EDA).
- *Hemorragia digestiva média:* sangramentos originados entre a papila de Vater e a válvula ileocecal (avaliado pela cápsula endoscópica e/ou enteroscópios *device guided*).
- *Hemorragia digestiva baixa:* sangramentos originados entre a válvula ileocecal e o canal anal (avaliado pela colonoscopia).[1]

Muito do diagnóstico e tratamento das patologias do intestino delgado tem sido discutido e estudado na última década, desde a introdução da cápsula endoscópica na prática médica. Esta importante inovação tecnológica possibilitou o rompimento à última fronteira endoscópica do trato digestório, permitindo o acesso endoscópico a toda a extensão do intestino delgado, o qual permanecia acessível somente à enteroscopia intraoperatória, que, graças às características e morbidade inerentes ao método, era reservada apenas a casos extremos.

O desenvolvimento da cápsula endoscópica teve início na década de 1980, e após a superação dos inúmeros desafios tecnológicos, em maio de 2000, na *Digestive Disease Week* (DDW), o Dr. Swain apresentou os resultados de estudos iniciais do protótipo do sistema da cápsula endoscópica. Em 2001, após resultados satisfatórios em estudos clínicos, o sistema obteve aprovação do FDA e o *CE Mark Certification* para utilização em seres humanos na pesquisa do SOO.[3-6]

Em 2 de julho de 2003, o FDA, com base na análise de 32 estudos totalizando 691 pacientes, que compararam a cápsula endoscópica aos demais exames em uso corrente para avaliação do intestino delgado (trânsito intestinal, *push* enteroscopia, TC abdominal, cintilografia e enteroscopia intraoperatória), evidenciando acurácia de 71% contra 41%, respectivamente, estabeleceu que a cápsula endoscópica passa a ser método diagnóstico de primeira linha para a avaliação e detecção de anormalidades do intestino delgado.[7]

Desde 2001 a cápsula endoscópica vem sendo aplicada na prática clínica em diversos centros em todo o mundo, assim como no Brasil, com mais de 2 milhões de exames realizados, contribuindo de forma efetiva no diagnóstico das patologias do delgado. Vários tipos de videocapsulas já foram comercializados (Fig. 10-4).[8]

Especificação	MiroCam	PillCam SB2	EndoCapsule	OMOM
Origem	Coreia	Israel	Japão	China
Tamanho mm	11 x 23,6	11 x 26	11 x 26	13 x 27,9
Peso g	3,4	3,45	3,7	6,0
Pixels	320 x 320	256 x 256	256 x 256	256 x 256
Fotos/seg	3	2	2	2
Duração bateria h	11	8	8	8
Número fotos	129.000	57.600	57.600	57.600
Sist Transm	*Human body comunication*	Rádio frequência	Rádio frequência	Rádio frequência
Campo visual	150	140	145	140
Real time	sim	sim	sim	sim
	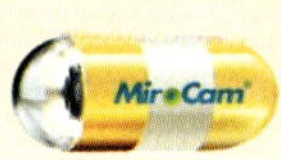	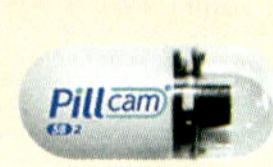	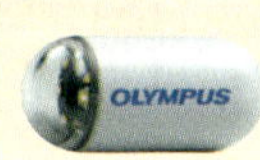	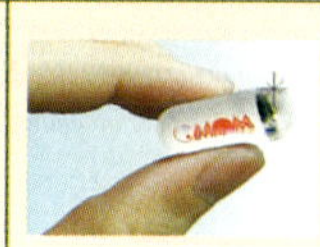

Fig. 10-4. Características das diferentes cápsulas.[8]

SISTEMA DA CÁPSULA ENDOSCÓPICA

O sistema da cápsula endoscópica é composto por:

1. **Cápsula:** propriamente dita tem formato cilíndrico, sua medida varia de 11 × 27 mm a 11 × 31 mm, pesa cerca de 3,7 g, dependendo da marca e modelo, é recoberta por material biocompatível, resistente à ação da secreção digestiva e é não absorvível. É composta por um sistema óptico: doma óptica (de formato convexo, que previne a reflexão da luz) e uma ou duas lentes esféricas, que captam as imagens e as focam, respectivamente; um sistema de iluminação *Light Emitting Diodes*, que fornece luz branca para a obtenção das imagens; um sistema de baterias que consiste em duas baterias de óxido de prata, as quais fornecem energia para todo o sistema durante cerca de 9 a 10 horas; um sistema de captação de imagens, CMOS (*Complementary Metal Oxide Silicon*) ou CCD (*Charged Coupled Device*), e um sistema de transmissão ASIC (radiotransmissor telemétrico VHF de frequência ultra-alta) composto por uma antena que emite os sinais e os transmite por radiofrequência para os sensores ou HBC (*Human body comunication*) que transmite as imagens através de tecidos do corpo humano. As imagens obtidas pela cápsula têm um campo visual de 140 a 160 graus, com magnificação de 1:8, com alcance de profundidade variando de 1 a 30 mm e uma capacidade de detecção de lesões de tamanho igual ou superior a 1 mm de diâmetro (Fig. 10-5).

   Recentemente, um novo tipo de videocápsula foi desenvolvido, a CAPSOCAN SV-1 (Capsovision Cupertino Califórnia, EUA) (Fig. 10-6). Trata-se de uma nova cápsula de visão panorâmica lateral de 360 graus, com quatro câmeras voltadas para as paredes do trato digestório. Cada câmera faz cinco quadros/segundo durante as primeiras 2 horas, e três quadros/segundo no restante do tempo. As vantagens teóricas desta cápsula seriam a posição central das quatro câmeras, que manteriam uma distância focal fixa e um sensor de movimentos, que ativa as câmeras somente quando a cápsula estiver em movimento, economizando, assim, a bateria e reduzindo o tempo de leitura das fotografias. Entretanto, essa câmera não transmite as imagens para um gravador como as outras, e ela tem que ser recuperada nas fezes e colocada em um leitor de imagens. Pioche Mathieu *et al.*[9] compararam essa cápsula com a Pillcam SB2, em um trabalho multicêntrico, prospectivo e randomizado em pacientes com sangramento digestivo de origem obscura. A conclusão foi que a CapsoCam fornece diagnóstico eficiente dos sangramentos digestivos de origem obscura originados no intestino delgado, comparáveis aos da PillCam SB2, com uma boa concordância (kappa de 0,63). Entretanto, o número de falhas com a CapsoCam

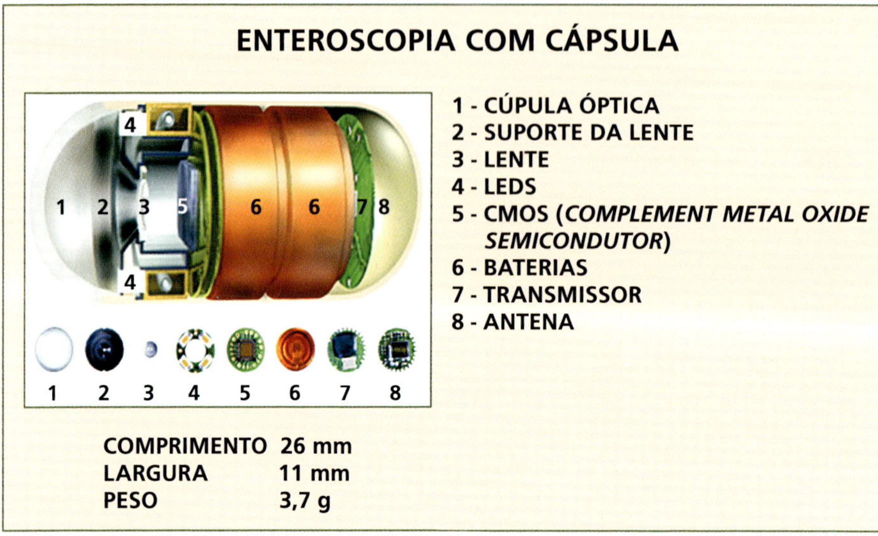

Fig. 10-5. Esquema da cápsula entérica. Tamanho: 11 × 26,5 mm; peso: 3,7 g; 1 doma óptica; campo de visão: 140° a 156°; magnificação de imagem: 1:8; tempo de duração da bateria: 8 a 11 horas; fornece cerca de 2 imagens/segundo e cerca de 50.000 a 72.000 imagens durante o exame.

foi alto, além da necessidade da recuperação da mesma nas fezes para permitir a leitura. A CapsoCam forneceu 46,7% de diagnósticos positivos comparados a 48,3% com a PillCam SB2, nos casos em que se conseguiram as imagens de ambas as cápsulas, sendo o tempo de leitura similar em ambos os sistemas.

2. **Sensores:** que, ajustados ao abdome do paciente, captam os sinais de radiofrequência ou transmitidos pelo sistema HBC pela cápsula e os transferem para o *Recorder.*

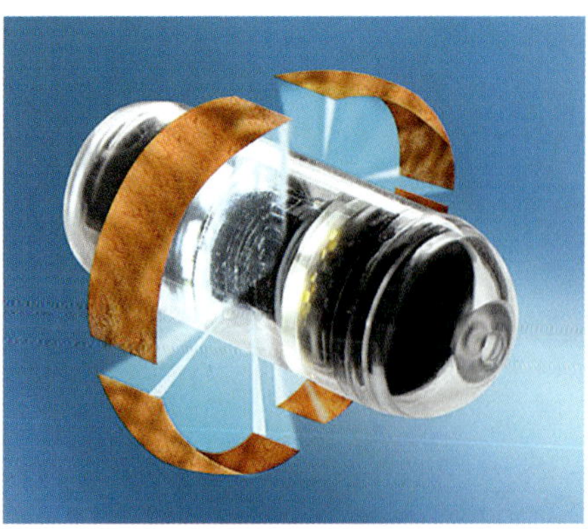

Fig. 10-6. CapsoCam SV-1.

3. ***Recorder***: um microcomputador com *hardware*, que é anexado ao cinturão, recebe os sinais das imagens captadas pela cápsula e as armazena. Alguns modelos de *Recorder* contam com sistema que permite a visualização da imagem que está sendo capturada pela cápsula em tempo real, permitindo, dessa forma, assegurar que a cápsula atingiu o intestino delgado (Fig. 10-7).
4. ***Work Station***: computador e programa que processam as imagens obtidas pela cápsula e transmitidas ao *Recorder* e as transformam em um filme, que será analisado. Esses programas contam com vários recursos que auxiliam na análise das imagens obtidas pela cápsula (Fig. 10-8).

Preparo do exame

Não há, até o presente momento, consenso a respeito do preparo ideal para a realização dos exames de cápsula entérica; como recomendação para o exame do intestino delgado permanece, também, apenas o jejum de 8 horas. Alguns estudos avaliaram a utilização de preparo com soluções purgativas, como polietilenoglicol e o fosfato de sódio, mas estes não demonstraram resultados conclusivos se comparados à dieta com líquidos claros, quando se avalia a taxa de

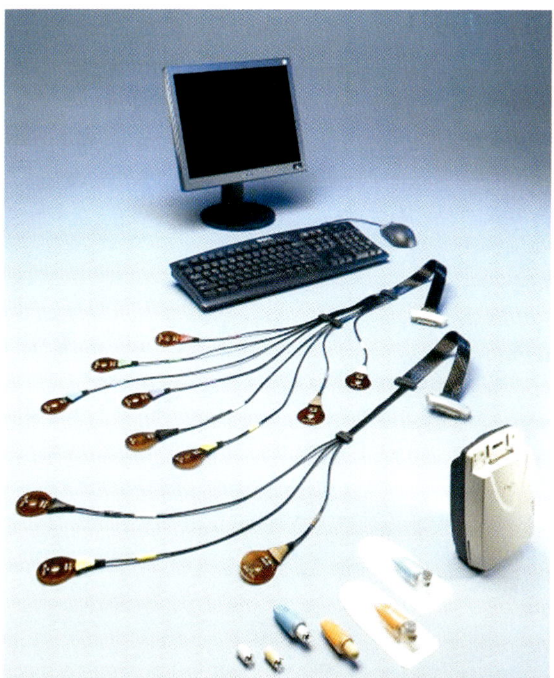

Fig. 10-7. *Recorder* e *Work station*.

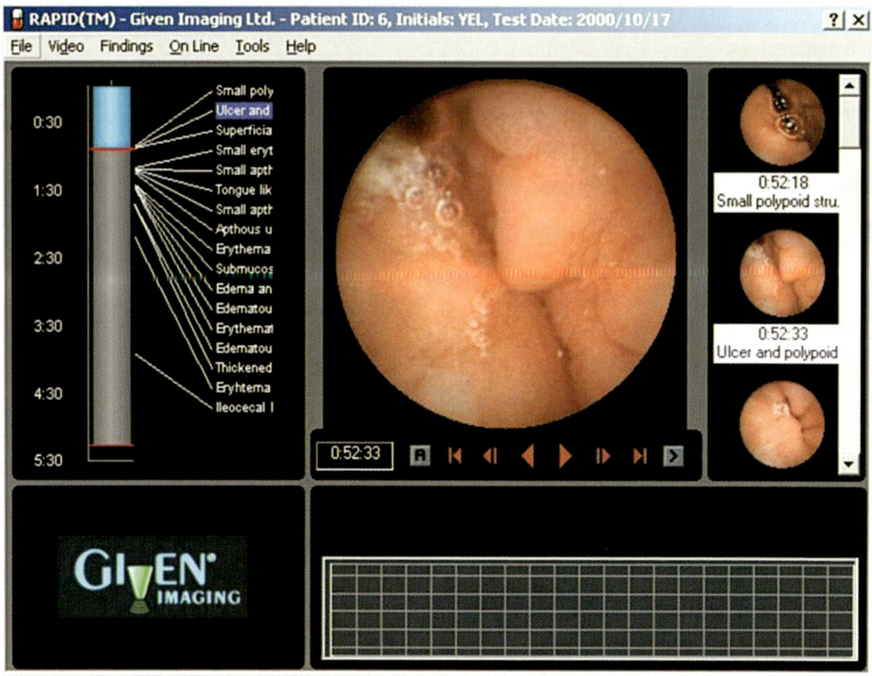

Fig. 10-8. *Work station.*

exames completos, assim como o tempo de esvaziamento gástrico e do tempo de trânsito intestinal, apesar de parecer melhorar a visualização da mucosa. O emprego de procinéticos e simeticona também não se mostrou significativamente superior.[8,10]

Técnica do exame

A cápsula endoscópica, após a instalação dos sensores na superfície abdominal ou torácica do paciente, de acordo com o exame a ser realizado, e a conexão destes ao "*Recorder*", é deglutida com um copo de água. Recomenda-se que, alguns minutos antes do início do exame (ingestão da cápsula), o paciente tome algumas gotas de um surfactante para a eliminação de bolhas nas secreções gastrointestinais. No entanto, vários estudos randomizados não demonstraram que esta prática seja efetiva na melhora da visualização da mucosa do intestino delgado.[3,10]

Logo que a cápsula é retirada de seu invólucro protetor dá-se início à captação de duas até quatro imagens por segundo até o final da capacidade de suas baterias, ou seja, de 8 até 12 horas, conforme o modelo de cápsula em questão, fornecendo cerca de 56.000 a 144.000 imagens, adquiridas em sua passagem pelo tubo digestório.

Para a avaliação do intestino delgado, após a ingestão da cápsula, o paciente é orientado a manter suas atividades habituais, podendo ingerir líquidos claros após 2 horas, e, após 4 horas, fazer uma dieta leve e clara. Decorridas 8 a 12 horas do exame, o paciente retorna ao Centro Médico, para a retirada do *Recorder*. Como o tempo médio de esvaziamento gástrico varia de 10 a 319 minutos (média de 63 minutos) e o tempo de trânsito do delgado, de 70 a 322 minutos (média de 194 minutos), em mais de 90% dos casos a cápsula atinge o cólon antes do término das baterias, fornecendo visualização completa do delgado.[4,5,8,10]

A análise das imagens será realizada após a transmissão dos dados do *Recorder* para a *Work Station*, que as processa e as transforma num "filme" de cerca de 2 horas, que será analisado pelo médico.

A cápsula é eliminada pelas fezes, na grande maioria das vezes, sem que o paciente perceba, não havendo necessidade de recuperá-la.[3-6,10]

Rotina do exame

Para a realização do exame de cápsula entérica o paciente, após a instalação dos sensores, apenas ingere a cápsula com um copo d'água e retorna após 8 a 12 horas para retirar o *Recorder*. Após 2 horas do início do exame, ele pode ingerir líquidos claros e, após 4 horas, iniciar dieta leve (Fig. 10-9).

CÁPSULA ENDOSCÓPICA – ENDOSCOPIA FISIOLÓGICA

Há diferenças substanciais entre a endoscopia tradicional e o exame realizado pela cápsula, diferenças essas que introduzem um novo conceito de modalidade endoscópica: a ENDOSCOPIA FISIOLÓGICA.

A *push* enteroscopia, assim como os demais exames endoscópicos, para sua adequada realização, via de regra, são executados sob sedação (que por si só é responsável por alterações nas condições fisiológicas básicas do trato gastrointestinal) e com insuflação de ar, para facilitar a visualização de todas as paredes do órgão. Além disto, a própria introdução do endoscópio também implica em alterações nas condições fisiológicas de motilidade, secreção e pressão intraluminar. Outra importante diferença entre os dois métodos consiste na potência de luz necessária. A endoscopia tradicional requer a utilização de potentes fontes de iluminação, pois parte dos raios de luz emitidos pelo aparelho incide sobre a parede em ângulos praticamente paralelos a esta, e, portanto, não são refletidos e devolvidos à lente do endoscópio, tornando a iluminação menos efetiva.[3]

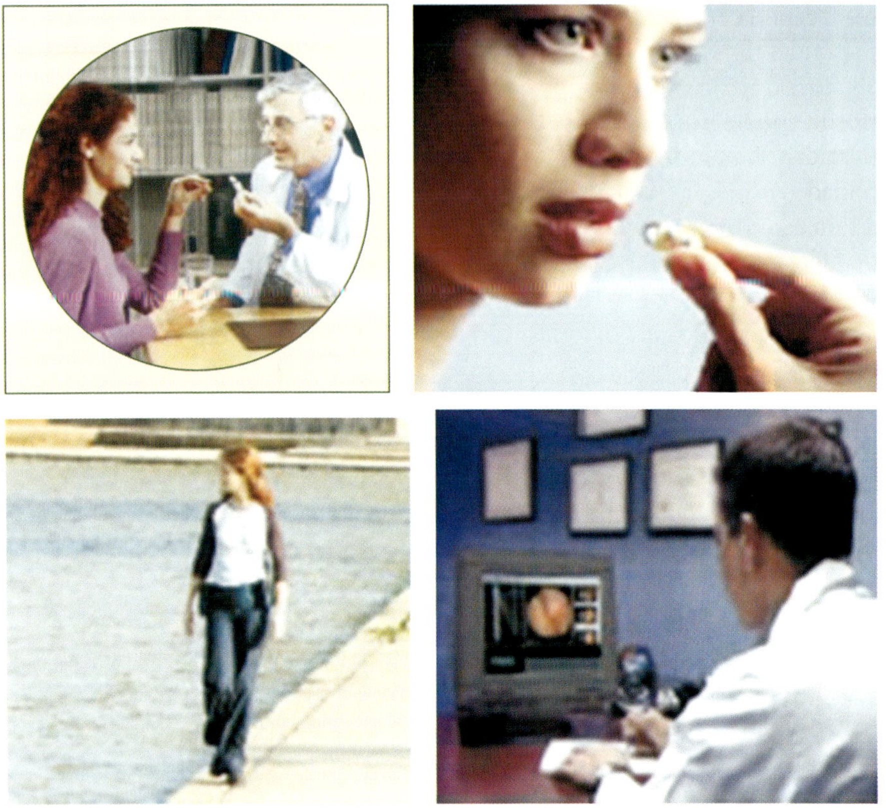

Fig. 10-9. Exame de cápsula entérica.

No exame da cápsula, o estudo do tubo digestório se faz sem alterações de sua motilidade e secreção, pois o paciente não faz uso de nenhuma medicação (sedação), não há necessidade de insuflação e a sua análise se faz durante as atividades habituais do paciente por longo período e não em apenas um determinado momento. Outra importante diferença consiste no seu sistema de iluminação, que, sem insuflação, torna-se mais efetivo, pois o ângulo de incidência da luz emitida pela cápsula é praticamente perpendicular à parede do intestino, o que permite o retorno de praticamente todos os raios de luz ao sistema de captação de imagens. Este detalhe viabiliza que a energia necessária para iluminaçao adequada seja muito inferior a dos endoscópios tradicionais e fornecida pelas minúsculas baterias contidas na cápsula.[3]

Faz-se a progressão da cápsula com a peristalse, ao contrário dos exames endoscópicos clássicos, onde os aparelhos são introduzidos por manobras. O trajeto seguido pela cápsula é acompanhado por sistema GPS, permitindo a visualização de sua passagem pelos diferentes quadrantes do abdome (com correspondência comprovada em diferentes estudos), permitindo o desenho de um traçado na tela, concomitantemente com as imagens captadas naquele mesmo momento. Assim sendo, é possível, como no trânsito intestinal, visualizar a distribuição das alças do delgado no abdome, evidenciar pontos de dificuldade de passagem da cápsula, sua correspondência aos diferentes quadrantes do abdome e a correspondência ou não com lesões ou alterações da mucosa. Além disso, obtém-se a análise precisa do tempo de esvaziamento gástrico e de trânsito intestinal.

Outro fator de importância crucial para a análise dos achados da cápsula é a ausência da necessidade de insuflação, o que não eleva a pressão intraluminar e não induz a alterações da motilidade intestinal. A pressão das arteríolas da parede intestinal varia de 40 a 80 mm Hg, a das vênulas varia de 15 a 30 mm Hg e a dos capilares, de 20 a 40 mm Hg. Assim sendo, se a pressão intraluminar do órgão estudado for superior a 15 mm Hg, já há alteração no enchimento dos vasos, ou seja, sob pressões superiores a 15 mm Hg, é possível que pequenas malformações vasculares (MAV) tenham seu enchimento comprometido e passem despercebidas. A pressão intraluminar durante um exame de endoscopia convencional pode atingir valores superiores a 300 mm Hg, o que pode, per se, impedir a visualização destas lesões, importante causa de SOO.

Dessa maneira, com este novo método, introduz-se o conceito da **Endoscopia Fisiológica.**[3,4,10]

No entanto, é evidente que as imagens obtidas pelos videoendoscópios são superiores, além de permitir o direcionamento do aparelho, assim como a execução de manobras para tentativa de total avaliação da superfície mucosa e de prováveis lesões e alterações da mesma. Além disso, a cápsula não possibilita a coleta de biópsias ou secreções, assim como a realização de procedimentos terapêuticos, o que por si só limita sua capacidade diagnóstica.[3,10]

CONTRAINDICAÇÕES DOS EXAMES DE CÁPSULA ENDOSCÓPICA

- *Absolutas:* quadros obstrutivos ou suboclusões gastrointestinais e gestação.
- *Relativas:* alterações de motilidade intestinal (gastroparesia), suspeita de aderências ou fístulas, presença de marca-passo ou desfibriladores implantados, grandes ou numerosos divertículos de delgado, divertículo de Zenker, distúrbios da deglutição, doença de Crohn de delgado com sintomas sugestivos de subestenose e gravidez.[8,10]

Recentemente, vários estudos têm demonstrado que a realização do estudo do intestino delgado através da cápsula endoscópica é segura, não havendo em nenhum estudo registros de interferências no funcionamento do marca-passo ou desfibrilador implantados ou na captação de imagens pela cápsula, questionando-se, então, a manutenção desse antecedente como contraindicação para a realização do exame de cápsula endoscópica.[5,11,12]

Há dois relatos na literatura de emprego da cápsula em pacientes gestantes (primeiro trimestre) que apresentavam sangramentos digestivos com risco de vida materno, mas a gravidez permanece como contraindicação em razão das ondas de radiofrequência emitidas pela cápsula.[38,39]

Alguns relatos de caso têm sido publicados de impactação da cápsula endoscópica, tanto em áreas de subestenoses não diagnosticadas ou suspeitadas anteriormente, como em áreas de estreitamentos anatômicos (cricofaríngeo entre outros), ou ainda, por alterações de motilidade.

A retenção da cápsula é a principal complicação deste novo método endoscópico, sendo definida como a presença comprovada da cápsula, através de radiografia simples do abdome após 2 semanas da ingestão da mesma.[13,14] Este período de 2 semanas foi estabelecido porque em até 20% dos casos podem ocorrer exames incompletos, graças ao trânsito intestinal lento.[13,14] O percentual de retenção da cápsula varia de acordo com a indicação do exame: em voluntários saudáveis não ocorrer (0%), em pacientes com suspeita de doença de Crohn do delgado, em 1%, nos pacientes portadores de doença de Crohn, em 4 a 5%, nos pacientes em investigação para SOO, em 1,5% e, em pacientes com quadros suspeitos suboclusivos, em até 21%.[15] Também são pacientes mais suscetíveis a essa complicação, os pacientes usuários crônicos de anti-inflamatórios não esteroides, os submetidos à radioterapia abdominal e os com antecedentes de cirurgias abdominais e anastomoses entéricas.[14]

Até o momento, não há nenhum método diagnóstico que possa assegurar em 100% dos casos que não ocorrerá retenção ou impactação da cápsula.[5,16,17] Sugere-se a realização de exames radiológicos com contraste VO na tentativa de exclusão de pacientes com subestenoses subclínicas.[13]

Riccioni *et al.* demonstraram bons resultados na prevenção da impactação ou retenção da cápsula com a utilização do "*Agile Patency System*".[16] No entanto, estudos preliminares têm demonstrado valores preditivos positivos de 100%, mas os valores preditivos negativos ainda merecem mais estudos.

O sistema Agile de patência consiste em uma cápsula com dimensão igual à cápsula entérica (11 × 26 mm), constituída por material biodegradável, que após 30 horas de contato com os fluidos digestivos desintegra-se. A cápsula de teste Agile possui um marcador que emite radiofrequência, permitindo, dessa forma, assegurar se a cápsula teste foi ou não expelida do tubo digestório.

Como é radiopaca, sua localização é possível também pela radiografia simples de abdome. Quando a cápsula é eliminada dentro destas 30 horas e, portanto, sem evidências de desintegração, há segurança na realização do exame.[16-18]

Pacientes que apresentem dor e/ou distensão abdominal durante a avaliação com a cápsula de patência não devem ser submetidos a exames com cápsulas endoscópicas. [4,5]

Após a realização do exame de cápsula deve-se assegurar que a cápsula foi expelida antes da realização de exame de ressonância magnética ou de exposição a campo da mesma.

Carey J. *et al.*[13] foram um dos primeiros a relatarem o sucesso da introdução guiada da cápsula por endoscopia através de diferentes técnicas (utilização de *overtube* e pinças de corpo estranho) em pacientes com antecedentes de cirurgias gástricas, subestenoses pilóricas, disfagia e gastroparesia. Atualmente já existem acessórios especialmente desenhados para esta finalidade, denominados de introdutores de cápsulas, que tornam esta prática de fácil execução. Devem ser reservados àqueles pacientes portadores de alterações anatômicas que possam dificultar a deglutição da cápsula ou sua passagem para o delgado, como, por exemplo nos portadores de gastrectomias ou gastroplastias.[8,10]

A aspiração da cápsula para a árvore brônquica é uma complicação descrita, mas, felizmente rara, com maior incidência em pacientes idosos e do sexo masculino. Há 25 casos descritos na literatura, a maioria deles com resolução espontânea e um óbito. É aconselhável que pacientes portadores de disfunções da deglutição, tenham a cápsula passada por endoscopia.[4,17]

CÁPSULA ENTÉRICA × ENTEROSCOPIA

- *Push enteroscopia:* necessita de sedação profunda, pois gera importante incômodo ao paciente, deve ser realizada preferencialmente sob radioscopia, os aparelhos atualmente disponíveis permitem alcançar até cerca de 60 a 80 cm além do ângulo de Treitz, necessitando, muitas vezes, do auxílio de retificadores (*overtubes*), o que aumenta consideravelmente o risco de complicação. Uma grande vantagem deste método é permitir a realização de biópsias e procedimentos terapêuticos. Acurácia diagnóstica para pesquisa de SOO varia de 38 a 75% em diferentes estudos.
- *Sonde enteroscopia:* necessita de analgesia, é um procedimento demorado (6 a 8 horas), com o paciente em jejum no Centro Médico e em acompanhamento radiológico. Atinge o íleo em cerca de 75% dos casos e a válvula ileocecal em cerca de 10%. Os enteroscópios do tipo "sonda" não dispõem de canal acessório, ou seja, não há a possibilidade de realização de biópsias ou de procedimentos terapêuticos. É um exame de alto custo, pois os aparelhos são muito

delicados e, graças ao seu comprimento (250 cm, em média) e às angulações a que são submetidos, tornam-se frágeis e suscetíveis a quebras. Sua acurácia diagnóstica em pacientes com quadro de SOO varia de 26 a 54%.

- *Enteroscopia guiada por balão:* necessita de anestesia geral, e geralmente são necessárias duas abordagens em dias diferentes, uma pela via oral e outra pela via anal. A avaliação completa do Intestino Delgado, é possível em 20 a 80% dos casos, em diferentes casuísticas. Necessita da introdução de *overtube* flexível e possui balão ou balões de látex com pressão monitorizada. Apresenta baixos índices de complicações: 2 a 3%, sendo as mais importantes a pancreatite aguda e perfurações. Em razão das características já descritas é um exame de alto custo, no entanto, permite a realização de biópsias e todos os procedimentos terapêuticos endoscópicos disponíveis. Nas diferentes casuísticas apresenta acurácia diagnóstica variando de 40 a 80%.[1]
- *Enteroscopia Intraoperatória:* necessita de anestesia geral, submete o paciente ao risco operatório, pode implicar na ocorrência de íleo prolongado em até 30% dos casos, permite a progressão do aparelho por todo o delgado com o auxílio da manipulação das alças pelo cirurgião e atinge quase sempre a válvula ileocecal. Além dos riscos já expostos, também observam-se complicações, como lacerações da mucosa em cerca de 50% dos casos, e perfurações, em 5%. Apresenta acurácia diagnóstica de 70 a 100% nos casos de SOO.[19]
- *Cápsula endoscópica:* não requer analgesia ou sedação, não há risco de transmissão de infecções, uma vez que a cápsula seja descartável, consiste em um procedimento ambulatorial, permitindo ao paciente manter suas atividades habituais e alimentar-se durante o exame. Promove, na maioria dos casos, a visualização completa do jejuno e íleo, atingindo a válvula ileocecal em cerca de 90% dos pacientes, dentro do período de 8 a 10 horas de aquisição de imagens. Até o momento, não há registros de complicações inerentes à cápsula, apenas a retenção desta em casos com subestenoses não suspeitadas antes do procedimento (1,4% dos casos, podendo ocorrer em até 4% dos pacientes cuja indicação do exame é suspeita ou avaliação da doença de Crohn).[4] Sua acurácia diagnóstica na avaliação de pacientes com SOO é superior às da "*push* enteroscopia" e da "*sonde* enteroscopia".[1,4,10] Hartman *et al.* compararam, em um estudo prospectivo, a acurácia diagnóstica da cápsula entérica em relação à enteroscopia intraoperatória, evidenciando sensibilidade de 95% e especificidade de 75% para a cápsula com valor preditivo positivo de 95% e valor preditivo negativo de 86%.[20]

Nos diferentes trabalhos que comparam a cápsula entérica à enteroscopia guiada por balão, observa-se uma taxa de concordância entre ambos os métodos, variando de 61 a 74%. Esta concordância entre os métodos varia de acordo com as lesões diagnosticadas: angiodisplasias = 74%, úlceras = 96%, pólipos e lesões submucosas = 94% e tumores = 96%. As taxas de perda de diagnóstico foram de 11 a 20% para a cápsula entérica e de 28% para enteroscopia guiada por balão.

PAPEL DA CÁPSULA ENTÉRICA NO SANGRAMENTO DE ORIGEM OBSCURA (SOO)

O SOO é a mais frequente e principal indicação da cápsula entérica, apresentando, em um estudo prospectivo, quando comparada à enteroscopia intraoperatória (padrão ouro para avaliação endoscópica do intestino delgado), sensibilidade de 95%, especificidade de 75% com valor preditivo positivo de 95% e negativo de 86%.[20] Uma metanálise recente, totalizando 227 estudos e 23.000 exames de cápsula entérica na investigação do SOO, demonstrou capacidade diagnóstica de 60,5% e possibilitou o estudo do intestino delgado em toda sua extensão em 83,6%, com taxa de retenção desta em 1,2%. No entanto, na taxa diagnóstica encontrada não houve análise em separado das diferentes formas de apresentação do SOO (Quadro 10-1).[21-22]

É importante considerar que, à semelhança dos demais exames endoscópicos, a acurácia diagnóstica da cápsula entérica no diagnóstico etiológico do SOO varia de acordo com a apresentação clínica do sangramento, assim como do intervalo entre o sangramento e a realização do exame.[24] No estudo retrospectivo de 260 pacientes da Clínica Mayo, a cápsula entérica foi capaz de identificar a lesão etiológica do sangramento em 60% dos pacientes com sangra-

Quadro 10-1. Pontos importantes dos resultados de revisões sistemáticas em enteroscopias com videocápsula (EVC) e duplo balão (EDB)[20,22]

	EVC	EDB
Diagnóstico do SDOO	60,5%	68%*
Principais diagnósticos	1. Vascular (50%) 2. Úlceras (27%) 3. Neoplasias (9%) 4. Sangue fresco (7%)	1. Vascular (40%)** 2. Úlceras (30%)** 3. Neoplasias (22%)** 4. Sangue fresco (5%)**
Enteroscopia total	83,6%	44%
Complicações	Retenção da cápsula (1,2%)	1. Perfuração (0,1-0,4%) 2. Pancreatite (0,2-0,8%) 3. Sangramento (0,2-0,8%)

*Confuso quanto à proporção de pacientes que realizaram anteriormente EVC (possível viés de seleção).
**Distribuição de achados foram significativamente diferentes quando países ocidentais e asiáticos foram subdivididos e considerados separadamente.

mento visível manifesto por enterorragia, hematoquezia ou melena e, em 46% dos pacientes com sangramento oculto.[25] Achados que corroboram esses dados também foram evidenciados em outros estudos, como nos de Pennazio *et al.*[26] e Apostolopoulos *et al.*,[27] onde a cápsula entérica possibilitou o diagnóstico em 92% dos pacientes com sangramento visível ativo, 44% com sangue oculto positivo nas fezes e em 13% dos pacientes com história prévia de sangramento. Segundo dados relacionados na orientação de *status* tecnológico da cápsula endoscópica da Sociedade Americana de Endoscopia Digestiva (ASGE), as variáveis associadas aos maiores índices de diagnóstico pela cápsula na investigação do SOO foram: a realização precoce do exame em relação ao início do quadro clínico do paciente, a presença de sangramento visível associada à necessidade de hemotransfusão, SOO em pacientes internados por outras patologias, sexo masculino, pacientes idosos, uso de anticoagulantes e antecedente de patologia hepática.[21] Outro dado interessante é que o ressangramento em pacientes submetidos à cápsula entérica, sem a identificação de lesões que justifiquem o quadro clínico do paciente, foi de 4%, enquanto que, nos pacientes com diagnóstico etiológico identificado pela cápsula, o ressangramento ocorreu em 48% dos casos.[28] Recentemente, um estudo mais longo de pacientes com investigação de delgado para SOO sugeriu que o ressangramento não diferiu de forma significativa nestes dois grupos, mas, este resultado não foi reproduzido em outros estudos. O real significado da ausência de achados endoscópicos através da cápsula entérica em pacientes com SOO ainda necessita de maiores e melhores estudos.[29-31]

Vários estudos e metanálises comparando a capacidade diagnóstica da cápsula em relação aos exames radiológicos e à *push* enteroscopia demonstraram a superioridade da cápsula em relação a estes métodos.[23,32] Estudos comparativos da acurácia diagnóstica da cápsula entérica em comparação à angiotomografia e arteriografia demonstraram resultados superiores para a cápsula (72 × 24 × 56%).[21] Os estudos comparativos da capacidade diagnóstica do SOO pela cápsula entérica e a enteroscopia guiada por balão demonstraram acurácia semelhante entre os dois métodos, observando-se, no entanto, capacidade diagnóstica significativamente superior para a cápsula quando a etiologia do sangramento se deve a lesões vasculares no delgado.[21,34,35]

Como a cápsula se trata de método não invasivo, mas sem possibilidade terapêutica, enquanto a enteroscopia guiada por balão, mais invasiva, mas com possibilidade terapêutica, estes dois métodos são considerados complementares.[21,34,35] Outro fator a ser mencionado é o papel da cápsula na escolha da rota inicial da enteroscopia guiada por balão quando esta diagnostica lesão passível de tratamento endoscópico, reduzindo o tempo e o número de abordagens da enteroscopia; com valor preditivo positivo de 94,7% e negativo de 98,3%.[22]

O emprego da cápsula entérica no algoritmo da investigação do SOO tem-se mostrado custo-efetivo à medida que, comprovadamente, há redução no tempo para o diagnóstico definitivo da patologia responsável pelo quadro clínico, assim como do tempo de internação e do número de hemotransfusões (Figs. 10-10 e 10-11).[8,26]

Nas Figuras 10-12 a 10-15 são exemplificados casos de sangramento digestivo intermediário, diagnosticados com videocápsula endoscópica.

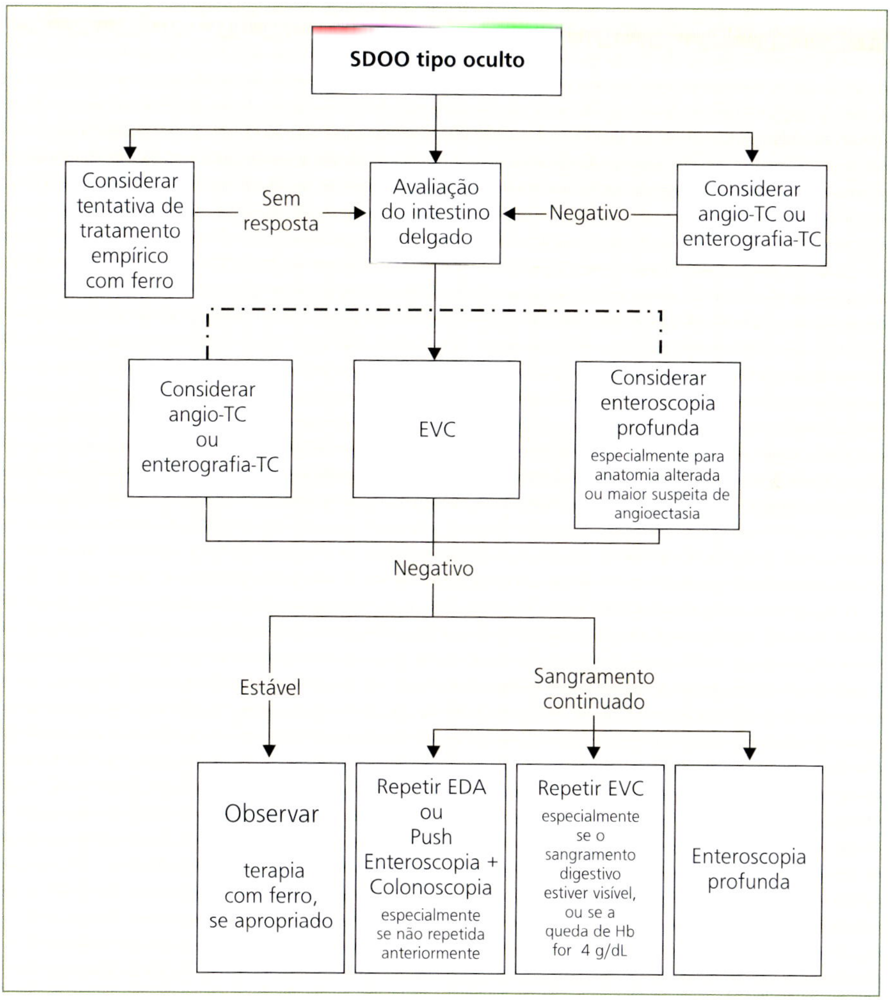

Fig. 10-10. Sangramento digestivo de origem obscura (SDOO) – tipo oculto (de Rondonotti E. *et al.*[36] – modificado de ASGE-2006,[4] com permissão). Os números em destaque são as questões polêmicas reportadas no texto. EDA = endoscopia digestiva alta; EVC = enteroscopia com videocápsula; TC = tomografia computadorizada.

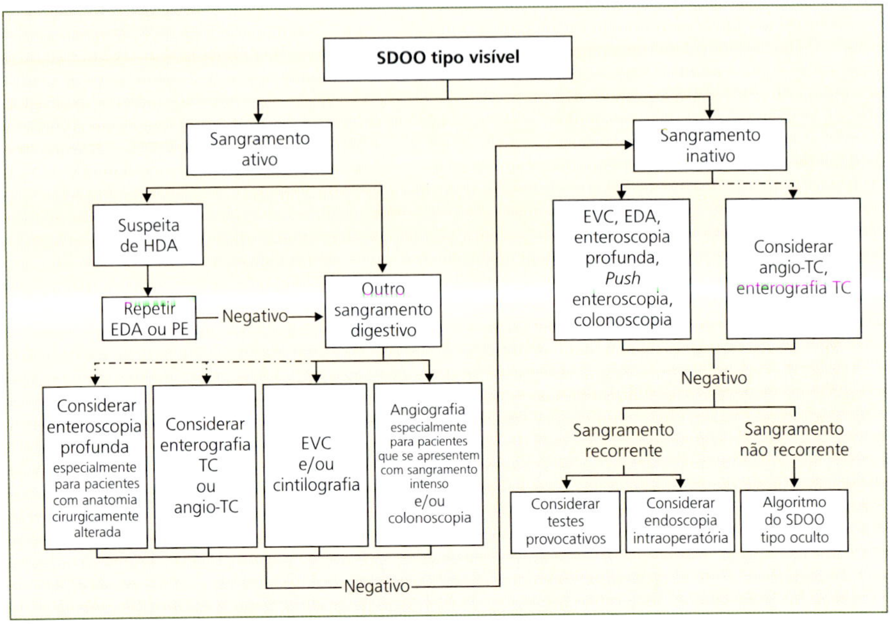

Fig. 10-11. Sangramento digestivo de origem obscura (SDOO) – tipo visível (de Rondonotti E. *et al.*[36] – modificado de ASGE-2006,[4] com permissão). Os números em destaque são as questões polêmicas reportadas no texto. EDA = endoscopia digestiva alta; EVC = enteroscopia com videocápsula; TC = tomografia computadorizada; PE = *push* enteroscopia.

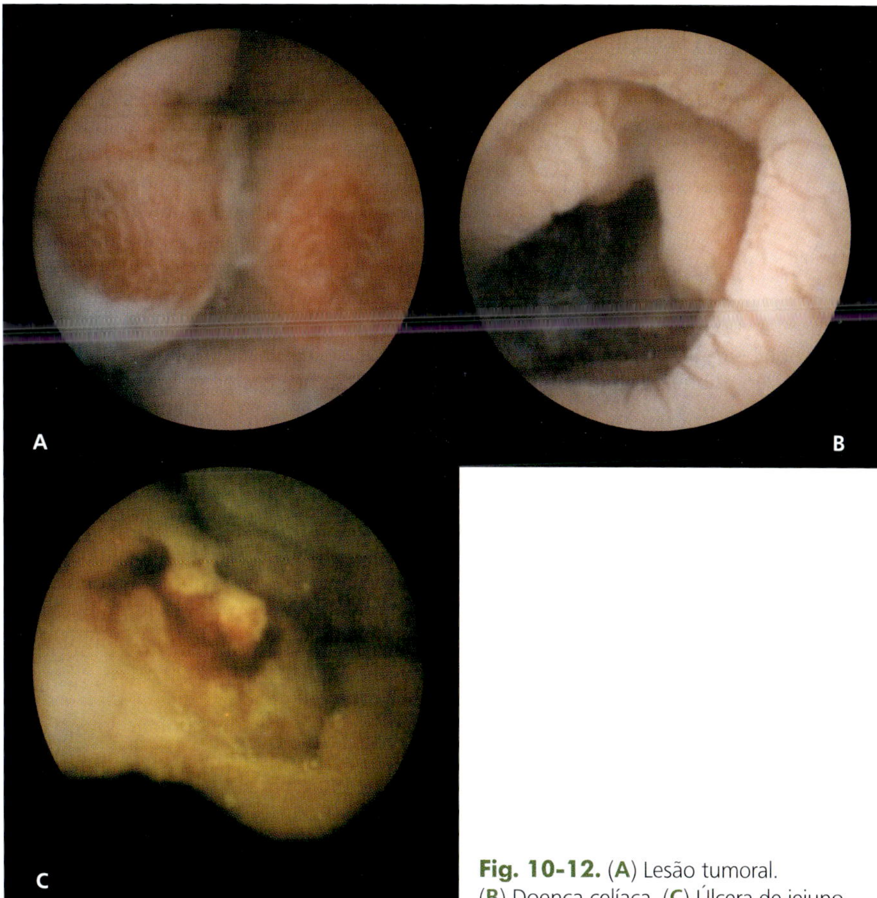

Fig. 10-12. (**A**) Lesão tumoral. (**B**) Doença celíaca. (**C**) Úlcera de jejuno.

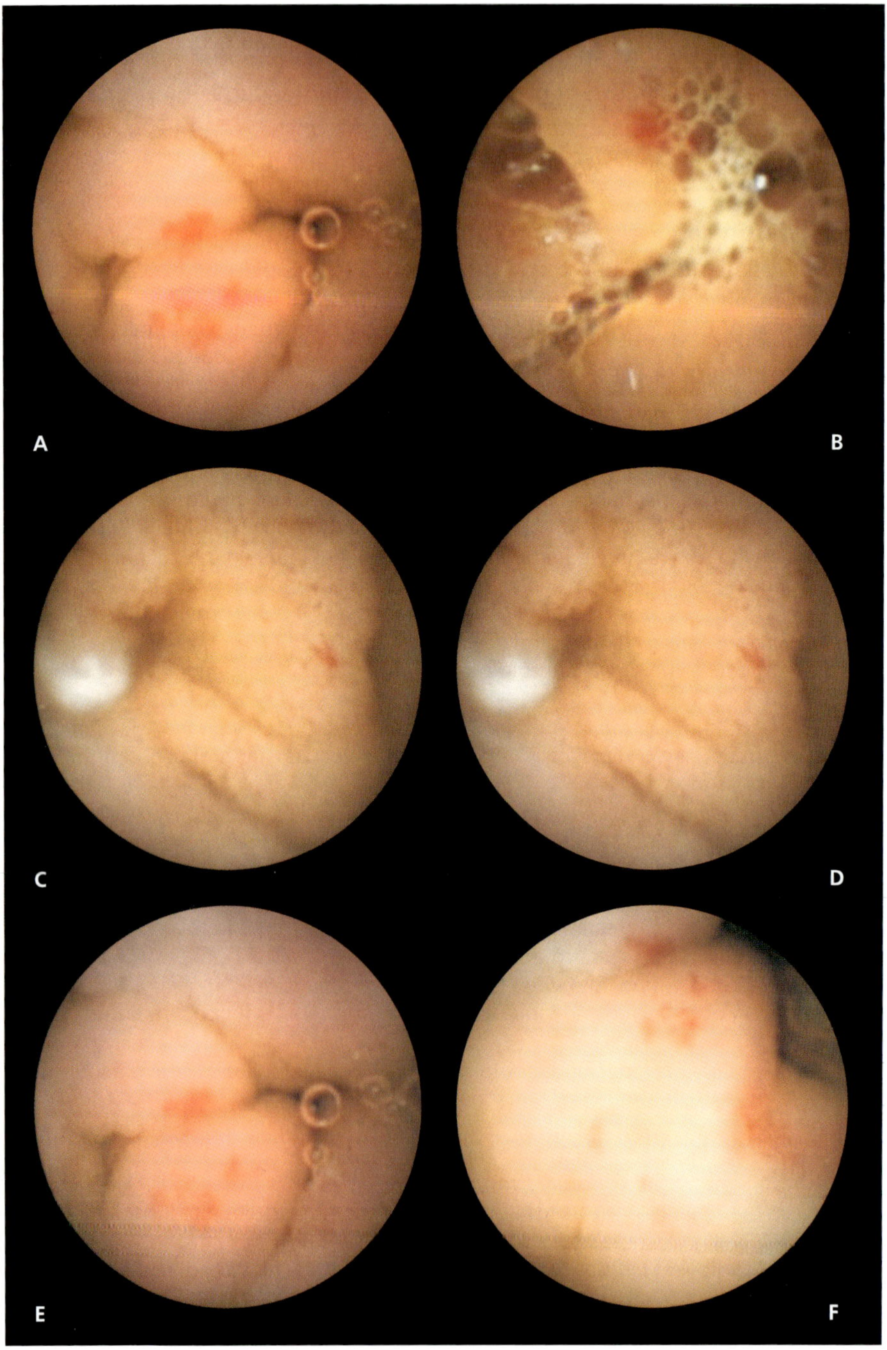

Fig. 10-13. (A-F) Lesões vasculares.

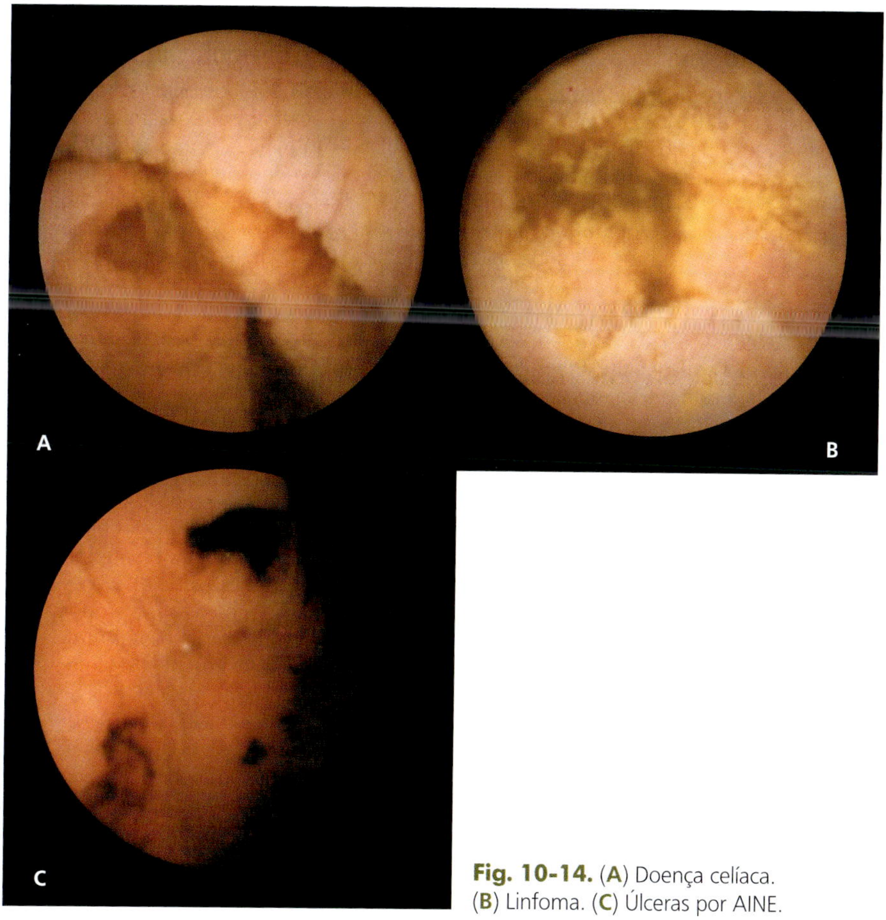

Fig. 10-14. (**A**) Doença celíaca. (**B**) Linfoma. (**C**) Úlceras por AINE.

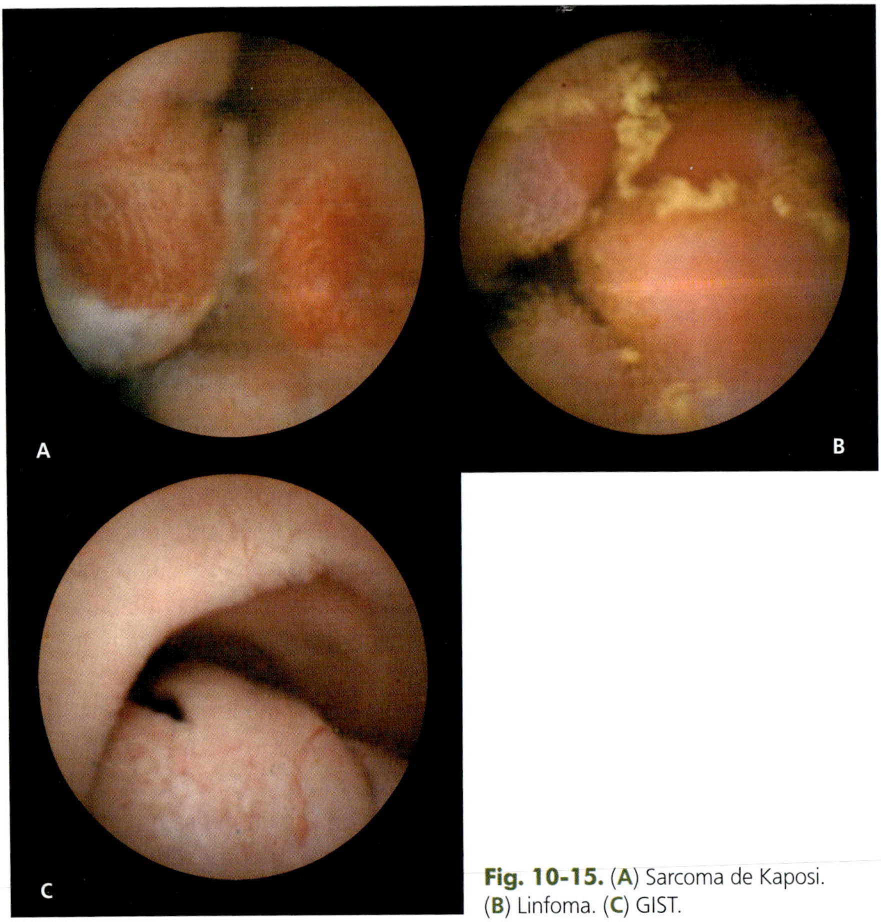

Fig. 10-15. (**A**) Sarcoma de Kaposi. (**B**) Linfoma. (**C**) GIST.

COMENTÁRIOS FINAIS

A cápsula endoscópica certamente constitui um avanço na investigação endoscópica do trato digestório, sobretudo nas patologias do intestino delgado, com claro impacto na prática clínica. Após mais de 2 milhões de exames realizados em cerca de 1.800 centros em todo o mundo e cerca de 4 mil trabalhos publicados, podemos afirmar que a cápsula entérica é um método não invasivo, confiável, com boa acurácia diagnóstica e baixos índices de complicações, permitindo, na grande maioria dos casos (80 a 98%), avaliar o intestino delgado em toda a sua extensão.

O emprego da cápsula entérica na investigação do SOO mostrou-se custo-efetivo, permitindo a redução no tempo necessário para o diagnóstico etiológico desta, assim como redução no tempo de internação e do número de hemotransfusões necessárias e, consequentemente, com impacto positivo na morbidade e mortalidade destes pacientes.

Outro dado interessante constatado foi a maior frequência de tumores do intestino delgado diagnosticados por esta técnica. Anteriormente, os dados disponíveis na literatura demonstravam uma frequência diagnóstica de cerca de 2% de tumores no intestino delgado em pacientes com sangramento digestivo, hoje, com os novos dados fornecidos pela cápsula entérica, estes números variam de 2,4 a 9,6% dependendo das características da população estudada, demonstrando o grande desafio de descartar lesões neoplásicas em pacientes com quadro de SOO.[37]

Também, no decorrer destes 10 anos, ficou bem definido seu papel na investigação da anemia crônica ferropriva, na doença de Crohn, na doença celíaca e nas síndromes poliposas hereditárias. Outras possíveis aplicações deste método, como a investigação da dor abdominal crônica e das síndromes disabsortivas, permanecem sob investigação. É interessante comentar que ao longo dos anos, muitos progressos em relação à qualidade das imagens, campo de visão das cápsulas e recursos de leitura dos exames foram implementados, que, somados à curva de aprendizado do método, resultam em uma melhor acurácia diagnóstica evidenciada em estudos mais recentes. Algumas inovações tecnológicas estão em desenvolvimento e, espera-se que, em curto intervalo de tempo, possibilitarão o direcionamento das cápsulas, assim como coleta de biópsias e secreção do trato gastrointestinal além da aplicação de medicações.

REFERÊNCIAS BIBLIOGRÁFICAS

1. American Gastroenterological Association (AGA). Institute Technical Review on Obscure Gastrointestinal Bleeding. *Gastroenterology* 2007;133:1697-717.
2. Prakash C, Zuckerman GR. Acute small bowel bleeding: a distinct entity with significantly different economic implications compared with gastrointestinal bleeding from other locations. *Gastrointest Endosc* 2003;58:330-35.
3. Halpern M, Jacob H. *Atlas of capsule endoscopy.* Norcross, Gyven Imaging, 2002.
4. ASGE Technology Status Evaluation Report: Wireless capsule endoscopy. *Gastrointest Endosc* 2006;63(4):539-45.
5. Keuchel M, Hagenmuller F, Fleischer DE. *Atlas of video capsule endoscopy.* Germany: Springer, 2006.
6. Herrerías JM. Saraiva MM. *Atlas of capsule endoscopy.* Espanha: Sulime, 2007.
7. Ginsberg GG, Barkun AN, Bosco JJ *et al.* Wireless capsule endoscopy. *Gastrointest Endosc* 2002;56:621-14.
8. Ladas SD, Triantafyllou K, Spada C *et al.* European Society of Gastrointestinal Endoscopy (ESGE): Recommendations (2009) on clinical use of video capsule endoscopy to investigate small-bowel, esophageal and colonic diseases. *Endoscopy* 2010;42:220-27.

9. Mathieu P, Vanbervliet G, Jacob P *et al.* Prospective randomized comparison between axial and lateral viewing capsule endoscopy system in patients with obscure digestive bleeding. *Endoscopy* 2014 on line.
10. de Franchis R, Avgerinos A, Barkin J *et al.* ICCE Consensus for Bowel Preparation and Prokinetics. *Endoscopy* 2005;37:1040-45.
11. Chung JW, Hwang HJ, Chung MJ *et al.* Long-term outcomes and prognostic factors for patients with endoscopy-negative iron deficiency. *Dig Dis Sci* 2013 Feb.;58(2):488-95.
12. Cuschieri JR, Osman MN, Wong RC *et al.* Small bowel capsule endoscopy in patients with cardiac pacemakers and implantable cardioverter defibrillators: outcome analysis using telemetry review. *World J Gastrointest Endosc* 2012;4(3):87-93.
13. Carey EJ, Heigh I, Feischer DE. Endoscopic capsule endoscope delivery for patients with dysphagia, anatomical abnormalities or gastroparesis. *Gastrointest Endosc* 2004;59:423-26.
14. Cave D, Legnani P, de Francis R *et al.* ICCE consensus for capsule retencion. *Endoscopy* 2005;37:1065-67.
15. Barkin JS, O'Loughlin C. Capsule endoscopy contraindications and how to avoid their occurrence. *Gastrointest Endosc Clin N Am* 2004;14:61-65.
16. Riccioni ME, Hasaj O, Spada C *et al. M2A patency capsule to detect intestinal stictures: preliminary results.* Program and abstracts of the Second Conference on Capsule Endoscopy. Berlin, March 23–25, 2003. p. 169.
17. Herrerias JM, Leighton JA, Costamagna G *et al.* Agile patency system eliminates risk of capsule retention in patients with known Intestinal strictures who undergo capsule endoscopy. *Gastrointest Endosc* 2008;67:902-9.
18. Banerjee R, Bhargav P, Reddy P *et al.* Safety and efficacy of the M2A patency capsule for diagnosis of critical intestinal patency: results of a prospective clinical study. *J Gastroenterol Hepatol* 2007;22:2060-63.
19. Eisen GM, Dominitz JA, Faigel DO *et al.* ASGE Guidelines. Enteroscopy. *Gastrointest Endosc* 2001;53:871-73.
20. Hartmann D, Schmidt H *et al.* A prospective two-center study comparing wireless capsule endoscopy with intraoperative enteroscopy in patients with obscure GI bleeding. *Gastrointest Endosc* 2005;61:826-32.
21. ASGE Technology Status Evaluation Report. Wireless capsule endoscopy. *Gastrointest Endosc* 2013;78(6):805-12.
22. Christopher W. Teshima. Small bowel endoscopy for obscure GI bleeding. *Best Pract Res Clin Gastroenterol* 2012;26:247-61.
23. Triester SL, Leighton JA, Leontiadis GI *et al.* A meta-analysis of the yield of capsule endoscopy compared to other diagnostic modalities in patients with obscure gastrointestinal bleeding. *Am J Gastroenterol* 2005;100:2407-18.
24. Singh A, Marshall C, Chaudhuri B *et al.* Timing of video capsule endoscopy relative to overt obscure GI bleeding: implications from a retrospective study. *Gastrointest Endosc* 2013 May;77(5):761-66.
25. Carey EJ, Leighton JA, Heigh RI *et al.* A single-center experience of 260 consecutive patients undergoing capsule endoscopy for obscure gastrointestinal bleeding. *Am J Gastroenterol* 2007;102:89-95.
26. Pennazio M, Santucci R, Rondonotti E *et al.* Outcome of patients with obscure gastrointestinal bleeding after capsule endoscopy: report of 100 consecutive cases. *Gastroenterology* 2004;126:643-53.

27. Apostolopoulos P, Liatsos C, Gralnek IM *et al.* The role of wireless capsule endoscopy in investigating unexplained iron deficiency anemia after negative endoscopic evaluation of the upper and lower gastrointestinal tract. *Endoscopy* 2006;38:1127-32.
28. Lai LH, Wong GI, Chow DK *et al.* Long term follow-up of patients with obscure gastrointestinal bleeding after negative capsule endoscopy. *Am J Gastroenterol* 2006;101:1224-28.
29. Riccioni ME, Urgesi R, Cianci R *et al.* Negative capsule endoscopy in patients with obscure gastrointestinal bleeding reliable: recurrence of bleeding on long-term follow-up. *World J Gastroenterol* 2013 July 28;19(28).
30. Koh SJ, Im JP, Kim JW *et al.* Long-term outcome in patients with obscure gastrointestinal bleeding after negative capsule endoscopy. *World J Gastroenterol* 2013 Mar. 14;19(10):1632-38.
31. Kim JB, Ye BD, Song Y *et al.* Frequency of rebleeding events in obscure gastrointestinal bleeding with negative capsule endoscopy. *J Gastroenterol Hepatol* 2013;28(5):834-40.
32. Spada C *et al.* Colon capsule endoscopy: ESGE Guideline Endoscopy Published online: 2012.
33. De Leusse A, Vahedi K, Edery J *et al.* Capsule endoscopy or push enteroscopy for first-line exploration of obscure gastrointestinal bleeding? *Gastroenterology* 2007;132:855-62.
34. Kamalaporn P, Cho S, Basset N *et al.* Double-balloon enteroscopy following capsule endoscopy in the management of obscure gastrointestinal bleeding: outcome of a combined approach. *Can J Gastroenterol* 2008;22:491-95.
35. Marmo R, Rotondano G, Rondonotti E *et al.* Capsule enteroscopy vs other diagnostic procedures in diagnosing obscure gastrointestinal bleeding: a cost-effectiveness study. *Eur J Gastroenterol Hepatol* 2007;19:535-42.
36. Rondonotti E *et al.* The American Society for Gastrointestinal Endoscopy (ASGE) diagnostic algorithm for obscure gastrointestinal bleeding: eight burning questions from everyday clinical practice. *Digestive and Liver Disease* 2013;45:179-85.
37. Rondonotti E, Pennazio M, Toth E *et al.* Small-bowel neoplasms in patients undergoing video capsule endoscopy: a multicenter European study. *Endoscopy* 2008;40:488-95.
38. Hogan RB, Ahmad N, Hogan RB 3rd *et al.* Video capsule endoscopy detectionof jejunal carcinoid in life-threatening hemorrhage, first trimester pregnancy. *Gastrointest Endosc* 2007;66:205-7.
39. Wax JR, Pinette MG, Cartin A *et al.* Cavernous transformation of the portal vein complicating pregnancy. *Obstet Gynecol* 2006 Sept.;108(3 Pt 2):782-8

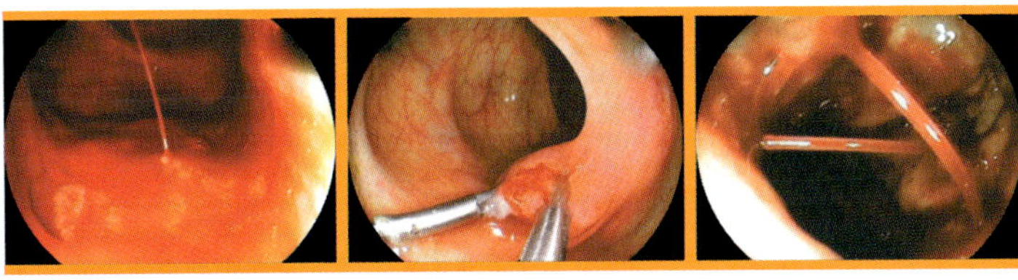

11

Enteroscopia Assistida por Instrumentos (Duplo Balão, Balão Único e Espiral) na Hemorragia Digestiva

Adriana Vaz Safatle-Ribeiro

INTRODUÇÃO

A avaliação endoscópica do duodeno, jejuno e íleo é chamada de enteroscopia. Os avanços com a cápsula endoscópica (CE) e enteroscopia, seja assistida por balão (EAB) seja espiral (EE), mudaram o algoritmo diagnóstico e terapêutico das doenças do intestino delgado.

O comprimento do intestino delgado é de aproximadamente cinco a sete metros, fato este a ser considerado durante a escolha do método empregado. Esquematicamente, os 2/5 proximais do intestino delgado correspondem ao jejuno, e os 3/5 distais ao íleo. Quanto à avaliação endoscópica, no jejuno proximal, assim como no duodeno, as pregas circulares (válvulas de Kerckring) são proeminentes e numerosas e vão diminuindo gradualmente em número e tamanho ao longo do mesmo, estando ausentes no íleo distal.

O sangramento gastrointestinal é uma condição clínica comum para o gastroenterologista, especialmente na população mais idosa, que frequentemente requer hospitalização e intervenção, com morbidade e mortalidade expressivas.

Em 2000, a Associação de Gastroenterologia Americana definiu sangramento gastrointestinal obscuro (SGIO) como aquele de origem desconhecida que persiste ou recorre após EDA e colonoscopia negativas.[1] Estes casos correspondem a cerca de 5% dos casos de sangramento gastrointestinal, representando grande desafio no esclarecimento do foco hemorrágico.[2] O SGIO pode ser evidente quando visível através de melena e hematoquezia, ou oculto quando há anemia ferropriva e/ou sangue oculto nas fezes.[1]

Outra terminologia para o local do sangramento do trato gastrointestinal surgiu em 2006, em decorrência dos novos métodos de enteroscopia, que incluiu e caracterizou o sangramento do trato gastrointestinal médio como sendo aquele que ocorre distalmente à papila de Vater até o íleo terminal (Quadro 11-1).[3]

Na avaliação do SGIO, não somente os métodos endoscópicos, como também os radiológicos e cintilográficos participam do arsenal diagnóstico, porém, cada qual com suas indicações específicas, mais ou menos precisas.

Quanto aos métodos radiológicos, o trânsito intestinal e o enema opaco apresentam importância limitada no SGIO, contudo, tanto a entero-tomografia computadorizada (TC) como a enterorressonância magnética (RM) são técnicas não invasivas, com resultados promissores na avaliação das doenças do intestino delgado e no SGIO. Tais métodos podem identificar aqueles que irão beneficiar-se da enteroscopia, além de auxiliar na orientação da rota da mesma.[4] De qualquer maneira, a enteroscopia parece ser melhor no diagnóstico de SGIO quando comparada aos métodos radiológicos, tais quais trânsito intestinal, entero TC ou RM.[5,6]

A arteriografia representa método alternativo no diagnóstico do SGIO, sendo importante sua indicação principalmente nos casos de hemorragia ativa e maciça, pela possibilidade terapêutica.[7,8]

Por outro lado, a cintilografia com hemácias marcadas é técnica sensível para detecção de SGIO ativo, permitindo obter imagens por período prolongado e, sendo assim, útil na detecção de sangramento intermitente.[9,10]

Com relação aos métodos endoscópicos, a CE, por ser procedimento não invasivo, representa o método diagnóstico inicial nos pacientes com SGIO oculto. Pela dificuldade de localização precisa das lesões e por não permitir procedimentos terapêuticos, CE muitas vezes necessita de complementação através da enteroscopia, ambos métodos hoje essenciais em centros de referência.

Quadro 11-1. Classificação para sangramento do trato gastrointestinal e métodos diagnósticos

Sangramento	Método inicial para diagnóstico
Alto	EDA
Médio	CE ou enteroscopia Métodos secundários: *push*-enteroscopia, cintilografia, angiografia e *push* intraoperatória
Baixo	Colonoscopia

TÉCNICAS DE ENTEROSCOPIA

Neste capítulo, abordaremos as técnicas assistidas por balão e a espiral.

Enteroscopia de duplo balão (EDB)

A técnica de EDB, também conhecida como *pull and push* enteroscopia, foi descrita e desenvolvida por Yamamoto *et al.*[11,12] e baseia-se na técnica da retificação das alças de intestino delgado, encurtando-se o trajeto a ser examinado. Tal método permite a visualização de todo o intestino delgado, podendo ser introduzido tanto por via oral como anal.

O sistema inclui um endoscópio com balão, o *overtube* e a bomba de ar (Fig. 11-1).

Tanto no modelo pediátrico (P5) como no terapêutico (T5), a porção de inserção de trabalho do endoscópio mede 200 cm. O endoscópio de 9,4 mm com canal de 2,8 mm tem a vantagem de permitir a introdução da maioria dos acessórios endoscópicos disponíveis, sendo assim utilizado para procedimentos terapêuticos, porém o de menor calibre (8,5 mm, com canal de 2,2 mm) permite maior facilidade de progressão. Já o endoscópio de menor comprimento, com 152 cm, é utilizado para colonoscopia em pacientes com cólon difícil ou mesmo em pacientes submetidos à gastrectomia e pancreatectomia, no intuito de se examinar a alça exclusa ou de se realizar colangiopancreatografia endoscópica.

O revestimento interno do *overtube* é constituído por material hidrofílico que, ao ser lubrificado com água, permite fácil deslizamento entre este e o endoscópio. O *overtube* possui duas conexões: uma branca que se adapta à bomba de ar que irá insuflar e desinflar o seu balão da extremidade; e outra azul, que permite a infusão de água diretamente no espaço entre o *overtube* e o endoscópio, quando houver necessidade de lubrificação para diminuição do atrito entre ambos durante o procedimento. Outra característica do *overtube* é a mar-

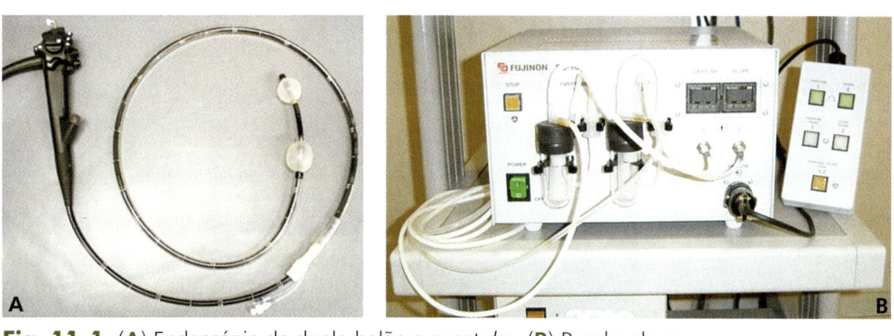

Fig. 11-1. (**A**) Endoscópio de duplo balão e *overtube*. (**B**) Bomba de ar.

ca metálica radiopaca na sua extremidade, que permite sua visualização durante a fluoroscopia, caso esta seja necessária.

A bomba de ar (PB-20) permite o controle de insuflação e desinflação dos balões (Fig. 11-1B). Ela possui duas conexões, uma que se acopla próximo às manoplas de comando do endoscópio e outra que se conecta ao *overtube*.

Tanto a preparação do material como a montagem do sistema são relativamente simples. Inicialmente, injetam-se cerca de 10 mL de água destilada no interior do *overtube* para facilitar a introdução do endoscópio e seu deslizamento durante o exame. Após introdução do endoscópio por dentro do *overtube*, é necessária a colocação do balão (BS-1) na sua ponta, fixando-o através de duas bandas elásticas nas suas extremidades. Deve-se lembrar que o *overtube* já possui o balão acoplado ao mesmo. Para finalizar, devem-se conectar os cabos de insuflação dos balões (endoscópio e *overtube*) e testá-los antes do procedimento.

Quanto à técnica de inserção, esta se faz baseando-se na retificação e encurtamento das alças (Fig. 11-2). Dois profissionais, geralmente dois médicos, são necessários para o procedimento, pois, um controla o endoscópio e o outro, o *overtube*. Em alguns países, como Alemanha e Estados Unidos, a enfer-

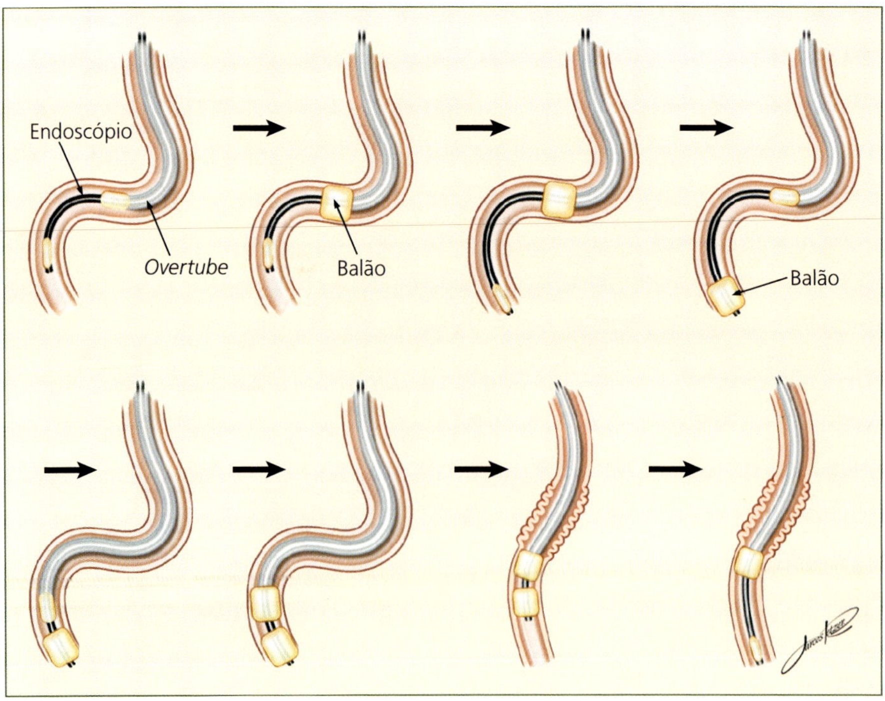

Fig. 11-2. Técnica de progressão do endoscópio de duplo balão.

meira é treinada para o manuseio e controle do *overtube*, podendo, então, substituir um dos médicos.

Enteroscopia de balão único (EUB)

Este método foi desenvolvido com intuito de simplificar a técnica de EDB, pelo uso de balão único, mas tentar proporcionar, ao mesmo tempo, todas as vantagens da técnica anterior, como a visualização de todo o intestino delgado e a possibilidade terapêutica ou de biópsias.[13]

O sistema também inclui endoscópio com balão, o *overtube* e a bomba de ar (Fig. 11-3).

Na EUB, somente o *overtube* possui balão. O enteroscópio (Olympus SIF-Q180) apresenta diâmetro de 9,2 mm, canal de trabalho de 2,8 mm e comprimento de 200 cm; já o *overtube* de silicone (Olympus ST-SB0) tem diâmetro de 13,2 mm.

Como não há balão acoplado ao endoscópio, a preparação do material é feita somente com a introdução de água destilada no interior do *overtube* para facilitar a introdução do endoscópio e seu deslizamento durante o exame. Posteriormente, faz-se a conexão do canal de insuflação do balão do *overtube* com a bomba de ar.

Quanto à técnica de inserção, este método também consiste na retificação das alças. Porém, devido à ausência de balão na ponta do endoscópio, realiza-se a flexão da ponta do mesmo, a fim de se manter a posição estável, enquanto se desinsuflar o balão do *overtube*, para poder avançá-lo (Fig. 11-4).

Assim como na EDB, dois profissionais realizam o procedimento, já que tanto o endoscópio quanto o *overtube* precisam ser manipulados.

Como ambos, EUB e EDB, são métodos de empurrar e puxar (técnica *push-and-pull*) e se utilizam de balão, Mönkemüller *et al.* propuseram o termo enteroscopia assistida por balão (*balloon-assisted enteroscopy*).[14]

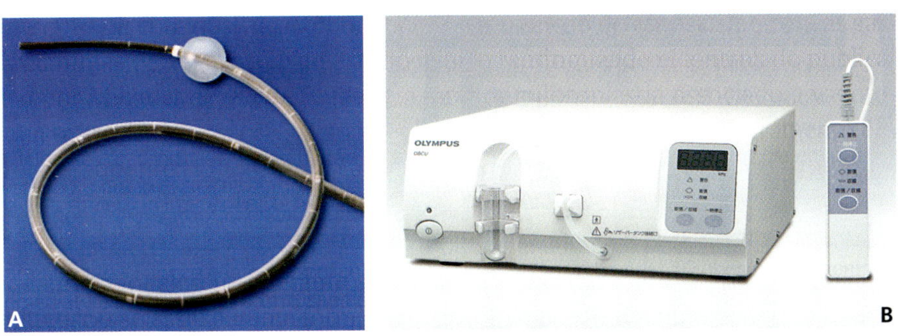

Fig. 11-3. (**A**) Enteroscópio de balão único. (**B**) Bomba de ar do endoscópio de balão único.

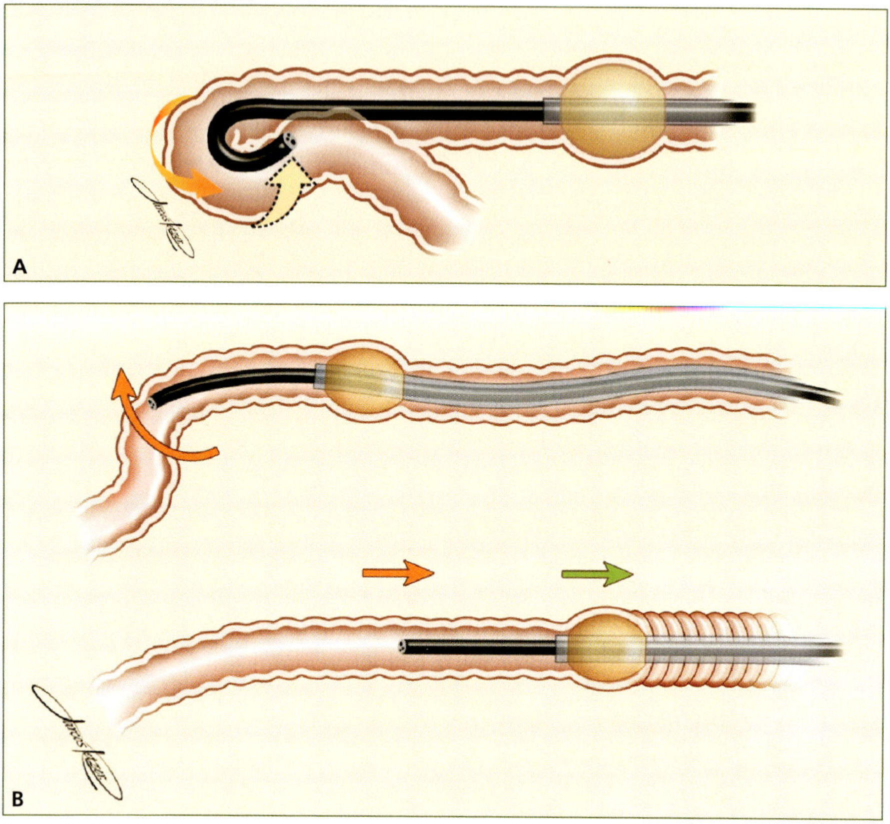

Fig. 11-4. (**A**) Flexão da ponta do endoscópio de balão único. (**B**) Técnica de retirada do endoscópio de balão único.

Alguns trabalhos comparativos entre estes dois métodos demonstram semelhança quanto a achados diagnósticos, apesar de a enteroscopia completa ser maior com EDB.[15,16]

Enteroscopia espiral (EE)

Em 2008, foi desenvolvida a EE, método este que difere da EAB.[17] A progressão do aparelho é feita por movimento de rotação em sentido horário e a retirada do mesmo, por movimento de rotação em sentido anti-horário.

O *overtube* DSB (*Discovery Small Bowel*) tem 118 cm, diâmetro externo de 16 mm + 5 mm de espiral nos 21 cm distais e diâmetro interno de 9,8 mm, podendo ser usado com ambos os enteroscópios da Fujinon (9,4 mm) e Olympus (9,2 mm).

Já o *overtube* de 130 cm, diâmetro externo de 17,5 mm + 5 mm de espiral nos 21 cm distais e diâmetro interno de 12,7 mm, foi idealizado para ser usado com o colonoscópio pediátrico (Fig. 11-5).[18]

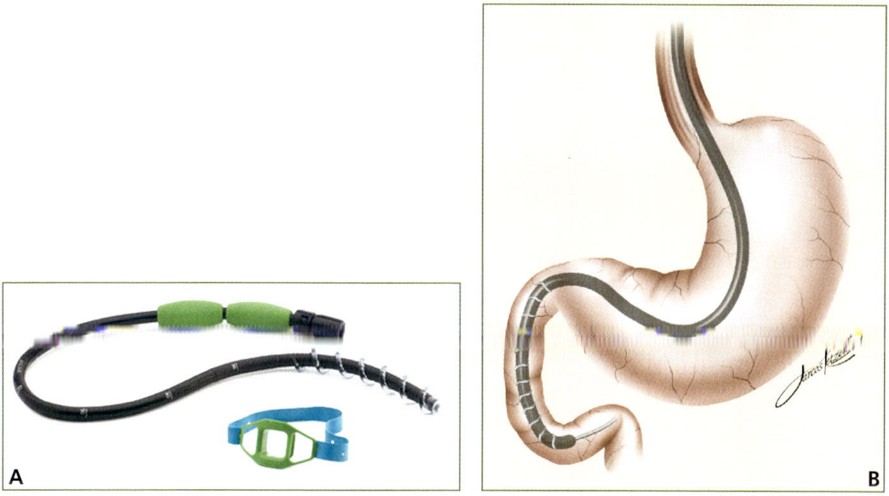

Fig. 11-5. (**A** e **B**) *Overtube* espiral (*Endo-Ease Discovery SB*).

Tal equipamento possui duas hastes verdes para rotação manual, dispositivo para travamento na sua porção proximal que permite o acoplamento do endoscópio com a rotação livre do *overtube*, canal para injeção de lubrificante e outro dispositivo na porção distal para limitar a saída de ar e líquido.

Apesar do grosso calibre, dados da literatura indicam fácil e rápida progressão além de profunda inserção no intestino delgado.[17,18] Novos dispositivos ainda estão em teste para facilitar esta técnica, como o protótipo espiral motorizado adaptado ao enteroscópio, sem a necessidade do *overtube*.

INDICAÇÕES E CONTRAINDICAÇÕES DA ENTEROSCOPIA

As indicações mais frequentes da enteroscopia são: SGIO, doença inflamatória intestinal, diarreia crônica, poliposes, tumores, controle de anormalidades radiológicas diagnosticadas no intestino delgado e dor abdominal.[19-22]

Outras indicações da enteroscopia constituem: exame endoscópico pós-operatório, ou seja, após técnicas de gastrectomias e cirurgia bariátrica, colangiopancreatografia endoscópica retrógrada em pacientes com gastrectomias e pancreatectomias, exame do intestino delgado após transplante do mesmo, retirada de corpo estranho, jejunostomia endoscópica percutânea, além de ileocolonoscopia nos pacientes com cólon difícil.[2,23-26]

As contraindicações do método são semelhantes às da EDA e colonoscopia convencionais, especialmente quando há risco de perfuração pela friabilidade da parede intestinal.[21]

CAUSAS MAIS COMUNS DE SGIO

As causas mais comuns de SGIO no intestino delgado estão listadas no Quadro 11-2.[27] A incidência geralmente varia com a da idade dos indivíduos acometidos. Em pacientes com idade inferior a 40 anos, os tumores do intestino delgado, doença de Crohn, divertículo de Meckel, síndromes polipoides e angioectasias são, por ordem, as causas mais frequentes. Em pacientes com idade superior a 40 anos, as angioectasias, ectasia vascular gástrica antral (GAVE), tumores do intestino delgado, lesões de mucosa induzidas por medicamentos e *Dieulafoy* são as mais comuns.[28]

Descreveremos, a seguir, as lesões hemorrágicas mais frequentes.

Lesões vasculares

Uma classificação para lesões vasculares foi proposta por Yano *et al.*, em 2008, com base em achados endoscópicos do intestino delgado.[29] Tal classificação foi feita analisando-se 102 lesões em 22 pacientes e baseando-se em observações de pulsatilidade, sendo 84 lesões (82%) classificadas como do mesmo tipo, ou seja, com concordância de $0{,}72 \pm 0{,}07$ entre três endoscopistas. Lesões classificadas como do tipo 1 são venosas e denominadas angioectasias. Termos utilizados, como angiodisplasia e ectasia venosa, entre outros, devem ser eliminados. Lesões tipo 2, caracterizadas como arteriais, são definidas como *Dieulafoy*, e as do tipo 3, como malformações arteriovenosas com componente arterial e venoso (Fig. 11-6).[29]

Esta classificação tem grande impacto na terapêutica endoscópica das mesmas, pois lesões venosas (tipo 1) podem ser tratadas com cauterização, porém,

Quadro 11-2. Causas mais comuns de sangramento no intestino delgado

- Fístula aortoentérica (terceira porção do duodeno)
- Lesões vasculares
- Neoplasias primárias
- Neoplasias metastáticas
- Síndromes polipoides
- Divertículo de Meckel
- Lesões de mucosa por medicações (anti-inflamatórios não esteroides)
- Doença de Crohn
- Enteropatia portal hipertensiva
- Amiloidose
- Doença de von Willebrand
- Síndrome Blue Rubber Bleb Nevus
- Radioterapia

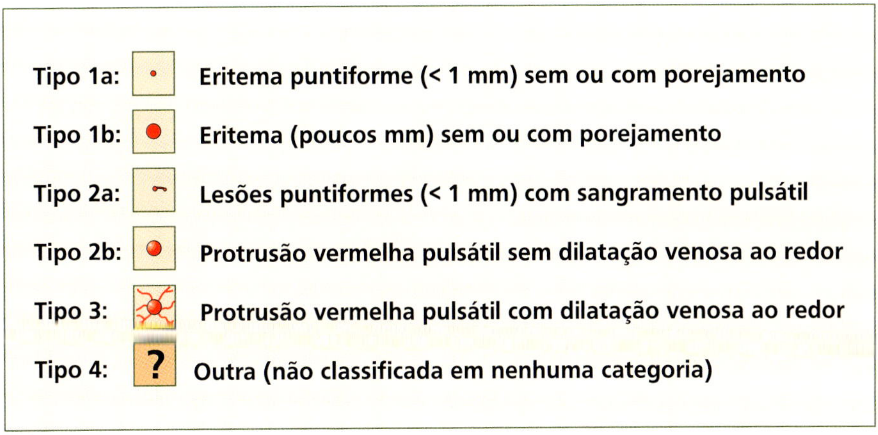

Fig. 11-6. Classificação das lesões vasculares no intestino delgado.

as lesões com componente arterial (tipos 2 e 3) devem ser submetidas a tratamento com *clip* hemostático ou, até mesmo, por laparotomia (Fig. 11-7).[29]

As lesões vasculares do intestino delgado estão associadas à morbilidade e mortalidades significativas e apresentam grande variedade na sua frequência diagnóstica, entre 18,7 a 70%, quando comparados estudos do ocidente com os do oriente, em pacientes com SGIO. Resultados do ocidente indicam maior incidência de lesões vasculares e, os do oriente, maior incidência de úlceras ou erosões.[30,31] Fotos endoscópicas de angioectasias são demonstradas nas Figuras 11-8 e 11-9.

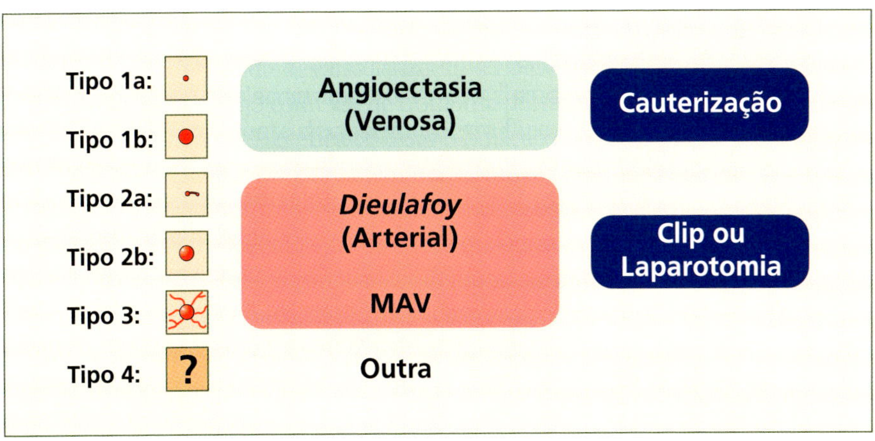

Fig. 11-7. Tratamento das lesões hemorrágicas de acordo com a classificação de Yano *et al.*[29]

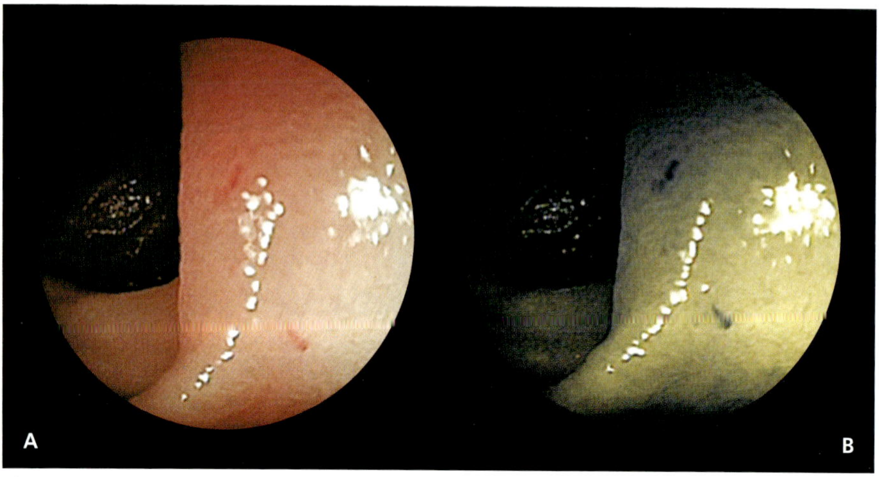

Fig. 11-8. Angioectasias tipo 1a da classificação de Yano: (**A**) localizadas em jejuno médio; (**B**) realçadas pelo FICE.

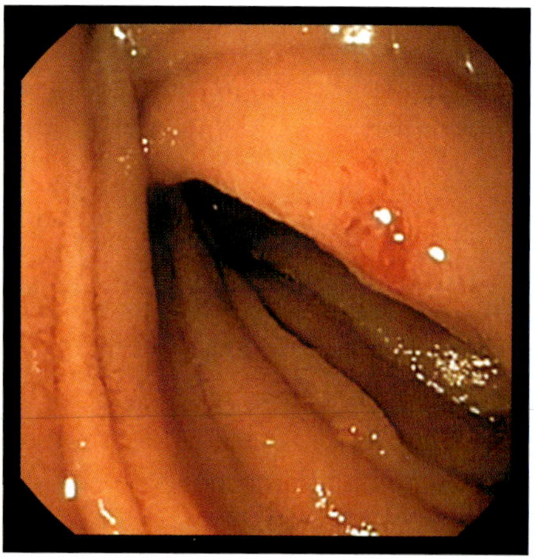

Fig. 11-9. Angioectasia tipo 1b da classificação de Yano localizada em jejuno distal.

Tumores

Embora o intestino delgado compreenda 70 a 80% da extensão total do trato gastrointestinal, as neoplasias do intestino delgado são doenças raras. Apenas 5% das neoplasias gastrointestinais e somente 1 a 2% dos tumores malignos do trato gastrointestinal desenvolvem-se no intestino delgado.[32]

O diagnóstico destas lesões é difícil em razão da inespecificidade dos sintomas, do baixo grau de suspeição e da dificuldade de avaliação do intestino delgado, sendo frequentemente realizado em fase adiantada de sua evolução.

As apresentações clínicas mais frequentes são: SGIO; alteração na TC, como espessamento da parede intestinal, emagrecimento, diarreia e dor abdominal.

Tumores no intestino delgado constituem a segunda causa mais comum de SGIO. Tanto a CE como a EAB representam etapas fundamentais do arsenal diagnóstico dos tumores, pois ambos os métodos permitem a avaliação de todo o intestino. A CE tem a vantagem de ser método não invasivo e sem desconforto para o paciente, podendo orientar a via de acesso da EAB ou mesmo até excluir tal procedimento.[33,34] A EAB permite biópsias e pode orientar a conduta terapêutica, evitando-se, em alguns casos, o procedimento cirúrgico, como, por exemplo, naqueles com linfoma, em que a quimioterapia pode ser o único tratamento.[35,36]

Tanto os tumores benignos como os malignos podem apresentar sangramento, além de dor abdominal e obstrução. Dentre os tumores benignos que causam sangramento, destacam-se os angiomas, que correspondem a tumores originados de vasos sanguíneos ou linfáticos. Os angiomas constituem cerca de 7% dos tumores benignos e incluem os hemangiomas e os linfangiomas. Os hemangiomas são originados do plexo vascular submucoso e classificados em capilares, cavernosos ou mistos. Variam em tamanho desde puntiformes a grandes lesões e, ocasionalmente, podem ser múltiplos. Já os linfangiomas são tumores originados dos vasos linfáticos, podendo ser cavernosos ou císticos.[37,38]

Quanto aos tumores malignos, cerca de 90% deles são representados por quatro tipos histológicos: tumor neuroendócrino, adenocarcinoma, linfoma e GIST (*gastrointestinal stromal tumor*), sendo o tipo histológico mais comum o carcinoide (38%).[39] A Figura 11-10 mostra imagem endoscópica de GIST ulcerado de delgado. A incidência de tumores malignos no intestino delgado aumen-

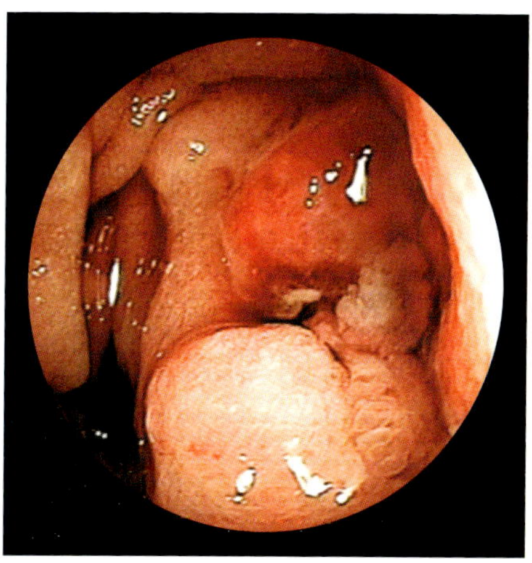

Fig. 11-10. GIST ulcerado e hemorrágico de terceira porção duodenal.

ta com a idade, sendo frequente entre 60 e 70 anos. Em 90% dos casos são diagnosticados após os 40 anos.[39-42]

Síndrome de Peutz-Jeghers

A síndrome de Peutz-Jeghers caracteriza-se pela presença de pólipos hamartomatosos no trato digestório, com preponderância para o intestino delgado e pigmentação de melanina na pele e mucosas mucocutâneas. A moléstia está relacionada com a mutação do gene LKB1, localizado no cromossoma 19, responsável pela enzima serina-treoninacinase, que, em condições normais, tem efeito supressor tumoral.

Em geral, os pólipos são múltiplos e variam em número e tamanho. São mais comuns no intestino delgado e menos frequentes no estômago e no cólon. Podem manifestar-se clinicamente com sangramento gastrointestinal e obstrução intestinal em razão da intussuscepção.

O pólipo hamartomatoso é considerado doença benigna, contudo está associado a maior risco de adenocarcinoma no intestino delgado (Fig. 11-11). Não se sabe se eles se originam destes ou de adenomas associados.

A conduta atual limita as ressecções intestinais ao mínimo possível; já a EAB tem sido utilizada rotineiramente no acompanhamento das síndromes poliposas, permitindo ressecções locais e diminuindo o risco da síndrome do intestino curto, consequência de múltiplas ressecções intestinais.[43] Nos casos complexos, com muitos pólipos grandes e ressecções intestinais prévias, a enteroscopia assistida por laparoscopia representa método útil para lise de bridas e polipectomias num procedimento único.[44]

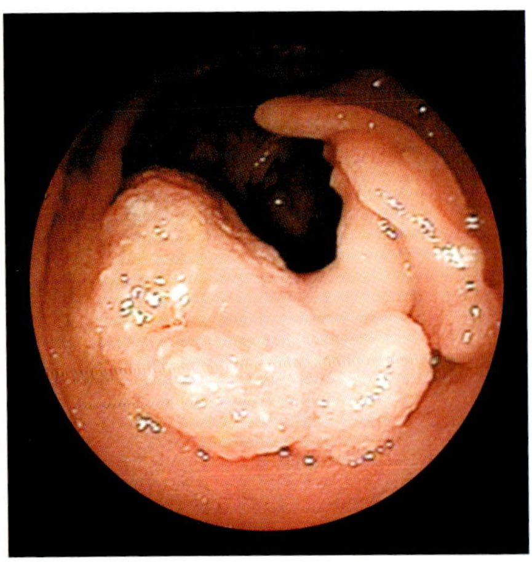

Fig. 11-11. Pólipo de íleo proximal em paciente com síndrome de Peutz-Jeghers.

Divertículo de Meckel

É a anomalia congênita mais comum do trato gastrointestinal (aproximadamente 2 a 3% da população). Está localizado, geralmente, numa distância de 100 cm da válvula ileocecal. Há preponderância em homens, e cerca de 60% dos pacientes são diagnosticados antes dos 10 anos de idade. Pacientes com divertículo que contém mucosa gástrica heterotópica (30% dos casos) desenvolvem mais sintomas do que aqueles que contêm somente mucosa intestinal. As complicações mais comuns são: hemorragia em consequência de ulceração péptica, obstrução, intussuscepção, volvo e diverticulite. Com o advento da EAB, aprimorou-se o diagnóstico diferencial do divertículo de Meckel.[45]

Lesões de mucosa por medicações (NSAIDs)

Drogas anti-inflamatórias não esteroides (NSAIDs) são bem conhecidas por causarem, como efeito colateral, lesões de mucosa gastroduodenal. Com o advento da CE e EAB, lesões de mucosa no intestino delgado induzidas por NSAIDs passaram a ser detectadas com maior frequência. Mais de 50% dos pacientes em uso de NSAIDs apresentam alguma lesão no intestino delgado (Fig. 11-12). Tais lesões podem apresentar quadro clínico exuberante e devem ser prevenidas e tratadas o mais precocemente possível. Enteropatia induzida por NSAID pode caracterizar-se somente por enantema até estenoses diafragma-*like*, assim como úlceras e erosões. Lesões hemorrágicas, como úlceras e erosões, podem ser tratadas pela EAB.[46]

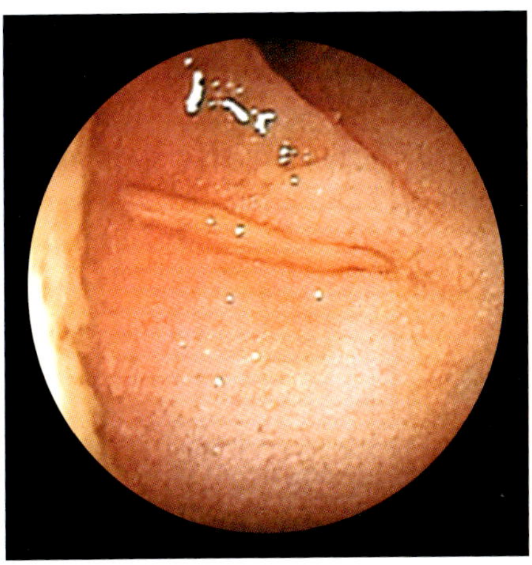

Fig. 11-12. Úlcera de íleo após uso de anti-inflamatório não esteroide em fase de cicatrização.

Doença de Crohn

A doença de Crohn é uma inflamação transmural crônica que pode envolver qualquer parte do trato digestório, inclusive o intestino delgado, com complicações, como estenose e suboclusão intestinal. As indicações do exame são: diarreia, dor abdominal, sangramento, anemia, emagrecimento e alteração na CE, TC ou trânsito intestinal.

Segundo o Consenso Internacional de EDB, em 2007, na suspeita de doença de Crohn, EDB deve ser realizada para obter confirmação endoscópica e histológica, e na doença de Crohn confirmada, em que se suspeita de doença no intestino delgado, EDB pode ser indicada, principalmente nos casos de estenose. Assim, EDB pode diferenciar entre estenoses fibrótica ou decorrente de inflamação ativa, permite avaliar sintomas indefinidos e a cicatrização após terapia medicamentosa ou cirúrgica. Enteroscopia permite ainda a dilatação endoscópica, que parece ser segura e efetiva em curtos segmentos estenóticos.[36]

Mais recentemente e de acordo com o Consenso Internacional da Organização Mundial de Endoscopia Digestiva em doença inflamatória, a EAB está indicada quando a visualização endoscópica e biópsias são necessárias de áreas do intestino delgado inacessíveis aos endoscópios convencionais e para terapêutica, incluindo dilatação de estenoses, retirada de corpo estranho (como CE impactada) e tratamento das lesões hemorrágicas.[47] A Figura 11-13 ilustra foto endoscópica de paciente com anemia e ileíte ulcerativa.

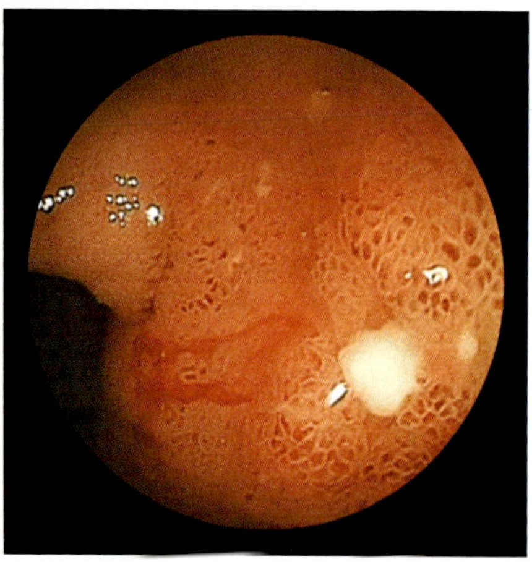

Fig. 11-13. Ileíte ulcerativa em paciente com doença de Crohn.

Enteropatia portal hipertensiva

Enteropatia hipertensiva é frequente em pacientes com hipertensão portal decorrente de cirrose hepática e esquistossomose hepatoesplênica, podendo ser causa do SGIO. Nestes casos a EAB pode ser útil no diagnóstico e na terapêutica das lesões causadas por esta afecção, porém, poucos são os estudos até o momento.

Figueiredo *et al.* demonstraram, através de estudo de CE em 36 pacientes, sendo 25 cirróticos e 11 não cirróticos, que varizes e áreas de mucosa com padrão reticular são manifestações da hipertensão portal no intestino delgado em 69% (25/36). Adicionalmente, o sangramento foi mais frequente neste grupo comparado ao controle (30 pacientes), 72% *versus* 36%, p = 0,05. Sangramento ativo foi observado em dois de 36 pacientes (5,5%).[48]

Em nosso meio, Ganc *et al.* demonstraram, em nove pacientes esquistossomóticos, a presença de angioectasias-*like* em 100%, além de varizes no intestino delgado em 22,2%.[49]

Em 15 pacientes com hipertensão portal submetidos à EDB, demonstraram-se alterações em 14 deles, sendo edema em 73%, atrofia em 40%, vermelhidão dos vilos em 47%, além de lesões vasculares - *like,* como angioectasias em 67%, vasos dilatados e proliferados em 93% e varizes em 7%.[50] A Figura 11-14 evidencia imagens endoscópicas de enteropatia hipertensiva.

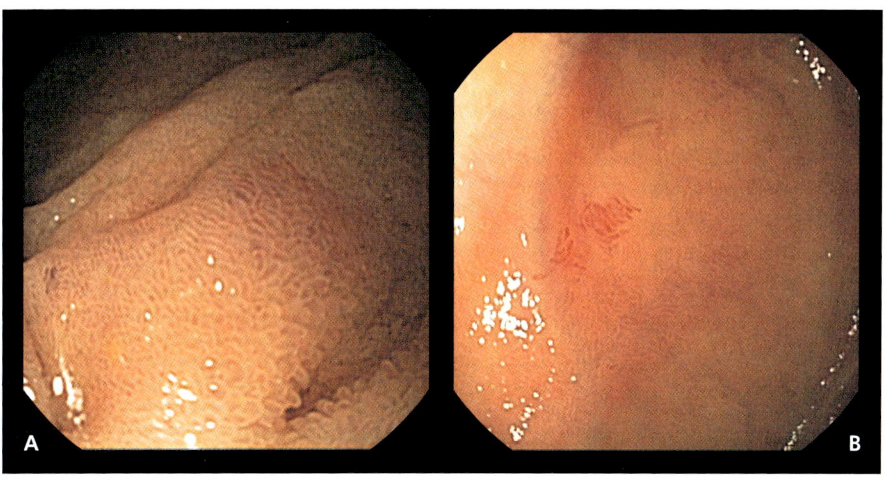

Fig. 11-14. (**A** e **B**) Edema, congestão venosa e angioectasia-*like* em paciente com hipertensão portal.

Lesões após cirurgia bariátrica

A EAB representa indicação relevante nos pacientes com sangramento e anatomia alterada, como aqueles submetidos à gastrectomia, duodenopancreatectomia ou mesmo cirurgia bariátrica. A Figura 11-15 demonstra gastrite hemorrágica de estômago excluso em paciente com quadro de melena.

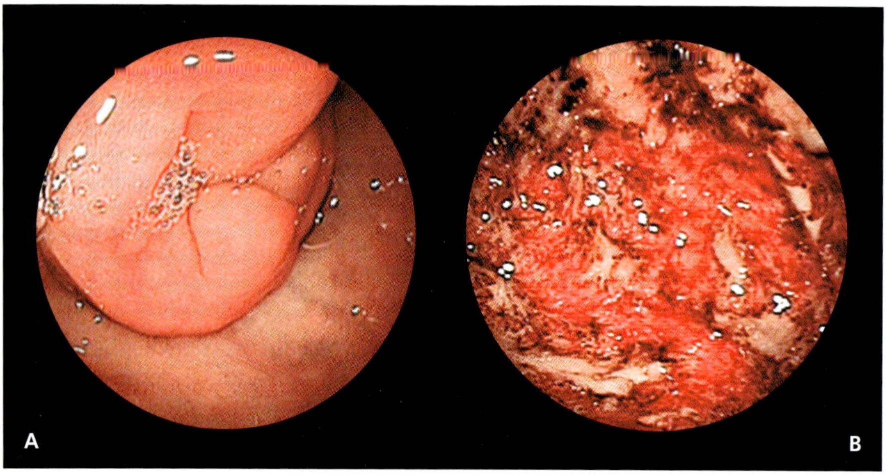

Fig. 11-15. (**A**) Bulbo duodenal e piloro visto em posição invertida em paciente com derivação gástrica em Y de Roux. (**B**) Gastrite hemorrágica do estômago excluso.

PREPARO INTESTINAL

Somente o jejum oral por cerca de 8 a 12 horas é suficiente para o preparo por via oral.

O preparo intestinal para via anal pode ser realizado com solução de Manitol ou Polietilenoglicol. Assim como na colonoscopia, o sucesso do exame depende da qualidade do preparo intestinal.[51] Lesões pequenas, por vezes puntiformes, como as angioectasias, só poderão ser diagnosticadas, caso o intestino delgado esteja sem resíduos alimentares.

SEDAÇÃO DURANTE ENTEROSCOPIA

Segundo a orientação do consenso, a sedação endovenosa consciente, através de benzodiazepínico e opioide, aplica-se em procedimentos curtos e sem intenção terapêutica. Nos casos com intenção terapêutica, ou de enteroscopia completa, com tempo de exame em torno de 60 minutos, o uso do propofol traz melhor conforto ao paciente e segurança ao exame. A anestesia geral está reservada para crianças e pacientes com alterações neurológicas ou de difícil sedação.[51]

VIA DE ACESSO DA ENTEROSCOPIA

Por via oral é possível visualizar todo o duodeno, jejuno e atingir o íleo proximal na maior parte dos casos com certa facilidade (aproximadamente 250 cm do ângulo de Treitz), sendo assim, é a nossa via de preferência quando não se tem identificação prévia da localização da lesão.

Contudo, na falta de evidência do local da afecção, a via preferencial para início da enteroscopia parece não ter um consenso, sendo oral em nosso meio semelhantemente a alguns autores, porém, em geral, autores do oriente, como Yamamoto *et al.*, e Tanaka *et al.*, preferem a via anal.[9,17,20,52,53] Em parte, a explicação pela escolha anal se faz em decorrência da sedação, já que muitos autores nem mesmo a realizam durante enteroscopia anal. A maior facilidade do exame por via anal naquela região também pode ser explicada pela constituição física dos pacientes. No ocidente, em contrapartida, os pacientes preferem sedação contínua e profunda, mesmo durante a via anal.

Na grande maioria dos casos, quando se faz o diagnóstico da lesão, não é necessária a abordagem pelas duas vias. Todavia, diante da necessidade de abordagem por ambas as vias, recomenda-se que se realize cada uma em dia diferente.[51] Independente da via inicial escolhida, é necessária a injeção submucosa de tinta nanquim no local mais distante alcançado, para que, na via subsequente, esta marcação seja encontrada.[21]

Com o emprego de CO_2 para insuflação das alças pode proceder-se à enteroscopia total no mesmo dia, pela rápida absorção do mesmo e, consequentemente, com mínimo desconforto do paciente.[54,55] Estudo controlado, randômico e duplo-cego, utilizando-se CO_2 ou ar para insuflação, demonstrou profundidade de inserção 30% maior com CO_2 (230 *versus* 177 cm, $p = 0{,}008$). A superioridade foi maior na EAB por via oral, com aumento de 71 cm em profundidade quando se utilizou CO_2 (295 cm no grupo CO_2 *versus* 224 cm no grupo de ar, $p < 0{,}001$). Dor e desconforto também diminuíram significativamente no grupo do CO_2 avaliados uma e três horas após o exame.[54] Uso de procinético, como metaclopramida, pode ser ainda indicado após procedimento de EAB para reduzir o desconforto e a distensão abdominal, além de diminuir o tempo de recuperação, sendo ou não associado ao uso de CO_2.[55]

ENTEROSCOPIA NO SGIO

A história clínica pode sugerir a provável localização e a causa do SGIO. Hematêmese indica sangramento proximal ao ângulo de Treitz. A cor das fezes (se melena ou sangue vivo) pode orientar, porém, prediz com menor precisão o local do sangramento, que pode depender do tempo do trânsito intestinal. Dor abdominal pode sugerir tumores, enquanto diarreia pode indicar doença inflamatória.

Deve-se salientar que a anemia ferropriva nem sempre está associada à perda sanguínea, mas também à deficiência de absorção do ferro e nutrientes. Causas, como atrofia gástrica, doença celíaca e gastrite por *Helicobacter pylori* ou mesmo decorrente de cirurgias com exclusão duodenal, não estão associadas a sangramento evidente.[56]

Apesar de a enteroscopia intraoperatória (EIO) e de a *push*-enteroscopia (PE) ainda serem realizadas em alguns centros com alta taxa diagnóstica no SGIO, EAB e EE deverão, em breve, substituí-las totalmente.[57] Com o desenvolvimento destas novas técnicas, deve-se sempre dar preferência a elas, especialmente quando comparadas ao método cirúrgico, evitando-se, assim, a laparotomia. Entretanto, alguns autores ressaltam que a EIO deva ser indicada como último procedimento diagnóstico para completa investigação do intestino delgado, devendo-se reservar seu uso para casos em que a EAB não pode ser realizada ou mesmo na falha da sua investigação, especialmente com intenção de se prevenir a ressecção excessiva de intestino delgado.[58]

Salienta-se que a investigação do intestino delgado só deve ser iniciada após *second look* de endoscopia e colonoscopia, pois a frequência de lesões fora do intestino delgado e ao alcance da EDA e colonoscopia em pacientes referidos para EAB é muito alta (variando de 18,4 a 24,6%), como demonstrada em estudos de Ohmiya *et al.*, Fry *et al.*, e Tee & Kaffes.[31,59,60]

Segundo vários estudos e consenso internacional de EDB, em casos de baixa probabilidade terapêutica, CE representa bom método de rastreamento, devendo ser usada inicialmente. Por outro lado, em pacientes com sangramento ativo, EDB deve ser considerada como modalidade endoscópica de escolha (Fig. 11-16).[36,51]

Contudo, EDB deve ser indicada inicialmente naqueles pacientes com estenose intestinal pela possibilidade de impactação da CE. Adicionalmente, pacientes com intervenções cirúrgicas prévias, especialmente naqueles com alça intestinal exclusa e naqueles submetidos a cirurgias bariátricas, devem ser avaliados preferencialmente pela EDB.[51]

A CE tem grande impacto no diagnóstico das causas de anemia em pacientes idosos, que representa causa importante de morbidade e mortalidade. A indicação de CE por anemia ocorreu em 65% dos casos realizados num período de 5 anos em estudo de Muhammad & Pitchumoni, sendo o diagnóstico positivo maior conforme a idade, ou seja, positiva em: 38% no grupo 1 (idade menor que 50 anos), 58% no grupo 2 (50 a 64 anos de idade), 63% no grupo 3 (65 a 85 anos), e 73% no grupo 4 (idade maior que 85 anos). Erosões no intestino delgado, ulcerações e lesões vasculares representaram os achados mais frequentes.[61]

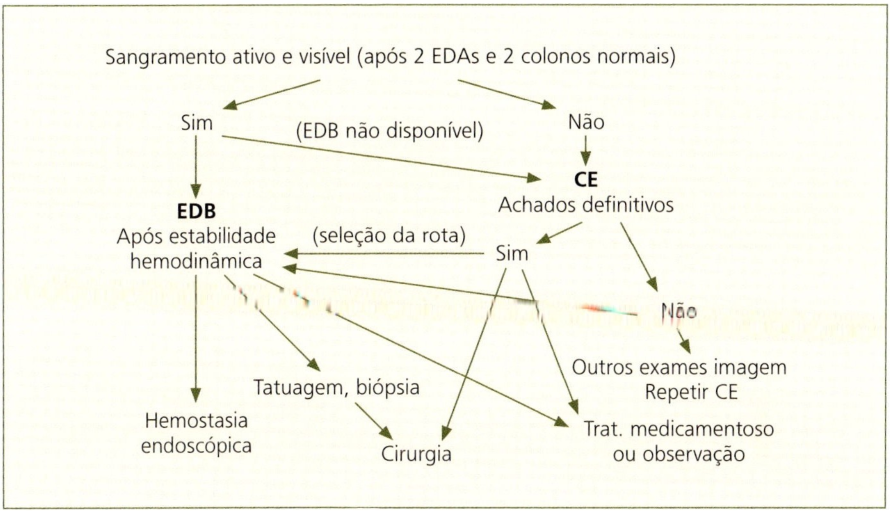

Fig. 11-16. Algoritmo no diagnóstico e tratamento do sangramento do intestino delgado segundo Sugano & Marcon, 2007[36] e atualizado por Pohl *et al.*, 2008.[51]

Apesar de a CE poder direcionar a rota de inserção da EAB, evitando-se dois procedimentos, metanálise de Chen *et al.*, envolvendo oito estudos prospectivos, demonstrou que a CE teve maior taxa diagnóstica quando comparada à EAB via oral, porém quando utilizadas as vias oral e anal, a taxa diagnóstica da EAB foi superior.[30]

O uso de EAB somente nos pacientes com achados positivos na CE representa estratégia atraente, em que foram encontradas lesões pela EAB em 75% dos casos e realizada terapêutica em 57%, com redução significativa tanto na taxa de ressangramento (80%), como na necessidade de transfusão sanguínea.[62] Em outro estudo, cerca de metade dos casos (54%) com SGIO ativo diagnosticados por CE, a EAB foi necessária para confirmação diagnóstica e tratamento.[63]

Contudo, apesar de a CE ser considerada como método inicial para abordagem dos pacientes com SGIO, as implicações clínicas dos resultados negativos da CE tem impacto no prognóstico. Estudos a longo prazo realizados para esclarecer tais implicações demonstram resultados conflitantes. Enquanto Macdonald *et al.*[64] mostraram que quando a CE é negativa, tal resultado prediz baixa taxa de ressangramento, devendo-se manter conduta expectante e evitando-se investigação adicional desnecessária; Park *et al.*[65] demonstraram índice considerável de ressangramento em pacientes com SGIO e resultado negativo da CE, indicando que tais pacientes devam ser acompanhados.

Assim, diante de resultados negativos ou inconclusivos na CE, enteroscopia deve ser indicada. Estudo envolvendo sete centros terciários norte-americanos evidenciou lesões por EAB antes não diagnosticadas pela CE. Nos 183 procedimentos de EAB decorrentes de SGIO, identificaram-se lesões tumorais em 18 casos. Destes, 15 foram submetidos à CE previamente, que detectou lesão tumoral somente em cinco pacientes sangue vivo intraluminal sem identificação da lesão em sete pacientes e enantema não específico em três pacientes. CE falhou no diagnóstico dos quatro casos de adenocarcinoma primário do intestino delgado.[66]

Ademais, EAB indicada após achados indefinidos ou negativos pela CE em 51/190 pacientes demonstrou foco de sangramento em 66,7% (34/51). Os valores preditivos tanto negativo como positivo (NPV e PPV) de EAB em CE inconclusiva foram de 81,8 e 100%, respectivamente.[67]

Assim, a conduta mais aceita atualmente é que a enteroscopia seja indicada em casos com sangramento persistente e CE negativa.

EAB como primeiro método, sem o uso prévio de CE, foi também proposto por Godeschalk *et al.*, em 2010, diante da possibilidade terapêutica no mesmo ato do exame, sendo esta realizada em 71% dos casos.[68]

A combinação da EDB e tratamento cirúrgico, através da EDB assistida por laparoscopia, em que introduz-se o enteroscópio via oral sob visão laparoscópica, representa tática adicional, especialmente, no SGIO decorrentes de lesões vasculares ou neoplasia e em pacientes com cirurgia prévia.[69]

O modo de apresentação clínica da hemorragia parece influenciar na taxa diagnóstica da EDB, pois, naqueles pacientes com sangramento evidente ativo, sangramento evidente prévio esporádico, sangramento evidente prévio único, sangramento oculto com sangramento contínuo positivo nas fezes; ou sangramento oculto com único episódio de sangue positivo nas fezes e anemia, o diagnóstico foi de 24 de 31 (77%), 179 de 310 (58%), 34 de 72 (47%), 24 de 35 (71%) e 56 de 93 (60%), respectivamente. A taxa diagnóstica geral da EDB naquele estudo foi de 277 de 479 (58%).[31] Esta influência também é relatada em estudo com CE. Em estudo retrospectivo realizado em hospital acadêmico terciário e incluindo 592 procedimentos de CE, as principais indicações corresponderam a SGIO evidente (n = 142) e anemia ferropriva (n = 240). CE identificou anormalidades em 44% dos pacientes com anemia ferropriva e em 58% dos pacientes com SGIO evidente, resultando num diagnóstico geral de 49% no SGIO. Em 32 pacientes, a causa foi encontrada no estômago e em oito no cólon.[70] Pacientes submetidos à EDB dentro de 1 mês do último episódio de SGIO evidente tiveram maior número de achados positivos do que aqueles que não realizaram o exame neste prazo (84%, 107/128 pacientes *versus* 57%, 24/42; p = 0,002).[71]

Da mesma maneira, em nossa experiência avaliando 130 pacientes, aqueles com SGIO evidente tiveram maior índice diagnóstico quando comparado aos que apresentavam SGIO oculto, 68,2% *versus* 31,7%. Mais ainda, quando se associou pacientes ao SGIO dentro do último mês, obteve-se maior porcentagem diagnóstica do que aqueles com SGIO com mais de um mês; 62,4% *versus* 37,6%, p = 0,0001. Tais resultados indicam que EAB deve ser realizada na vigência de sangramento o mais precocemente possível, aumentando-se, assim, a probabilidade diagnóstica.[72]

Mais relevante que os achados positivos da EAB é o impacto deste método na mudança de conduta demonstrada por Sun *et al.* em 83,5% dos pacientes, à semelhança de nosso estudo, em 80%.[73]

Numa tentativa de identificar algum fator indicador de ressangramento, alguns estudos com seguimento foram feitos.[2,71] Estudo a longo prazo de EDB no SGIO indicou que, em 30 meses, 60% dos pacientes não apresentam mais sangramento, e que aqueles com lesões vasculares e exame normal, apesar da inserção profunda, tiveram maior recorrência hemorrágica.[2] Estudo interessante retrospectivo de Shinozaki *et al.*[71] também demonstrou que pacientes com lesões vasculares tiveram taxa significativamente menor de controle do sangramento do que aqueles com outras lesões no delgado (40%, 12/30 pacientes *versus* 74%, 52/70; p = 0,001). Adicionalmente, necessidade de muitas transfusões antes de EDB (p = 0,012), múltiplas lesões (p = 0,010) e lesões suspeitas (não definidas) (p = 0,038) aumentaram significativamente a possibilidade de ressangramento evidente em pacientes com lesões vasculares do delgado. Tal estudo incluiu 200 pacientes consecutivos com SGIO submetidos à EDB e com seguimento de 29,7 meses (variação 6 a 78 meses), onde a taxa de detecção da fonte de sangramento foi feita em 155 de 200 pacientes (77,5%) e controle do sangramento foi obtido em 64% (97/151 pacientes). A causa mais frequente de sangramento foi úlcera/erosão do intestino delgado (64 pacientes).[71]

Assim, lesões vasculares parecem representar fator de maior recidiva hemorrágica. Repetir EAB nestes pacientes e manter seguimento resultam em melhor diagnóstico e terapêutica mais adequada.[74]

Alta taxa de ressangramento foi por nós também demonstrada (36%) após seguimento de 100/130 pacientes (76,9%) por 48,6 meses (20,4 a 85,8 meses). Cerca de 47,2% dos casos de ressangramento foi decorrente de lesões vasculares, cujo novo tratamento endoscópico foi possível.[75]

Novos estudos de enteroscopia poderão, ainda, à semelhança da EDA nas lesões hemorrágicas do trato gastrointestinal alto, demonstrar resultados de impacto quanto à redução no tempo de internação, na necessidade de tratamento cirúrgico e na mortalidade.

Em suma, a grande vantagem da EAB na avaliação da hemorragia gastrointestinal média, deve-se ao fato que, além do diagnóstico, pode permitir biópsias e tratamento endoscópico. Vários são os métodos hemostáticos endoscópicos, incluindo-se o tratamento com esclerosantes através de cateteres injetores, métodos térmicos, como o emprego de coagulação com gás de argônio e o uso de *clips*. Dessa maneira, em muitos casos, o método pode conduzir à conduta mais conservadora ou mesmo evitar o tratamento cirúrgico. Nos casos em que o tratamento endoscópico não for possível, tal método pode orientar a terapêutica cirúrgica.

COMPLICAÇÕES

As taxas de complicações do método são baixas, em torno de 1 a 2,5%.[12,52,76] Oito casos de pancreatite aguda e casos de perfuração sem nenhuma mortalidade ocorreram em 479 pacientes (2,5%) em estudo de Ohmiya *et al.*[31] Um caso de pancreatite e 2 casos de pneumonia aspirativa em 163 pacientes foram relatados em estudo de Tanaka *et al.* (1,8%).[53]

Estudo multicêntrico de EDB com 2.362 procedimentos realizados em dez centros acadêmicos e hospital universitário de oito países (Holanda, Alemanha, França, Espanha, Itália, Austrália, China e Japão) demonstrou que o método é seguro, com baixo índice de complicações, como: sangramento, perfuração e pancreatite, entre outras (40/2.362; 1,7%). As complicações do método diagnóstico ocorreram em 0,8% (13 de 1.728 casos) e quando empregado para terapêutica, em 4,3% (27/634). Apesar de baixa incidência de pancreatite (0,3%; 7/2.362), seis após EDB diagnóstica (0,3%) e uma após EDB terapêutica (0,2%), deve ser sempre considerada em pacientes com dor abdominal persistente após o procedimento. A taxa de complicação da EDB terapêutica foi maior que a da colonoscopia terapêutica, talvez porque a parede do intestino delgado seja mais fina. Nenhum caso de mortalidade decorrente do procedimento foi observado. Efeitos adversos como desconforto abdominal, odinofagia e febre ocorreram após outros 45 procedimentos, mas não foram incluídos como complicação.[77]

Através de estudo prospectivo com base de dados realizado na Alemanha, envolvendo 2.245 EDBs em 1.765 pacientes por 2 anos, cuja indicação mais frequente foi sangramento, observaram-se 27 complicações, representando 1,2% para enteroscopia diagnóstica e 1,6% para terapêutica. Pancreatite ocorreu em quatro pacientes (0,3% dos exames via oral) e perfuração em três pacientes (0,18%).[78]

A hiperamilasemia após EDB oral pode ocorrer, mas sua relação com pancreatite permanece ainda sem explicação. Ela pode ocorrer provavelmente em virtude da insuflação do balão na região da cabeça do pâncreas. Em estudo prospectivo com pacientes submetidos à EDB via oral, analisou-se a amilase sérica antes e após o procedimento de 135 pacientes.[79] O tempo médio de exame foi de 73 minutos (30 a 150 minutos), e o número médio de passagens (introdução e retirada do conjunto endoscópio/*overtube*) durante EDB oral foi de 14 (6 a 24). Enquanto 17% dos pacientes desenvolveram hiperamilasemia após o procedimento, somente um apresentou sintoma clínico indicando pancreatite aguda leve (0,7%). Os autores relatam correlação significativa do tempo total de exame e o número de passagens com a ocorrência de hiperamilasemia.[79]

A incidência de complicações com EUB também foi demonstrada por Aktas *et al.*, e parece ser comparável à da EDB, representando 4,8% para perfuração após terapêutica e 16% para hiperamilasemia, porém sem dor abdominal sugestiva de pancreatite numa casuística de 105 pacientes.[80]

REFERÊNCIAS BIBLIOGRÁFICAS

1. Zuckerman GR, Prakash C, Askin MP *et al.* AGA technical review on the evaluation and management of occult and obscure gastrointestinal bleeding. *Gastroenterology* 2000;118:201-21.
2. Gerson L.B. Double-balloon enteroscopy: the new gold standard for small-bowel imaging? *Gastrointest Endosc* 2005;62:71-75.
3. Ell C, May A, Nachbar L *et al.* Push-and-pull enteroscopy in the small bowel using the double-balloon technique: results of a prospective European multicenter study. *Endoscopy* 2005;37:613-16.
4. Yen HH, Chen YY, Yang CW *et al.* Clinical impact of multidetector computed tomography before double-balloon enteroscopy for obscure gastrointestinal bleeding. *World J Gastroenterol* 2012 Feb. 21;18(7):692-97.
5. Filippone A, Cianci R, Milano A *et al.* Obscure and occult gastrointestinal bleeding: comparison of different imaging modalities. *Abdom Imaging* 2012 Feb.;37(1):41-52.
6. Graça BM, Freire PA, Brito JB *et al.* Gastroenterologic and radiologic approach to obscure gastrointestinal bleeding: how, why, and when? *Radiographics* 2010;30:235-52.
7. Sun H, Jin Z, Li X *et al.* Detection and localization of active gastrointestinal bleeding with multidetector row computed tomography angiography: a 5-year prospective study in one medical center. *J Clin Gastroenterol* 2012 Jan.;46(1):31-41.
8. Sun H, Xue HD, Wang YN *et al.* Dual-source dual-energy computed tomography angiography for active gastrointestinal bleeding: a preliminary study. *Clin Radiol* 2013 Feb.;68(2):139-47.
9. Dolezal J, Vizda J, Kopacova M. Single-photon emission computed tomography enhanced Tc-99 m-pertechnetate disodium-labelled red blood cell scintigraphy in the localization of small intestine bleeding: a single-centre twelve-year study. *Digestion* 2011;84(3):207-11.
10. Howarth DM. The role of nuclear medicine in the detection of acute gastrointestinal bleeding. *Semin Nucl Med* 2006 Apr.;36(2):133-46.

11. Yamamoto H, Sekine Y, Sato Y *et al.* Total enteroscopy with a nonsurgical steerable double-balloon method. *Gastrointest Endosc* 2001;53:216-20.
12. Yamamoto H, Yano T, Kita H *et al.* New system of double-balloon enteroscopy for diagnosis and treatment of small intestinal disorders. *Gastroenterology* 2003;125:1556-57.
13. Tsujikawa T, Saitoh Y, Andoh A *et al.* A novel single-balloon enteroscopy for diagnosis and treatment of the small intestine: preliminary experiences. *Endoscopy* 2008;40:11-15.
14. Mönkemüller K, Fry LC, Bellutti M *et al.* Balloon-assisted enteroscopy: unifying double-balloon and single-balloon enteroscopy. *Endoscopy.* 2008;40:537.
15. May A, Färber M, Aschmoneit I *et al.* Prospective multicenter trial comparing push-and-pull enteroscopy with the single- and double-balloon techniques in patients with small-bowel disorders. *Am J Gastroenterol* 2010;105:575-81.
16. Ross A. Push-and-pull enteroscopy: one balloon or two? *Am J Gastroenterol* 2010;105:582-84.
17. Akerman PA, Agrawal D, Cantero D, Pangtay J. Spiral enteroscopy with the new DSB overtube: a novel technique for deep peroral small-bowel intubation. *Endoscopy* 2008;40:974-78.
18. Akerman PA, Agrawal D, Chen W *et al.* Spiral enteroscopy: a novel method of enteroscopy by using the Endo-Ease Discovery SB overtube and a pediatric colonoscope. *Gastrointest Endosc* 2009;69:327-32.
19. Gerson LB, Batenic MA, Newsom SL *et al.* Long-term outcomes after double-balloon enteroscopy for obscure gastrointestinal bleeding. *Clin Gastroenterol Hepatol* 2009;7:664-69.
20. Safatle-Ribeiro AV, Kuga R, Ishida R *et al.* Is double-balloon enteroscopy an accurate method to diagnose small-bowel disorders? *Surg Endosc* 2007;21:2231-36.
21. Yamamoto H, Ell C, Binmoeller KF. Double-balloon endoscopy. *Endoscopy* 2008;40:779-83.
22. Yano T, Yamamoto H. Current state of Double balloon endoscopy: the latest approach to small intestinal diseases. *J Gastroenterol Hepatol* 2009;24:185-92.
23. Kuga R, Safatle-Ribeiro AV, Faintuch J *et al.* Endoscopic findings in the excluded stomach after Roux-en-Y gastric bypass surgery. *Arch Surg* 2007;142:942-46.
24. Safatle-Ribeiro AV, Kuga R, Iriya K *et al.* What to expect in the excluded stomach mucosa after vertical banded Roux-en-Y gastric bypass for morbid obesity. *J Gastrointest Surg* 2007;11:133-37.
25. Safatle-Ribeiro AV, Couto Jr DS, Ferreira de Souza T *et al.* Single-balloon endoscopy for removing a foreign body in the small bowel (with video). *Gastrointest Endosc* 2009;70:781-82.
26. Sakai P, Kuga R, Safatle-Ribeiro AV *et al.* Is it feasible to reach the bypassed stomach after Roux-en-Y gastric bypass for morbid obesity? The use of the double-balloon enteroscope. *Endoscopy* 2005;37:566-69.
27. Concha R, Amaro R, Barkin JS. Obscure gastrointestinal bleeding: diagnostic and therapeutic approach. *J Clin Gastroenterol* 2007;41:242-51.
28. Mujica VR, Barkin JS. Occult gastrointestinal bleeding. General overview and approach. *Gastrointest Endosc Clin N Am* 1996 Oct.;6(4):833-45.
29. Yano T, Yamamoto H, Sunada K *et al.* Endoscopic classification of vascular lesions of the small intestine (with videos). *Gastrointest Endosc* 2008;67:169-72.

30. Chen X, Ran ZH, Tong JL. A meta-analysis of the yield of capsule endoscopy compared to double-balloon enteroscopy in patients with small bowel diseases. *World J Gastroenterol* 2007;13:4372-78.
31. Ohmiya N, Yano T, Yamamoto H *et al.* Diagnosis and treatment of obscure GI bleeding at double balloon endoscopy. *Gastrointest Endosc* 2007;66(3 Suppl):S72-77.
32. de Franchis R, Rondonotti E, Abbiati C *et al.* Small bowel malignancy. *Gastrointest Endosc Clin N Am* 2004;14:139-48.
33. Alexander JA, Leighton JA. Capsule endoscopy and balloon-assisted endoscopy: competing or complementary technologies in the evaluation of small bowel disease? *Curr Opin Gastroenterol* 2009;25:433-37.
34. Rondonotti E, Pennazio M, Toth E *et al.* European Capsule Endoscopy Group; Italian Club for Capsule Endoscopy (CICE); Iberian Group for Capsule Endoscopy. Small-bowel neoplasms in patients undergoing video capsule endoscopy: a multicenter European study. *Endoscopy* 2008;40:488-95.
35. Gay G, Delvaux M, Fassler I. Outcome of capsule endoscopy in determining indication and route for push-and-pull enteroscopy. *Endoscopy* 2006;38:49-58.
36. Sugano K, Marcon N. The First International Workshop on Double Balloon Endoscopy: a consensus meeting report. *Gastrointest Endosc* 2007;66:S7-11.
37. Hsu SJ, Chang YT, Chang MC *et al.* Bleeding jejunal lymphangioma diagnosed by double-balloon enteroscopy. *Endoscopy* 2007;39:E5-6.
38. Safatle-Ribeiro AV, Iriya K, Couto DS *et al.* Secondary lymphangiectasia of the small bowel: utility of double balloon enteroscopy for diagnosis and management. *Dig Dis* 2008;26:383-86.
39. Bellutti M, Fry LC, Schmitt J *et al.* Detection of neuroendocrine tumors of the small bowel by double balloon enteroscopy. *Dig Dis Sc* 2009;54:1050-58.
40. Bilimoria KY, Bentrem DJ, Wayne JD *et al.* Small bowel cancer in the United States: changes in epidemiology, treatment, and survival over the last 20 years. *Ann Surg* 2009;249:63-71.
41. Safatle-Ribeiro AV, Franzini TA, Kuga R *et al.* Double-balloon enteroscopy in the diagnosis of an adenocarcinoma of the fourth portion of the duodenum: report of a case. *Clinics* 2007;62:353-56.
42. Safatle-Ribeiro AV, Souza T, Baba E *et al.* Plasmocytoma of the jejunum: diagnosis by double-balloon enteroscopy. *Clinics* 2007;62:637-40.
43. Rossini FP, Risio M, Pennazio M. Small bowel tumours and polyposis syndromes. *Gastrointest Endosc Clin N Am* 1999;9:93-114.
44. Ross AS, Dye C, Prachand VN. Laparoscopic-assisted double-balloon enteroscopy for small-bowel polyp surveillance and treatment in patients with Peutz-Jeghers syndrome. *Gastrointest Endosc* 2006;64:984-88.
45. Gasbarrini A, Di Caro S, Mutignani M *et al.* Double-balloon enteroscopy for diagnosis of a Meckel's diverticulum in a patient with GI bleeding of obscure origin. *Gastrointest Endosc.* 2005;61:779-81.
46. Higuchi K, Umegaki E, Watanabe T *et al.* Present status and strategy of NSAIDs-induced small bowel injury. *J Gastroenterol* 2009;44:879-88.
47. Bourreille A, Ignjatovic A, Aabakken L *et al.* World Organisation of Digestive Endoscopy (OMED) and the European Crohn's and Colitis Organisation (ECCO). Role of small-bowel endoscopy in the management of patients with inflammatory bowel disease: an international OMED-ECCO consensus. *Endoscopy* 2009;41:618-37.

48. Figueiredo P, Almeida N, Lérias C *et al.* Effect of portal hypertension in the small bowel: an endoscopic approach. *Dig Dis Sci* 2008;53:2144-50.
49. Ganc RL, Malheiros CA, Nakakubo S *et al.* Small-bowel lesions caused by portal hypertension of schistosomal origin: a capsule endoscopy pilot study. *Gastrointest Endosc* 2010 Apr.;71(4):861-66.
50. Kodama M, Uto H, Numata M *et al.* Endoscopic characterization of the small bowel in patients with portal hypertension evaluated by double balloon endoscopy. *J Gastroenterol* 2008;43:589-96.
51. Pohl J, Blancas JM, Cave D *et al.* Consensus report of the 2nd International Conference on double balloon endoscopy. *Endoscopy* 2008;40:156-60.
52. May A, Nachbar L, Pohl J *et al.* Endoscopic interventions in the small bowel using double balloon enteroscopy: feasibility and limitations. *Am J Gastroenterol* 2007;102:527-35.
53. Tanaka S, Mitsui K, Tatsuguchi A *et al.* Current status of double balloon endoscopy—indications, insertion route, sedation, complications, technical matters. *Gastrointest Endosc* 2007;66(3 Suppl):S30-33.
54. Domagk D, Bretthauer M, Lenz P *et al.* Carbon dioxide insufflation improves intubation depth in double-balloon enteroscopy: a randomized, controlled, double-blind trial. *Endoscopy* 2007 Dec.;39(12):1064-67.
55. Mishkin DS. Use of a prokinetic agent after double-balloon endoscopy reduces abdominal distension and discomfort, and shortens recovery time: potential adjunct or alternative to CO2. *Endoscopy* 2009 Mar.;41(3):247.
56. Annibale B, Capurso G, Chistolini A *et al.* Gastrointestinal causes of refractory iron deficiency anemia in patients without gastrointestinal symptoms. *Am J Med* 2001;111:439-45.
57. Jakobs R, Hartmann D, Benz C *et al.* Diagnosis of obscure gastrointestinal bleeding by intra-operative enteroscopy in 81 consecutive patients. *World J Gastroenterol* 2006;12:313-16.
58. Kopácová M, Burex J, Vykouril L *et al.* Intraoperative enteroscopy: ten years' experience at a single tertiary center. *Surg Endosc* 2007;21:1111-16.
59. Fry LC, Bellutti M, Neumann H *et al.* Incidence of bleeding lesions within reach of conventional upper and lower endoscopes in patients undergoing double-balloon enteroscopy for obscure gastrointestinal bleeding. *Aliment Pharmacol Ther* 2009;29:342-49.
60. Tee HP, Kaffes AJ. Non-small-bowel lesions encountered during double-balloon enteroscopy performed for obscure gastrointestinal bleeding. *World J Gastroenterol* 2010;16:1885-89.
61. Muhammad A, Pitchumoni CS. Evaluation of iron deficiency anemia in older adults: the role of wireless capsule endoscopy. *J Clin Gastroenterol* 2009;43:627-31.
62. Kaffes AJ, Siah C, Koo JH. Clinical outcomes after double-balloon enteroscopy in patients with obscure GI bleeding and a positive capsule endoscopy. *Gastrointest Endosc* 2007;66:304-9.
63. Lecleire S, Iwanicki-Caron I, Di-Fiore A *et al.* Yield and impact of emergency capsule enteroscopy in severe obscure-overt gastrointestinal bleeding. *Endoscopy* 2012;44(4):337-42.
64. Macdonald J, Porter V, McNamara D. Negative capsule endoscopy in patients with obscure GI bleeding predicts low rebleeding rates. *Gastrointest Endosc.* 2008;68:1122-27.

65. Park JJ, Cheon JH, Kim HM *et al.* Negative capsule endoscopy without subsequent enteroscopy does not predict lower long-term rebleeding rates in patients with obscure GI bleeding. *Gastrointest Endosc* 2010;71:990-97.
66. Ross A, Mehdizadeh S, Tokar J *et al.* Double balloon enteroscopy detects small bowel mass lesions missed by capsule endoscopy. *Dig Dis Sci* 2008;53:2140-43.
67. Li X, Dai J, Lu H *et al.* A prospective study on evaluating the diagnostic yield of video capsule endoscopy followed by directed double-balloon enteroscopy in patients with obscure gastrointestinal bleeding. *Dig Dis Sci* 2010;55:1704-10.
68. Godeschalk MF, Mensink PB, van Buuren HR *et al.* Primary balloon-assisted enteroscopy in patients with obscure gastrointestinal bleeding: findings and outcome of therapy. *J Clin Gastroenterol* 2010 Oct.;44(9):e195-200.
69. Yeh TS, Liu KH, Su MY *et al.* Laparoscopically assisted bowel surgery in an era of double balloon enteroscopy: from inside to outside. *Surg Endosc* 2009;23:739-44.
70. van Turenhout ST, Jacobs MA, van Weyenberg SJ *et al.* Diagnostic yield of capsule endoscopy in a tertiary hospital in patients with obscure gastrointestinal bleeding. *J Gastrointestin Liver Dis* 2010;19:141-45.
71. Shinozaki S, Yamamoto H, Yano T *et al.* Long-term outcome of patients with obscure gastrointestinal bleeding investigated by double-balloon endoscopy. *Clin Gastroenterol Hepatol* 2010;8:151-58.
72. Safatle-Ribeiro AV. Tese de livre-docência apresentada à FMUSP na disciplina de cirurgia do aparelho digestivo do departamento de gastroenterologia, 2011.
73. Sun B, Rajan E, Cheng S *et al.* Diagnostic yield and therapeutic impact of double-balloon enteroscopy in a large cohort of patients with obscure gastrointestinal bleeding. *Am J Gastroenterol* 2006;101:2011-15.
74. Samaha E, Rahmi G, Landi B *et al.* Long-term outcome of patients treated with double balloon enteroscopy for small bowel vascular lesions. *Am J Gastroenterol* 2012;107(2):240-46.
75. Safatle-Ribeiro AV, Arraes LRG, Ribeiro Jr U *et al.* Balloon assisted enteroscopy is advised in the long term follow up of patients with on-going obscure gastrointestinal bleeding. *Gastrointest Endosc Abstract 2012.*
76. Ell C, May A. Mid-gastrointestinal bleeding: capsule endoscopy and push-and-pull enteroscopy give rise to a new medical term. *Endoscopy* 2006;38:73-75.
77. Mensink PB, Haringsma J, Kucharzik T *et al.* Complications of double-balloon enteroscopy: a multicenter survey. *Endoscopy* 2007;39:613-15.
78. Möschler O, May A, Müller MK *et al.* German DBE Study Group. Complications in and performance of double-balloon enteroscopy (DBE): results from a large prospective DBE database in Germany. *Endoscopy* 2011 June;43(6):484-89.
79. Aktas H, Mensink PB, Haringsma J *et al.* Low incidence of hyperamylasemia after proximal double-balloon enteroscopy: has the insertion technique improved? *Endoscopy* 2009 Aug.;41(8):670-73.
80. Aktas H, de Ridder L, Haringsma J *et al.* Complications of single-balloon enteroscopy: a prospective evaluation of 166 procedures. *Endoscopy* 2010 May;42(5):365-8.

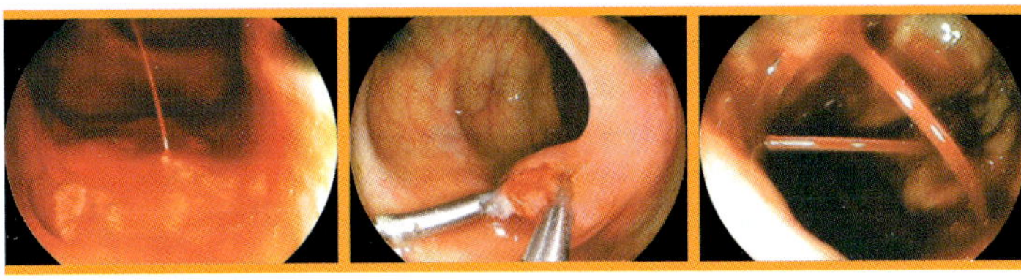

12

Hemorragia Digestiva Baixa – Epidemiologia, Etiologia e Apresentação Clínica

Giovani Antonio Bemvenuti
Luciana Harlacher
Luiz Felipe Paula Soares

INTRODUÇÃO

Hemorragia digestiva baixa representa uma condição clínica em que sangue é eliminado pelo ânus e que a origem do sangramento está limitada aos intestinos a partir do ângulo de Treitz até o canal anal. Recentemente alguns autores tem denominado o sangramento originado no jejuno e íleo de sangramento digestivo intermediário. O sangramento pode expressar-se pela passagem de sangue vivo avermelhado que se denomina hematoquezia e que pode estar acompanhado ou não de matéria fecal. Eventualmente o sangue pode ter sofrido o processo de hematinização o que torna a coloração do conteúdo evacuado enegrecida, a clássica melena. Nestes casos, na maioria das vezes o sangramento tem origem em segmentos mais altos do trato digestório, como no esôfago, estômago ou duodeno, entretanto em situações especiais uma evacuação melenoide pode ter origem nos segmentos intestinais. A literatura sobre o assunto propõe também o termo enterorragia que tem sido usado como sinônimo de hematoquezia, porém é alvo de contestação, visto que etimologicamente ele não possui de forma inequívoca o significado de que a eliminação através do ânus seja de sangue.

A significância clínica da hemorragia digestiva baixa é assaz diversificada. O sangramento intestinal pode ocorrer de forma súbita e volumosa, o que configura a hemorragia aguda e implica numa condição de risco de vida pelas alterações hemodinâmicas consequentes. Por outro lado, também podem acontecer sangramentos em pequeno volume, únicos ou múltiplos, esporádicos ou nem tanto, pois podem repetir-se ao longo do tempo. Uma consequência subjetiva do sangramento é que quando percebido pelo paciente, entre outros atributos, acarreta uma preocupação pelo enigma que representa as variadas possibilidades de sua causa e de suas consequências. Mais ainda, alternativamente pode ocorrer uma perda de sangue imperceptível à visão, a eliminação de sangue oculto que não sendo notada, se for persistente, pode acarretar um estado de anemia. Uma característica da hemorragia intestinal é que o surto hemorrágico pode cessar espontaneamente em 80 a 85% dos casos e, logo adiante, recorrência pode acontecer em até 30% deles.[1]

Este capítulo limita-se a uma concisa revisão e uma tentativa de atualização das características epidemiológicas da hemorragia digestiva baixa e da sua etiologia, além de abordar as variantes de sua apresentação clínica, dando destaque a elementos semiológicos que proporcionam maior eficácia e objetividade na aplicação da moderna tecnologia diagnóstica e terapêutica.

EPIDEMIOLOGIA

De um modo geral, a hemorragia digestiva baixa é um evento pouco comum, porém quando percebida, a perda de sangue provoca uma repercussão clínica marcante, notadamente porque a incidência se amplia em faixas etárias mais elevadas, contemporaneamente com a maior frequência de outras entidades graves e, além disso, evoca a perspectiva da terminação da existência vital.

Os marcadores epidemiológicos da hemorragia digestiva baixa não têm sofrido modificações significativas nos últimos decênios, exceto pela implicação de medicamentos com ação anticoagulante, como fatores desencadeantes de surto hemorrágico em distintas lesões. Em nosso país referências recentes são escassas e não diferem substancialmente das publicações do mundo ocidental onde se mantém a constatação de uma incidência anual de 20 a 30 casos a cada 100.000 indivíduos da população adulta.[1-3] Acredita-se, porém, que estes índices sejam subestimados, uma vez que a quase totalidade de artigos de revisão tinha relatado casos que envolvem internação hospitalar, deixando de lado os atendimentos ambulatoriais que seguramente têm frequência muito superior, sem contar ainda os pacientes que não procuram atendimento médico.[4] Como exemplo, um estudo prospectivo recente, que contabiliza casos de assistência comunitária, totalizou uma incidência anual de 87 casos a cada 100.000 habitantes, a maior já reportada.[5]

A ocorrência da hemorragia digestiva baixa é significativamente menor do que da hemorragia alta e contribui apenas com cerca de um terço das internações por hemorragias digestivas.[6] No entanto, uma visão mais abrangente sobre o assunto demonstrou novas tendências onde a incidência de complicações gastrointestinais nos Estados Unidos está diminuindo no último decênio.[7] Chamou a atenção uma redução dos casos de hemorragia gastrointestinal, ao mesmo tempo em que as complicações relacionadas com os intestinos mantiveram-se estáveis, mesmo tendo havido uma diminuição relativa dos eventos hemorrágicos. A mortalidade relacionada com a hemorragia intestinal é estimada em níveis inferiores a 5% dos casos que necessitaram de internação hospitalar, porém acredita-se que exista uma influência importante de comorbidades e de complicações nosocomiais, além do uso de medicamentos anti-inflamatórios não esteroides e principalmente anticoagulantes.[3,8-12]

O dado epidemiológico mais consistente reside no fato de que a incidência aumenta com a idade dos indivíduos numa proporção superior a 200 vezes ao se comparar às faixas de idade dos 20 até os 80 anos.[3] Esta tendência certamente está também relacionada com o progressivo aumento da longevidade e, como consequência, o aumento da prevalência da diverticulose, da colopatia isquêmica e da angiodisplasia colônica, as causas mais comuns de hemorragia intestinal importante em indivíduos idosos.

ETIOLOGIA (AS LESÕES E AS CARACTERÍSTICAS DO SANGRAMENTO)

Hemorragia significa extravasamento de sangue e primariamente ocorre quando se rompem vasos que o contêm. A hemorragia digestiva baixa pode ter origem em variadas lesões dos intestinos delgado e grosso, e as causas principais, pela sua maior frequência, encontram-se e em adultos (Quadro 12-1).[8]

O mecanismo do sangramento na doença diverticular resulta da ruptura de um vaso arterial que perpassa pela estrutura do divertículo, denominado *vasa recta* e que faz parte da etiopatogenia do próprio divertículo. A ruptura do vaso

Quadro 12-1. Causas principais em adultos

Doença diverticular	30-65%
Angiodisplasia	4-15%
Lesões orificiais	4-12%
Colopatia isquêmica	4-11%
Doenças inflamatórias	3-15%
Pólipos e câncer	2-11%
Pós-polipectomia	2-7%
Sangramento obscuro ou desconhecido	~ 10%

arterial é precedida por alterações degenerativas de sua parede e acontece focalmente na borda do óstio diverticular (Fig. 12-1).[13] A Figura 12-2 mostra um divertículo com sangramento ativo. Em alguns casos a revelação do vaso visível coágulo sentinela no fundo do saco diverticular ou na sua borda sugere que o sangramento tenha ocorrido neste local (Fig. 12-3). Em virtude de envolver ruptura de artéria, o sangramento costuma ser súbito e volumoso, configurando um evento hemorrágico agudo. Considerando todas as causas de hemorragia digestiva baixa aguda, a hemorragia em divertículo é a que tem a incidência mais elevada, mesmo levando em conta que incide quase com exclusividade em indivíduos de idade avançada.[14] Apesar de que a doença diverticular notoriamente se faz presente com maior frequência no cólon sigmoide, por vezes o divertículo sangrante pode estar situado em outro segmento colônico, inclusive no cólon direito. A hemorragia de divertículos é uma das complicações mais frequentes da doença diverticular do intestino grosso, inferior apenas à diverticulite, contudo deve ser ressaltado que diverticulite não é a causa de hemorragia intestinal de uma forma aguda.

A lesão vascular que mais frequentemente ocasiona hemorragia intestinal é a angiodisplasia. O sangramento ocorre por mecanismos não inteiramente conhecidos, mas possui incidência maior em indivíduos com mais de 65 anos de idade.[15] Em algumas publicações esta vasculopatia foi denominada simplesmente ectasia vascular ou malformação arteriovenosa, contudo ela se tornou

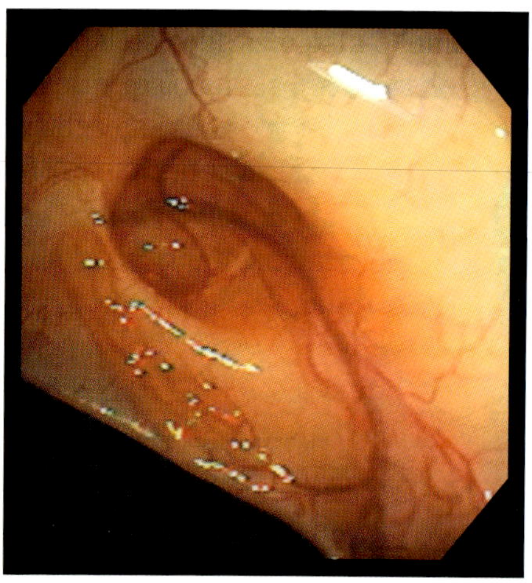

Fig. 12-1. Divertículo colônico demonstrando vaso que faz parte de sua etiopatogenia e que, ao romper, ocasiona sangramento agudo.

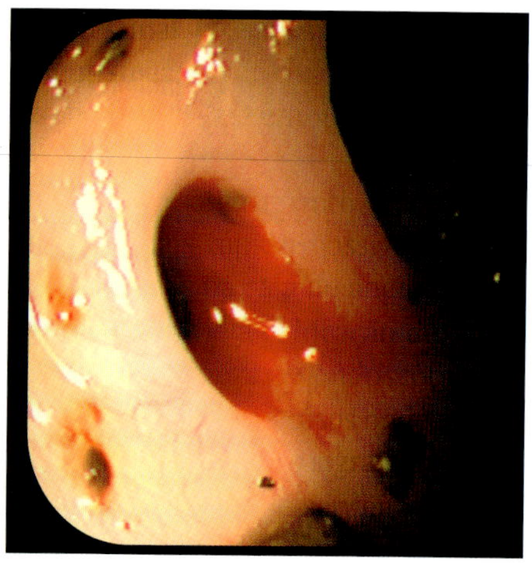

Fig. 12-2. Divertículo com hemorragia ativa: uma rara oportunidade de observação visto que usualmente o sangue previamente escoado e coágulos ocupam vários divertículos e dificultam a localização da fonte do sangramento.

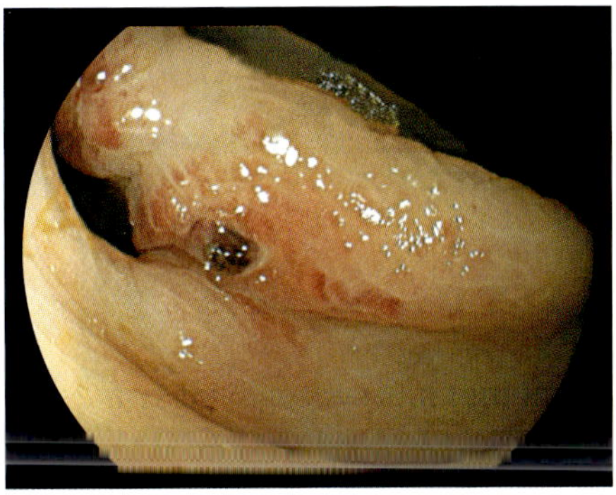

Fig. 12-3. Pequena mancha escura e saliente na borda diverticular que se presume ser um coágulo aderido, sendo por isso denominado de coágulo sentinela.

mais conhecida por angiodisplasia. A lesão tem configuração irregular e por vezes é múltipla, sendo constituída por finos vasos dilatados aparentemente enovelados e localizados nas camadas mucosa e submucosa da parede intestinal (Fig. 12-4).[16] Em 75% dos casos acometem o cólon direito, isto é ceco e cólon ascendente, mas eventualmente têm sido descritas em outros segmentos dos cólons ou intestino delgado. A Figura 12-5 mostra angiodisplasia com sangramento ativo. Outras lesões vasculares raras podem dar origem a hemorragias digestivas baixas, como a lesão de Dieulafoy, cuja localização preferencial é no reto.[17] Quanto à Síndrome de Osler-Rendu-Weber que entre as suas

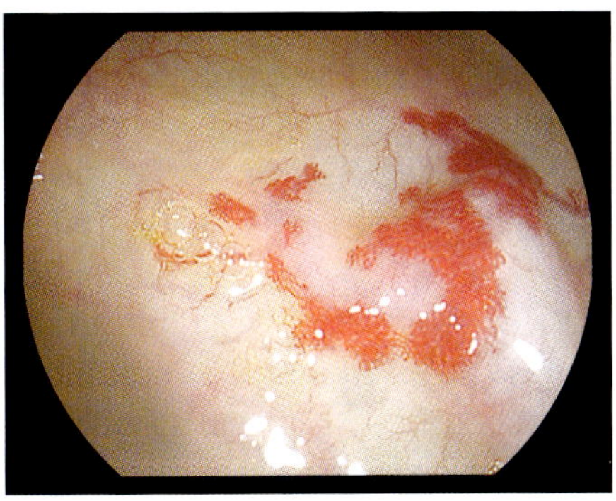

Fig. 12-4. Angiodisplasia: imagem típica da assim denominada lesão vascular da mucosa intestinal que costuma ter uma configuração irregular e muitas vezes são múltiplas, dando lugar às chamadas lesões satélites.

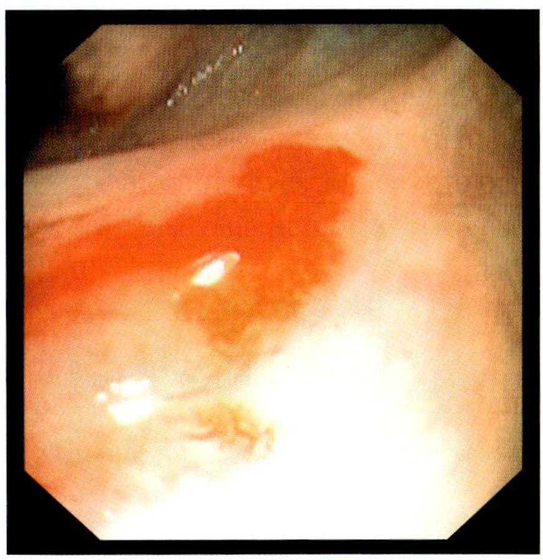

Fig. 12-5. Angiodisplasia do ceco com sangramento ativo.

manifestações dispõe telangiectasias disseminadas pela mucosa do trato gastrointestinal, pode também ser causa de sangramentos intestinais.

A colopatia isquêmica é uma entidade cuja fisiopatologia se expressa em formas evolutivas progressivas.[18,19] Numa fase inicial, caracteriza-se por uma isquemia transitória em segmentos colônicos, mais frequentemente distais, mas poupando o reto. Nesta etapa as lesões são superficiais e predominam edema, hemorragia intramucosa e úlceras rasas, usualmente alongadas, produzidas por mecanismos sucessivos de anoxia temporária e reperfusão, pelo que se manifesta a hematoquezia (Fig. 12-6).[20] Este conjunto de lesões pode evoluir para cicatrização em poucos dias. Contudo, em alguns casos, se houver persistência da condição isquêmica, o que pode ser causado por comorbidades circulatórias sistêmicas e eventualmente também pelo uso de medicamentos que contribuíram na origem da colopatia isquêmica, as lesões podem evoluir e darem lugar a um processo inflamatório que configura a colite isquêmica ou ainda, em situações mais graves, chegar à necrose extensa de todas as camadas da parede intestinal.[21] Esta situação pode resultar na colite gangrenosa ou numa forma fulminante de pancolite, ou determinar mais adiante sequelas importantes e irreversíveis, como doença inflamatória crônica praticamente indistinguível da colite ulcerativa idiopática e extensas estenoses.

Lesões orificiais, como hemorroidas e fissuras são comuns em todas as faixas etárias e provocam hemorragia baixa com a eliminação de sangue vivo, sendo a causa mais comum de sangramento intestinal não agudo.[22] Mais raramen-

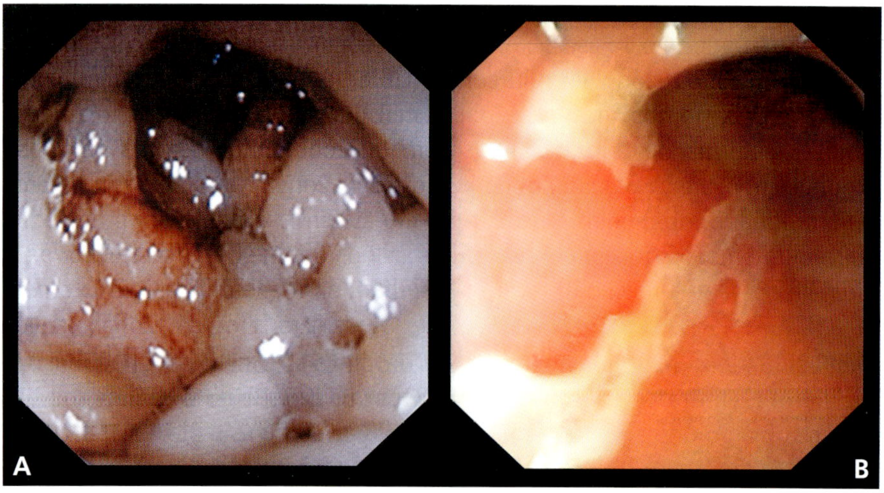

Fig. 12-6 (**A** e **B**) Colopatia Isquêmica na fase inicial em que predominam edema e ulceração linear rasa.

te, esta forma de sangramento pode ter origem em úlceras e varizes retais, estas últimas próprias de pacientes com hepatopatia crônica.

As doenças inflamatórias podem manifestar-se com sangramento, em geral de pequena monta, acompanhando evacuação diarreica. Tanto em enterites e colites infecciosas, como em doenças inflamatórias inespecíficas idiopáticas a hemorragia advém à medida que o processo inflamatório compromete a superfície mucosa intestinal com ruptura da sua estrutura e formação de erosões e úlceras, a que se adicionam a friabilidade e a congestão vascular. Hemorragia aguda e volumosa pode acontecer quando as lesões tornam-se mais profundas e alcançam vasos de grosso calibre, como é o caso de úlceras na Doença de Crohn e em outras colites granulomatosas, bem como em casos graves de pancolite ou reagudização na retocolite ulcerativa (Figs. 12-7 e 12-8).[23] Afecções causadas por agentes microbianos, como a salmonelose, colite pseudomembranosa ou amebíase, são exemplos que podem externar sangramento, acompanhando diarreia, em geral escasso. Nas enterocolites por vírus a hematoquezia é rara, porém em pacientes imunodeprimidos, tanto por infecção do HIV, como em pacientes transplantados, úlceras por Citomegalovírus e outros agentes podem determinar sangramento de vulto.[24]

Os tumores, sejam pólipos benignos de origem epitelial como de outra natureza, ou sejam malignos, podem dar origem a sangramentos. A estrutura dos pólipos adenomatosos e do carcinoma resulta do crescimento por proliferação de células neoplásicas e à medida que os tecidos se expandem, neofor-

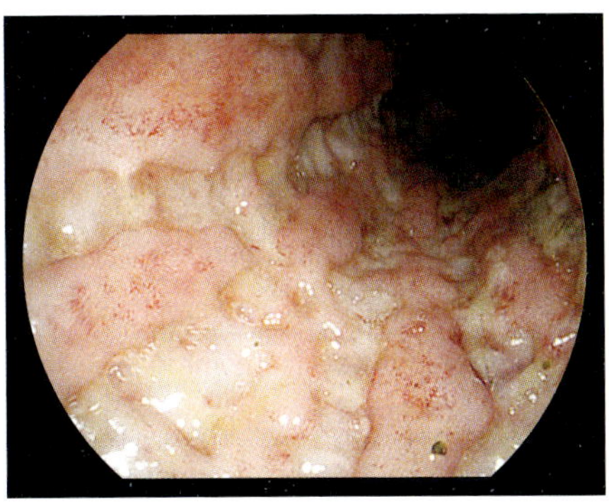

Fig. 12-7. Doença de Crohn: úlceras profundas típicas que podem causar sangramento agudo.

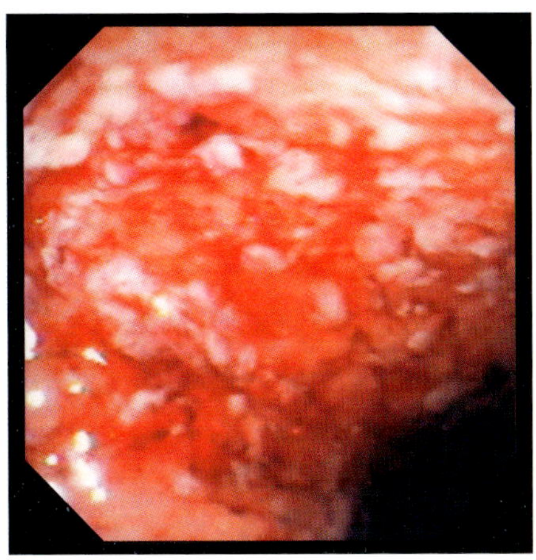

Fig. 12-8. Retocolite ulcerativa: reagudização grave com sinais de intensa atividade inflamatória e sangramento importante.

mação vascular se faz necessária. No entanto, nem sempre os novos vasos acompanham o ritmo de crescimento celular das neoplasias e, assim sendo, sem o devido suporte circulatório, o novo tecido é alvo de necrose e se rompe, ocasionando uma implosão com destruição de parte da lesão e, por vezes, ulceração (Figs. 12-9 e 12-10). Neste momento ocorre sangramento e se a úlcera envolver um vaso maior pode determinar hematoquezia aguda de vulto, mas em geral breve. Outros tipos de pólipos desenvolvem-se por acúmulo de componentes celulares não neoplásicos, dilatação de glândulas e secreções biológicas com características inflamatórias, como acontece em hamartomas e pólipos inflamatórios. Em virtude do processo inflamatório em atividade, pela congestão vascular e friabilidade, além de erosões e úlceras, estes pólipos podem apresentar sangramentos que habitualmente são de pequeno volume e breves, como estrias sanguinolentas ou pequena quantidade de sangue vivo que acompanha a evacuação fecal. Por outro lado, em poliposes e no carcinoma, pode acontecer a perda de pequena quantidade de sangue que fica escoando por longos períodos de tempo, por vezes oculta.

Hemorragia pós-polipectomia tem sido referida com maior frequência. Ela ocorre especialmente em pólipos volumosos com pedículo espesso onde estão vasos calibrosos, notadamente uma artéria que irá sangrar ao término do pro-

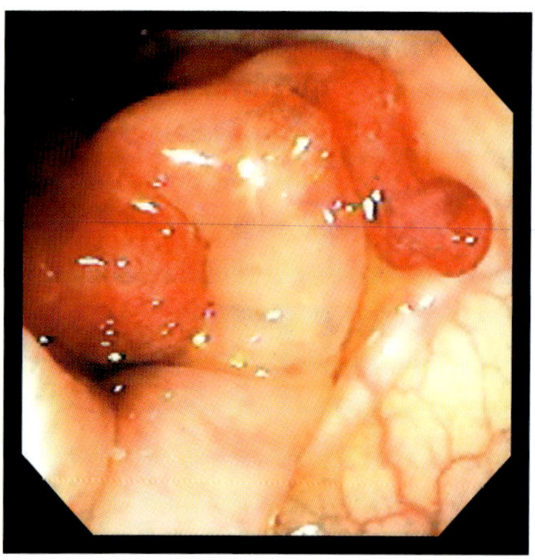

Fig. 12-9. Resquício de um pólipo com extremidade originalmente grande "implodido", parcialmente destruído em virtude do crescimento celular acelerado mais rápido do que a neoformação vascular que lhe daria o suporte circulatório e que, ao romper-se, ocasiona um sangramento repentino, em geral, breve.

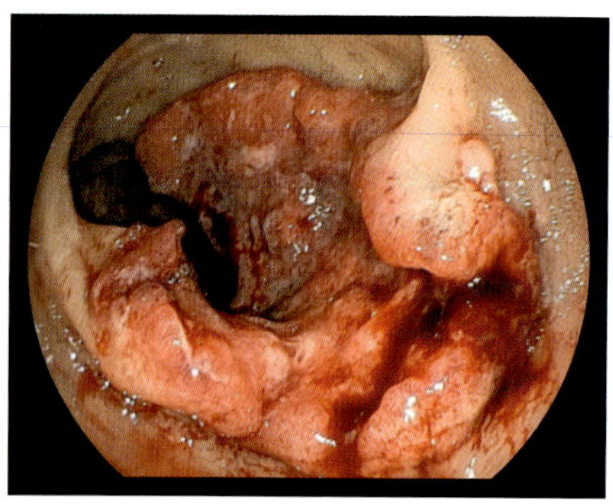

Fig. 12-10. Carcinoma ulcerado de intestino grosso com sangramento que pode ser evidente ou oculto.

cedimento, imediata ou tardiamente. Por vezes é visível o vaso que irá sangrar em breve, dando lugar a um sangramento súbito (Fig. 12-11). Nos procedimentos de mucosectomia e dissecção da submucosa de lesões espraiadas também pode acontecer secção de vasos e se suceder sangramentos. Sangramento pós-polipectomias pode ocorrer tardiamente, até 7 a 14 dias após o procedimento terapêutico, atribuível a descolamento da escara de coagulação.

Hemorragias pós-cirurgias, especialmente que envolvem ressecção de alças intestinais e anastomoses, são raras, porém têm sido causadas por hemostasia inadequada ou por necrose focal na sutura.

A hemorragia intestinal por lesões actínicas já teve incidência notável, porém nos últimos tempos parece arrefecer, o que se atribui ao aprimoramento tecnológico da radioterapia. Em geral o sangramento é tardio, e o mecanismo pode ser tanto relacionado com o processo inflamatório da chamada colite actínica, pela friabilidade, erosões e pequenas úlceras, como pelo sangramento de lesões vasculares irregulares, atípicas, próprias de sequelas da radioterapia (Fig. 12-12).

Existem ainda situações clínicas em que a ocorrência de hemorragia digestiva é reconhecida, porém não se encontra uma origem ou causa, sendo por isso denominado sangramento obscuro ou de origem desconhecida. Mesmo com a utilização de moderna tecnologia diagnóstica, esta cifra ainda persiste em torno de 10% dos casos de sangramento digestivo.

Lesões inflamatórias, vasculares e tumorais do intestino delgado têm sido responsáveis por pequeno número de eventos hemorrágicos, porém em muitos casos tem significação clínica importante. Recentemente divulga-se nova

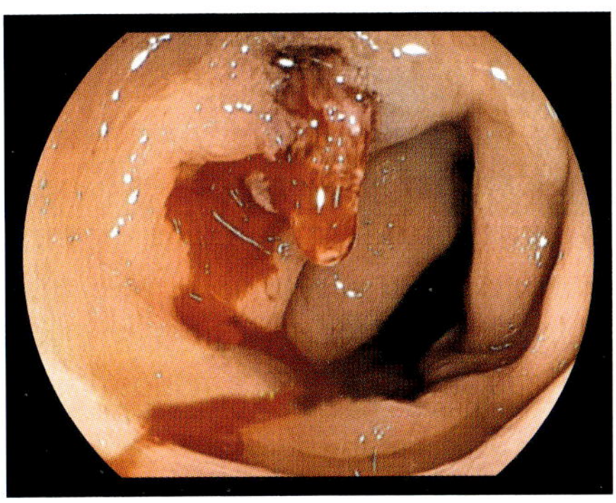

Fig. 12-11. Sangramento pós-polipectomia (imediato ou tardio) que ocorre após a secção do pedículo por eletrocoagulação e que não foi suficiente para lacrar a artéria aí presente.

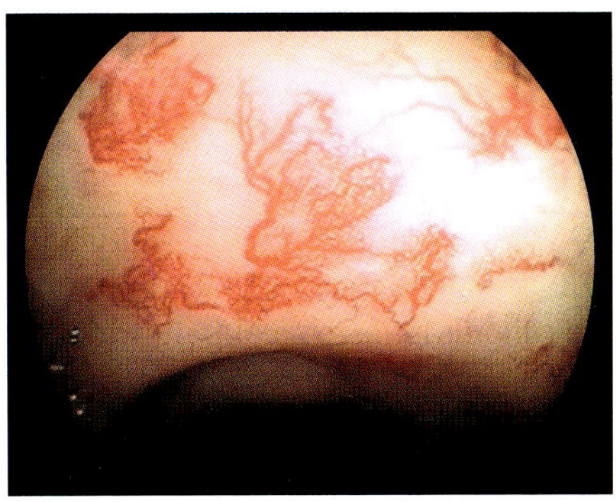

Fig. 12-12. Lesões vasculares consequentes à ação actínica, caracteristicamente angiectasias irregulares.

terminologia para os sangramentos do intestino delgado com a denominação de hemorragia digestiva média.

Em crianças, a distribuição das distintas entidades que são causa de hemorragia intestinal demonstra uma incidência estratificada em grupos etários progressivamente a partir do recém-nascido, o lactente, o pré-escolar e escolar e o adolescente.[25] De um modo geral, esta condição não é comum em crianças, mas existe uma preponderância de colites em lactentes, principalmente de natureza alérgica, de pólipos juvenis em pacientes a partir da idade pré-escolar e de doenças inflamatórias idiopáticas em adolescentes.[26]

Em numerosas publicações, observa-se uma ênfase ao efeito de medicamentos anti-inflamatórios não esteroides que podem provocar lesões com potencialidade hemorrágica, assim como de anticoagulantes que podem agir como fatores coadjuvantes ou desencadeantes de sangramento em lesões preexistentes ou após procedimentos terapêuticos. Neste grupo estão a aspirina e a ticlopidina, além dos modernos agentes bloqueadores do fator Xa e da trombina, respectivamente o rivaroxadan e o apixaban e mais o dabigatran.[12,14] Destes últimos ainda não existe experiência maior, mas a questão mais significativa é que eles não possuem antídotos disponíveis, o que impede dimensionar o risco que representam. Chama a atenção que tem havido muitas publicações sobre o abuso na prescrição destes medicamentos que interferem na coagulação do sangue e provocam sangramentos, especialmente em situações críticas.

APRESENTAÇÃO CLÍNICA

A evidência fundamental da expressão clínica da hemorragia digestiva baixa é a percepção de alguma forma de perda de sangue eliminado pelo ânus. A questão clínica mais importante é que a perda de sangue pode estar a exigir uma providência emergencial e de imediato a primeira medida é avaliar o grau de intensidade do sangramento e corrigir um eventual desequilíbrio hemodinâmico ou um estado de anemia, particularmente em pacientes portadores de comorbidades circulatórias. O segundo passo, numa sequência lógica, compreende a medida de localizar a sede anatômica do sangramento e identificar a natureza da lesão causadora do evento.

O fluxo hemorrágico que é o volume de sangue perdido em relação à extensão do tempo da ocorrência, exprime a dimensão desta perda e indica a consequente repercussão clínica do evento. Sintomas secundários, como tontura, lipotimia, palidez e sudorese, podem sugerir alterações hemodinâmicas significativas com riscos de complicação vital e de sequelas incapacitantes.

As características da hematoquezia contribuem na identificação de sua sede anatômica e natureza. Na forma aguda, o sangramento é súbito e volumoso, podendo acontecer como um evento único, esporádico, ou repetir-se em surtos. Por outro lado, a hematoquezia pode acontecer em pequenos volumes, repetidos ou continuados, constituída de sangue unicamente ou em conjunto com evacuação fecal, diarreica ou de fezes bem formadas, separada ou misturada ao bolo fecal, sendo comum estar este encoberto por estrias avermelhadas. Sangue isolado encobrindo a matéria fecal é altamente sugestivo de sangramento distal, enquanto que quando misturado com as fezes, é indicativo de origem mais proximal. Uma variante de perda sanguínea de pequeno volume é que pode não ser visível, o que corresponde ao sangramento oculto. Além disso, existe outra condição clínica denominada sangramento obscuro ou de origem desconhecida que corresponde a uma hemorragia inequivocamente notável nalguma de suas formas, mas que nenhuma lesão que lhe dá origem é aparente.

A cor do sangue evacuado é outra informação muito útil quanto ao local de origem do sangramento. A cor vermelha viva, com ou sem a presença de coágulos, pressupõe que o local seja mais distal. No entanto, se tratar-se de um fluxo muito volumoso, pode advir também de segmentos mais proximais dos cólons ou até do trato gastrointestinal alto. Em contrapartida, evacuação de sangue mais escuro ou melenoide pode indicar uma hemorragia digestiva baixa originada em local mais proximal dos cólons ou do intestino delgado.

A evacuação de fezes de consistência firme, normal ou mesmo endurecida acompanhada de sangue vivo recomenda que o local deva ser bem distal, do reto ou canal anal. Nesta contingência, em geral a presença de sangue vivo encobrindo o bolo fecal aponta para lesão orificial. Ao contrário, evacuação diarreica com sangue é indicativa de doença inflamatória, em especial quando corroborada pela presença de muco nas fezes, além de outros sintomas como dor em cólica, dor ou ardência anal, febre e manifestações sistêmicas.

De qualquer forma, cada sangramento tem pelo menos um local e lesão que lhe dá origem. Sangramentos provenientes de distintos locais e de diferentes lesões apresentam características peculiares que podem ser identificadas pelas informações clínicas obtidas na anamnese. Por este motivo a história dos eventos clínicos deve ser minuciosa e complementada pelo exame objetivo, sendo ainda muito importante determinar a existência de comorbidades e doenças associadas, como também averiguar sobre o uso de medicamentos.

Visando a estabelecer uma correlação prática das causas de hemorragia digestiva baixa com suas formas de apresentação clínica, aplicando um artifício didático, de um lado considera-se uma categoria que comporta entidades ou lesões não associadas à diarreia, portanto em princípio não associadas a pro-

Quadro 12-2. Correlações das entidades causadoras de hemorragia digestiva baixa sem diarreia e suas manifestações clínicas

Entidade	Tipo de sangramento	Consequência da perda de sangue	Outros sintomas
Doença diverticular	Agudo, súbito e volumoso	Hipovolemia pode ocorrer; trauma emocional	Cólicas eventualmente
Angiodisplasia	Pequeno ou oculto; raro de maior volume	Anemia ferropênica	Ausência de outros sintomas
Colopatia isquêmica (em fase inicial)	Agudo de volume pequeno, breve, mas pode repetir-se	Trauma emocional	Cólica fugaz e mal-estar geral
Lesões tumorais	Oculto ou súbito de pequeno volume, em geral repetido	Anemia ferropênica pode ocorrer	Pólipos podem ocasionar cólicas; tumores, sintomas oclusivos que aliviam
Lesões orificiais	Súbito, pequeno volume, repetido, por vezes, com evacuação ou na higiene	Trauma emocional	Dor ou ardência anal, pode evoluir para complicações proctológicas
Pós-polipectomia	Súbito, grande ou médio volume, se imediato, ou tende a diminuir com o passar do tempo; tardio até mais de 7 dias após a intervenção	Trauma emocional, anemia aguda e hipovolemia se não for corrigida	Ausência de outros sintomas
Lesões do intestino delgado	Em geral de pequeno volume e raramente volumoso melena ou oculto; diarreia ocasional	Anemia ferropênica	Cólicas eventuais

cessos inflamatórios (Quadros 12-2 e 12-3). A outra categoria engloba doenças que se expressam por diarreias que fazem parte das manifestações de doenças inflamatórias, infecciosas ou idiopáticas.

As principais entidades que causam hemorragia digestiva baixa que não apresentam processo inflamatório concomitante na sua origem têm a hematoquezia como sintoma único ou predominante, isto é, sem diarreia e sem dor (Quadro 12-2). Nas hematoquezias agudas, trauma emocional pela percepção da perda sanguínea é muito característica.

Quadro 12-3. Correlações das entidades causadoras de hemorragia digestiva baixa com diarreia e suas manifestações clínicas

Entidades	Características da evacuação	Características da perda de sangue	Outros sintomas
Colites infecciosas	Diarreica fluida ou amolecida com sangue e muco	Sangue vivo de pequeno volume ou estrias, misturados com as fezes	Febre, cólicas, dores pelo corpo, desidratação
Rotocolite ulcerativa inespecífica	Diarreia pouco volumosa, frequente e com muco	Misturado com fezes ou após evacuação	Desconforto, cólicas e espoliação de sais minerais e proteínas; emagrecimento
Colite granulomatosa (Crohn)	Fezes normais ou diarreicas	Eventual, mas pode ser um surto volumoso	Febre, dor abdominal em cólicas
Colite pseudomembranosa	Evacuações diarreicas frequentes com muco	Pequeno volume ou estrias com as fezes	Cólicas, febre

Por outro lado, nos casos de doenças inflamatórias, havendo sangramento, ele está quase que invariavelmente associado a algum tipo de diarreia e outros comemorativos que costumam acompanhar este sintoma (Quadro 12-3).

A investigação e o registro fundamentado das manifestações clínicas, do passado médico, da revisão dos sistemas, do uso de medicamentos e do exame objetivo representam preciosos instrumentos para definir a estratégia da avaliação como um todo, pois vai definir a prioridade da utilização da moderna tecnologia diagnóstica disponível e, a seguir, da aplicação da conduta.

AGRADECIMENTOS

- Dra. Cristina Targa Ferreira
- Dra. Helenice Breyer
- Dr. Jony Yoiti Ogata

REFERÊNCIAS BIBLIOGRÁFICAS

1. Parker DR, Luo X, Jalbert JJ *et al.* Impact of upper and lower gastrointestinal blood loss on healthcare utilization and costs: a systematic review. *J Media Econ* 2011;14(3):279-83.

2. Santos Jr JCM. Hemorragia maciça do intestino grosso. O que está ao nosso alcance? *Rev Bras Coloproct* 2010;30(2):241-48.
3. Farrell JJ, Friedman LS. Review article: the management of lower gastrointestinal bleeding. *Aliment Pharmac Ther* 2005;21(11):1281-98.
4. Talley NJ, Jones M. Self-reported rectal bleeding in a united states community: prevalence, risk factors and health care seeking. *Am J Gastroenterol* 1998;93(11):2179-83.
5. Hreinsson JP, Gumundsson S, Kalaitkis E *et al.* Lower gastrointestinal bleeding: incidence, etiology and outcomes in a population-based setting. *Eur J Gastroenterol Hepatol* 2013;25(1):37-43.
6. Lanas A, Garcia-Rodriguez LA, Polo-Tomas M *et al.* The changing face of hospitalization due to gastrointestinal bleeding and perforation. *Aliment Pharmacol Ther* 2011;33:585-91.
7. Laine L, Yang H, Chang SC *et al.* Trends for Incidence of Hospitalization and Death Due to GI Complications in the United States from 2001 to 2009. *Am J Gastroenterol* 2012;107:1190-95.
8. Strate LL, Naumann CR. The role of colonoscopy and radiological procedures in the management of acute lower intestinal bleeding. *Clin Gastroenterol Hepatol* 2010;8:333-43.
9. Lanas A, Garcia-Rodriguez LA, Polo-Tomas M *et al.* Time trends and impacto f upper and lower gastrointestinal bleeding and perforation in clinical practice. *Am J Gastroenterol* 2009;104:1633-41, (tomado de Strate LL *et al.* 2010).
10. Strate LL, Ayanian JZ, Kotler G *et al.* Risk factors for mortality in lower intestinal bleeding. *Clin Gastroenterol Hepatol* 2008;6:1004-10, (tomado de Strate LL *et al.* 2010).
11. Yuhara H, Corley DA, Nakahara F *et al.* Aspirin and Non-aspirin NSAIDs Increase Risk of Colonic Diverticular Bleeding: a Systematic Review and Meta-analysis. *J Gastroenterol* 2013 Nov. 14 published online
12. Hashash JG, Shamseddeen W, Skoury A *et al.* Gross lower gastrointestinal bleeding in patients on anticoagulant and/or antiplatelet therapy: endoscopic findings, management and clinical outcomes. *J Clin Gastroenterol* 2009;45:36-42.
13. Meyers MA, Alonso DR, Gray GF *et al.* Pathogenesis of bleeding colonic diverticulosis. *Gastroenterology* 1976;71(4):577-83.
14. Zuckerman GR, Prakash C. Acute lower intestinal bleeding. *Gastrointest Endosc* 1999;49:228-38.
15. Mansur G. Lesões vasculares do cólon. *J Bras Gastroenterol* 2010;10:148-54.
16. Bemvenuti GA. Lesões vasculares do intestino grosso. In: Quilici FA, Grecco EC. *Colonoscopia.* São Paulo: Lemos, 2000. p. 203-14.
17. Ruiz-Tovar J, Díe-Trill J, López-Quindós P *et al.* Massive low gastrointestinal bleeding due to a Dieulafoy rectal lesion. *Colorectal Dis* 2008 July;10(6):624-25.
18. Brandt LJ, Boley SJ. Colonic ischemia. *Surg Clin N Am* 1992;72(1):203-29.
19. Higgins PDR, Davis KJ, Laine L. The epidemiology of ischaemic colitis. *Aliment Pharmacol Ther* 2004;19:729-38.
20. Zimmerman BJ, Granger N. Reperfusion injury. *Surg Clin N Am* 1992;72:65-83.
21. Alves PRA, Iomishige T, Oppitz E. Colopatia isquêmica. In: Sakai P *et al. Tratado de endoscopia digestiva diagnóstica e terapêutica: intestino delgado, cólon e reto.* São Paulo: Atheneu, 2007. p. 251-58.
22. Mulcahy HE, Patel RS *et al.* Yield of colonoscopy in patients with nonacute bleedind: a multicenter database study of 1766 patients. *Am J Gastroenterol* 2002;97:328-33.

23. Belaiche J, Louis E, D'Haens G *et al.* Acute lower gastrointestinal bleeding in crohn's disease: characteristics of a unique series of 34 patients. Belgian IBD Research Group. *Am J Gastroenterol* 1999;94:2177-81.
24. Ardalan M. Rare presentations of cytomegalovirus infection in renal allograft recipients. *Nephrourol Mon* 2012;4(2):431-36.
25. Kawakami E, Ogata SK. Hemorragia digestiva baixa. In: Carvalho E, Silva LR, Ferreira CHT. *Gastroenterologia e nutrição em pediatria.* 2. ed. São Paulo: Manole, 2012. p. 877-87.
26. Thakkar K, Alsarraj A, Fong E *et al.* Prevalence of colorectal polyps in pediatric colonoscopy. *Dig Dis Sci* 2012;57:1050-55.

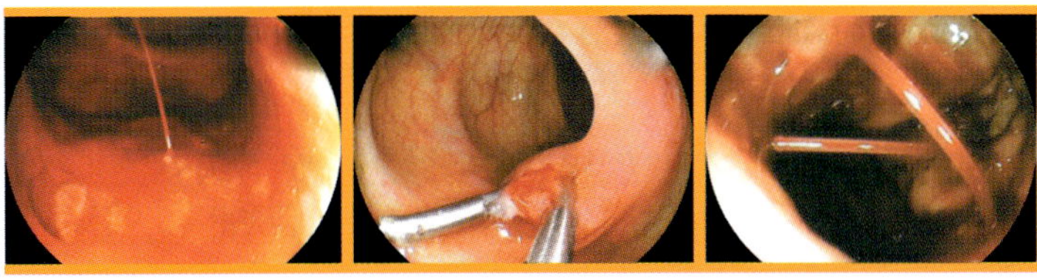

13

COLONOSCOPIA NA HEMORRAGIA DIGESTIVA BAIXA

Marcelo Averbach
Paulo Corrêa

INTRODUÇÃO

A hemorragia digestiva baixa (HDB), nos dias atuais, é definida como aquela que se origina no cólon, reto ou canal anal, de início recente, arbitrariamente definido como a partir dos 3 últimos dias.[1]

A HDB permanece como um desafio na prática clínica, em decorrência das dificuldades relacionadas com o diagnóstico e a decisão da melhor opção terapêutica.

Tal sangramento, quando intenso, leva a manifestações sistêmicas como instabilidade hemodinâmica, anemia e necessidade de hemotransfusão.

A incidência da HDB é estimada em 20 a 27 casos por 100.000 adultos e representa um quarto a um terço dos pacientes internados por sangramento digestivo.[1] A incidência aumenta com a idade, atingindo taxas de 200/100.000 na 9ª década de vida.

A mortalidade destes pacientes é em torno de 3,6%. Pacientes que apresentam HDB durante uma internação hospitalar tem este risco aumentado, principalmente se portadores de outras comorbidades.[2] O risco maior relaciona-se mais com o estado geral do paciente do que com a intensidade do sangramento.

Em cerca de 80% dos casos o sangramento tende a ser autolimitado e parar espontaneamente.[3] Quando isto ocorre, está indicada colonoscopia eletiva (sempre que possível na mesma internação). Naqueles pacientes que mantêm o sangramento ativo, o diagnóstico deve ser feito ainda durante o quadro hemorrágico.

Apesar de a colonoscopia ter sido considerada impraticável, pela impossibilidade de limpeza adequada do cólon, dados mais recentes mostram que ela não somente é possível, como também permite o diagnóstico na maioria dos casos e em quase metade destes algum tipo de terapêutica endoscópica.

QUADRO CLÍNICO

Pacientes com HDB apresentam-se com enterorragia ou eventualmente melena (dependendo do volume do sangramento e da velocidade do trânsito cólico), instabilidade hemodinâmica, anemia e, em alguns casos, dor abdominal.

O impacto que a HDB exerce sobre os pacientes é variável e dependente da intensidade do sangramento e das condições clínicas basais. Cerca de metade dos pacientes apresentam-se com anemia e comprometimento hemodinâmico, no entanto, estas alterações são menos evidentes do que naqueles com hemorragia digestiva alta, que tem maior frequência de hipotensão ortostática, maior necessidade de transfusão e menores taxas de hemoglobina sérica.[4]

A gravidade da HDB é relacionada com os seguintes fatores:[5,6]

- Frequência cardíaca maior do que 100 bat./min.
- Pressão sistólica < 100 mm Hg.
- Sangramento retal ativo durante as primeiras 4 horas de observação.
- Hematócrito inicial < 35%.

Existem alguns dados da história clínica que podem sugerir a causa do sangramento.

Uso recente de aspirina e ou de anti-inflamatórios não esteroides pode estar associado à HDB, principalmente por moléstia diverticular, assim como também com hemorragia digestiva alta.

HDB precedida por hipovolemia sugere o diagnóstico de colite isquêmica enquanto que uma história prévia de câncer de próstata ou do colo uterino, anteriormente tratado, relaciona-se com o diagnóstico de proctopatia actínica (mesmo se a irradiação ocorreu muitos anos antes deste sangramento).

Obviamente história de polipectomia recente deve sugerir um sangramento relacionado com este procedimento.[7]

AVALIAÇÃO E CONDUTAS INICIAIS

Enterorragia franca, eliminação de coágulos ou menos frequentemente melena são as queixas predominantes de pacientes com HDB.

Palidez, palpitação, dispneia e hipotensão postural sugerem comprometimento hemodinâmico.

Queda de 10 mm Hg na pressão arterial ou elevação de 10 batimentos/minuto na frequência cardíaca sugerem uma perda maior do que 15% do volume sanguíneo circulante.

Nestes casos, um bom acesso venoso é fundamental para reposição volêmica, coleta de amostras para exames laboratoriais e, se necessária, uma hemotransfusão.[3] Em algumas situações mais críticas, a instalação de um cateter venoso central pode ser necessária.

A história clínica deve ser obtida minuciosamente com ênfase nas comorbidades do paciente, drogas em uso, episódios de sangramentos prévios, radioterapia para neoplasias da pelve, antecedentes familiares ou sintomas que podem estar relacionados com o câncer colorretal, coagulopatias, doenças inflamatórias intestinais e outros eventuais fatores de risco para este tipo de sangramento.

O exame físico deve ser completo e incluir o exame proctológico, para diagnosticar ou excluir doenças orificiais, que podem ser a causa deste tipo de sangramento em cerca de 10% dos casos, e os tumores de reto, que por sua vez são palpáveis ao toque retal em 40% das vezes.

Pacientes com HDB devem ser sempre monitorizados e aqueles com instabilidade hemodinâmica, que necessitem transfusão de duas ou mais unidades de glóbulos ou tenham comorbidades importantes, devem ser internados em unidade de cuidados intensivos.

A reposição volêmica deve ser criteriosa, principalmente em cardiopatas, para minimizar os riscos de hipervolemia.

Pacientes com algum tipo de coagulopatia devem ser tratados com plasma fresco congelado ou concentrado de complexo pró-trombínico e vitamina K.

Pacientes com sinais evidentes de hipovolemia devem receber 1 ou 2 litros de solução salina isotônica de forma rápida até que haja melhora da perfusão tecidual.[8]

Transfusão de glóbulos deve ser indicada quando a hemorragia é ativa e quando a anemia é severa. Pacientes jovens podem tolerar hemoglobina de até 7 g/dL, no entanto, pacientes de alto risco, como coronariopatas, é razoável manter os níveis de hemoglobina em torno de 10 g/dL.[9]

Após estas condutas iniciais passa-se a investigação diagnóstica da causa do sangramento.

Colonoscopia

A colonoscopia é considerada o procedimento de escolha na investigação inicial da hemorragia digestiva baixa, apresentando melhores resultados e menores taxas de complicações quando comparada a outros procedimentos diagnósticos.[10,11] A acurácia da colonoscopia na investigação de casos de HDB varia de 72 a 86%, com entubação do ceco em mais de 95% das vezes.[3,12] A colonoscopia deve ser indicada somente após o restabelecimento hemodinâmico.

A colonoscopia oferece ainda vantagem adicional de poder ser feita à beira do leito de uma unidade de cuidados intensivos e ter finalidade terapêutica, além de diagnóstica.

Existe discussão quanto ao melhor momento de se realizar a colonoscopia em paciente com enterorragia.

Apesar de em um estudo prospectivo que analisou 72 pacientes com HDB maciça submetidos de forma aleatória à colonoscopia de urgência ou eletiva, o exame de urgência não ter mostrado vantagens em relação a custos e tempo de internação, vários outros autores discordam, com o Green *et al.*, que demonstraram que a colonoscopia realizada após preparo de cólon em até 12 horas da admissão identificou a causa do sangramento em 42% dos pacientes, enquanto o exame realizado eletivamente possibilitou o esclarecimento diagnóstico em apenas 22% dos casos.[13,14]

Alguns outros trabalhos observacionais indicam que a colonoscopia de urgência reduz tanto o tempo de internação, como os custos do tratamento.[15,16]

Dessa forma, apesar de alguns autores advogarem a colonoscopia eletiva em decorrência da parada espontânea do sangramento na maioria dos casos, a tendência é da indicação da colonoscopia urgente, após estabilização e preparo do cólon, o que permite o diagnóstico e tratamento da causa da HDB.

Em nossa prática diária, estabelecemos, há quase 20 anos, a realização do exame de forma precoce, não excedendo 6 horas, a partir da admissão destes pacientes, no hospital em que atuamos.

A colonoscopia de emergência na HDB é um procedimento que exige paciência, tendo em vista que mesmo após o preparo do cólon, é frequente a presença de restos de sangue e coágulos. Nestes casos a utilização de bombas de irrigação ou mesmo soro fisiológico pressurizado, instalado pelo canal de trabalho do colonoscópio, pode ser útil, permitindo a lavagem e remoção de coágulos durante o procedimento, permitindo a identificação da origem deste sangramento.

Endoscopia digestiva alta

Como cerca de 15% dos pacientes com diagnóstico inicial de HDB têm na verdade um sangramento com sua origem no trato digestório alto, a endoscopia digestiva alta deve ser realizada antes da colonoscopia, principalmente quando existe história de uso de anti-inflamatórios, corticoides ou história pregressa de úlcera péptica.

Preparo do cólon para o exame

O preparo intestinal deve ser anterógrado, sempre que possível, nesta condição.

Isto facilita a identificação da origem do sangramento.

Os preparos mais indicados são: o com polietilenoglicol (PEG) ou o com manitol.

O PEG que, em nosso meio, pode ser conseguido em farmácias de manipulação ou com o similar comercial macrogol (Muvinlax), é mais seguro, por ser um laxante de passagem. Portanto, não induz alterações hemodinâmicas. Sua desvantagem ocorre por exigir a ingesta de, pelo menos, 3 litros de volume.

O manitol, muito utilizado no Brasil, é bastante prático em sua utilização. Normalmente a ingesta de 750 a 1.500 mL de solução a 10% é capaz de promover um bom preparo do cólon a ser examinado. Sua desvantagem é que, por ser um laxante osmótico, pode promover distúrbios hidroeletrolíticos, além de náuseas e/ou vômitos.

Nos pacientes em que o sangramento é contínuo, a realização de enteroclismas pode ser a única opção. O uso de soro fisiológico aquecido, sem glicerina, parece ser a melhor escolha. O intuito é de se remover os coágulos e restos fecais mais sólidos, que podem aderir à ponta do colonoscópio, inviabilizando o exame. Os restos fecais líquidos e o sangue fluido podem ser diluídos e aspirados pelo canal de trabalho do aparelho.

Quando existe a suspeita de haver uma provável causa retal para o sangramento ou quando houver história de polipectomia recente, a colonoscopia pode ser realizada sem preparo.[17]

■ Cuidados técnicos durante o exame

Por se tratarem de pacientes debilitados, temos que ter cuidados redobrados com eles.

Além de se obter um acesso venoso seguro, como já foi comentado anteriormente neste texto, os pacientes devem ser monitorizados com cardioscópio, oxímetro de pulso e pressão não invasiva.

A presença de um anestesiologista, realizando a analgesia e sedação deste paciente, é mandatória.

Um bom auxiliar de enfermagem ou um segundo médico em sala pode fazer toda a diferença, em caso de ter que se realizar um procedimento terapêutico.

O exame deve ser realizado com muito cuidado e paciência por parte do examinador. Pode ser um pouco mais difícil, mas, quase sempre, conseguem-se obter taxas de entubação total do cólon semelhantes aos exames eletivos.

PRINCIPAIS CAUSAS DE HDB

Historicamente as duas principais causas de HDB são a doença diverticular do cólon e as ectasias vasculares. No entanto, estudos mais recentes, que utilizaram a colonoscopia para o diagnóstico, revelaram que a ectasia é menos frequente do que se imaginava.

A DDC permanece como a causa mais frequente, sendo diagnosticada também de forma incidental em até 66% dos pacientes que têm outras causas para o sangramento.

As colites aparecem como a segunda causa de hemorragia, observadas em 6 a 22% dos casos. A colite isquêmica tem-se mostrado em recentes séries como importante causa de HDB.

Entre as doenças inflamatórias, a doença de Crohn, mais frequentemente do que a colite ulcerativa, é responsável por quadros hemorrágicos.

Em nossa experiência, em um período de 28 anos, com 38.686 exames realizados, examinamos 234 pacientes (0,6%), em caráter de urgência, por HDB. Obtivemos o esclarecimento da causa do sangramento em 64,5% (151 pacientes) destes casos, sendo a moléstia diverticular e a colite isquêmica as causas mais frequentes. Dos 151 pacientes onde a causa do sangramento foi definida, foi possível realizar um procedimento terapêutico endoscópico em 51 casos (40,4%).[18]

O Quadro 13-1 mostra dados compilados de 10 séries quanto às principais causas de HDB.

Quadro 13-1. Diagnóstico colonoscópico de HDB[11]

Diagnóstico	Frequência (%)	% média
MDC	15 a 55	30
Colite	6 a 22	15
Câncer/pólipos	3,5 a 30	13
Ectasia vascular	3 a 37	10
Afecções anorretais	0 a 16	11
HDA	0 a 20	10
Outras	3 a 14	6
Sem diagnóstico	0 a 11	8

Doença diverticular do cólon

Esta afecção ocorre frequentemente após a quinta década de vida, chegando a comprometer até cerca de 70% dos indivíduos quando octogenários. Raramente acomete indivíduos com idade inferior a 30 anos.

Apesar de a maioria das pessoas que têm divertículos ser assintomática, de 3 a 5% destas irão apresentar quadro de enterorragia.[19]

Os episódios hemorrágicos relacionados com essa afecção são habitualmente intensos, porém autolimitados, cessando espontaneamente em aproximadamente 75% das vezes.

Dessa forma, em muitos casos a colonoscopia mostra sangue na luz do cólon e vários óstios diverticulares repletos por material hemático, não sendo possível a identificação do ponto do sangramento (Fig. 13-1).

Pacientes que apresentaram um primeiro episódio de sangramento por divertículos têm chance de 14 a 38% de apresentar um novo sangramento e após o segundo sangramento, a chance de um novo episódio chega a 50%.[19-21]

O reconhecimento do divertículo sangrante permite a realização de procedimentos hemostáticos que serão discutidos a seguir (Fig. 13-2).

Embora durante muito tempo se acreditou que os divertículos sangrantes fossem os do cólon direito, em nossa experiência, tivemos a oportunidade de flagrar divertículos sangrando ativamente no cólon esquerdo, na maior parte das vezes.

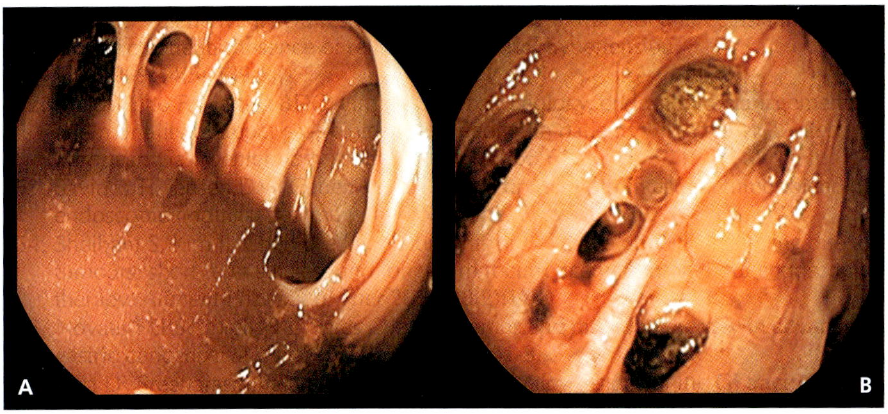

Fig. 13-1. (**A** e **B**) Presença de grande quantidade de sangue na luz do cólon e nos óstios diverticulares.

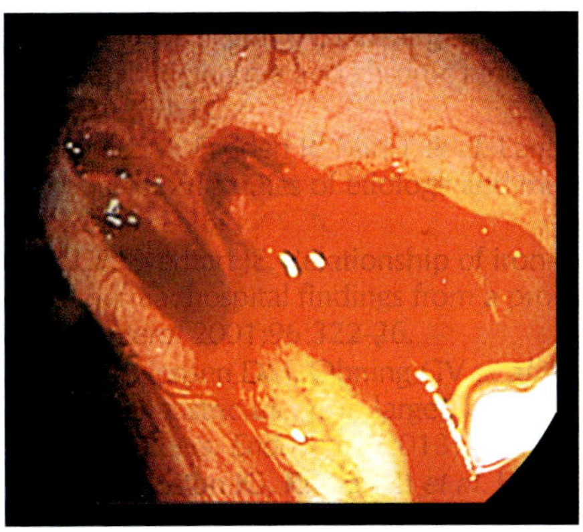

Fig. 13-2. Sangramento do óstio diverticular com vaso sangrante visível.

Alterações vasculares

Dentre as alterações vasculares observadas no cólon, as ectasias vasculares são as mais importantes como causa de HDB. São lesões degenerativas do sistema capilar arteriovenoso da submucosa do cólon e, portanto, frequentes na população de faixa etária mais elevada.

Estima-se que a sua incidência na população acima de 50 anos seja em torno de 2 a 30%.

São habitualmente múltiplas, ocorrendo mais frequentemente no ceco e cólon ascendente (Fig. 13-3).

O sangramento causado por estas alterações vasculares pode ser crônico e intermitente, porém mais frequentemente é agudo e intenso. Felizmente, 85 a 90% dos pacientes com sangramento agudo causado por angiodisplasias param de sangrar espontaneamente, porém 25 a 85% destes podem voltar a apresentar um novo episódio hemorrágico no futuro.

Tendo em vista que não é frequente a identificação destas lesões com sangramento em atividade e estas lesões serem comuns em pacientes mais idosos, o diagnóstico definitivo da causa do sangramento pode ser difícil. No entanto, se nenhuma outra causa de sangramento for encontrada em paciente com história de sangramento suficiente para causar anemia, há indicação para o tratamento destas lesões.[11]

Outras lesões vasculares menos frequentemente relacionadas com episódios de HDB são as flebectasias, os hemangiomas e as varizes do cólon esquerdo e reto. Estas alterações vasculares ocasionam sangramentos insidiosos e também autolimitados.

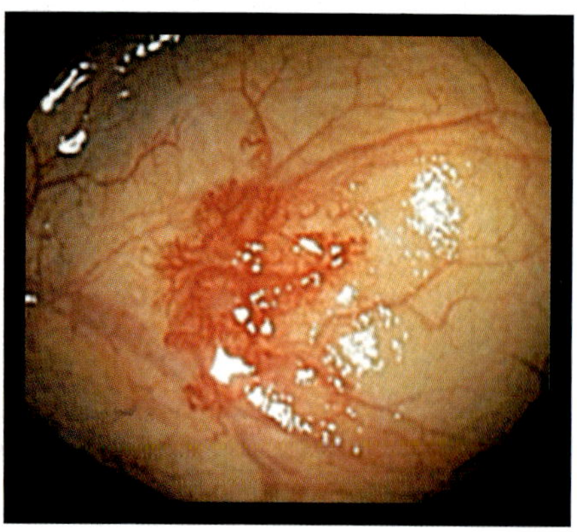

Fig. 13-3. Ectasia vascular do ceco.

Colites

▪ Colite isquêmica

Esta colite pode ser a causa de HDB em 6 a 22% dos casos, sendo que nas séries mais recentes a colite isquêmica é a segunda causa mais frequente.

Portadores de colite isquêmica habitualmente apresentam quadro de distensão e dor abdominais, diarreia com sangue e episódios de enterorragia maciça.

Esta hipótese diagnóstica deve ser considerada, sobretudo em pacientes idosos que tenham antecedentes de outras afecções de risco, como arritmias cardíacas, cardiopatias trombogênicas, doenças vasculares ou aquelas que causam alterações da microcirculação.

Apesar de qualquer segmento poder estar comprometido, mais frequentemente ocorrem, na flexura esplênica, cólon descendente e transição retossigmoide, onde a circulação arterial é menor e terminal (Fig. 13-4).

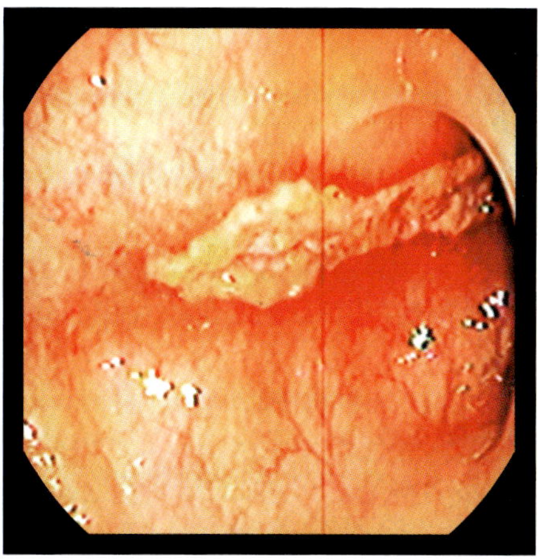

Fig. 13-4. Na colite isquêmica observa-se úlcera linear junto à flexura esplênica.

▪ Doença inflamatória intestinal

Quanto às doenças inflamatórias intestinais, a retocolite ulcerativa inespecífica e a doença de Crohn são frequentes causas de sangramento digestivo, porém, habitualmente esta manifesta-se como diarreia mucossanguinolenta (Figs. 13-5 e 13-6). Apesar de a hemorragia maciça nestas afecções ser pouco frequente, ocorrendo em cerca de apenas 6% destes pacientes, quando ela ocorre, pode requerer tratamento cirúrgico de emergência.

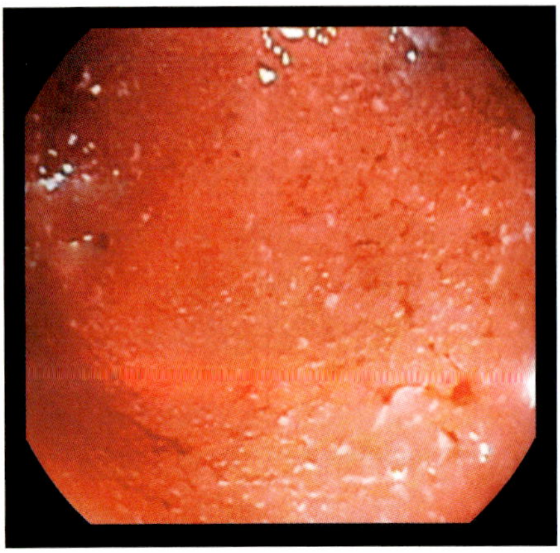

Fig. 13-5. RCUI.

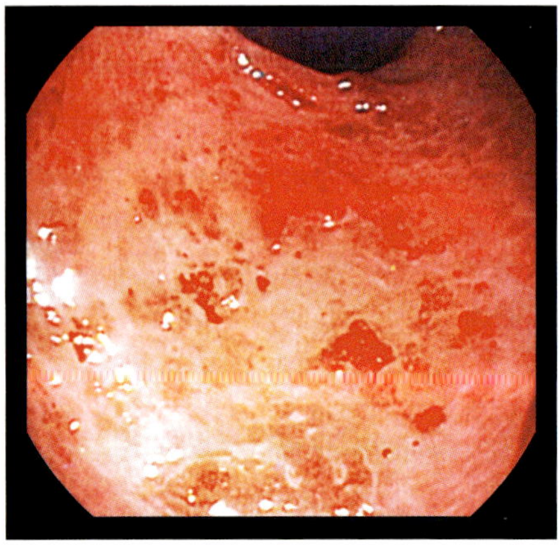

Fig. 13-6. Doença de Crohn.

Colites infecciosas

Apesar de não ser a apresentação mais frequente, as doenças infectoparasitárias podem causar hemorragia digestiva baixa, sobretudo em indivíduos imunodeprimidos, em que as colites infecciosas, além de serem mais frequentes do que na população em geral, apresentam uma evolução mais prolongada e com maior intensidade de sintomas.

A colite pelo citomegalovírus é a afecção colorretal mais frequente em portadores da síndrome da imunodeficiência adquirida sendo observada em cerca de um terço destes pacientes.[22]

Os principais sintomas são dor abdominal e diarreia.

Estes pacientes, no entanto, frequentemente podem desenvolver úlceras de etiologia isquêmica no cólon e reto, havendo a possibilidade da ocorrência de sangramento intestinal (Fig. 13-7).[23]

Outras afecções também observadas, com menor frequência, em imunodeprimidos com sangramento intestinal são as colites por *Herpes simplex, Histoplasma capsulatum* e *Micobacterium sp.*

A colite pseudomembranosa, causada pelas toxinas produzidas pelo *Clostridium difficille*, relaciona-se com o uso de antibióticos. O quadro clínico inclui diarreia profusa, febre e dor abdominal, podendo ocorrer perda sanguínea sob a forma de diarreia sanguinolenta, principalmente no princípio da instalação desta infecção (Fig. 13-8).

Infecções bacterianas específicas, como a salmonelose ou a shigelose, assim como outras infecções bacterianas inespecíficas e algumas infestações parasitárias, como a amebíase, também podem manifestar-se com HDB. Nesses

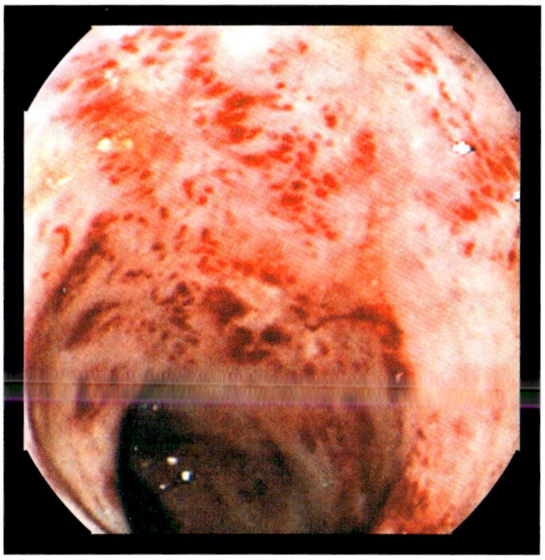

Fig. 13-7. Colite pelo CMV.

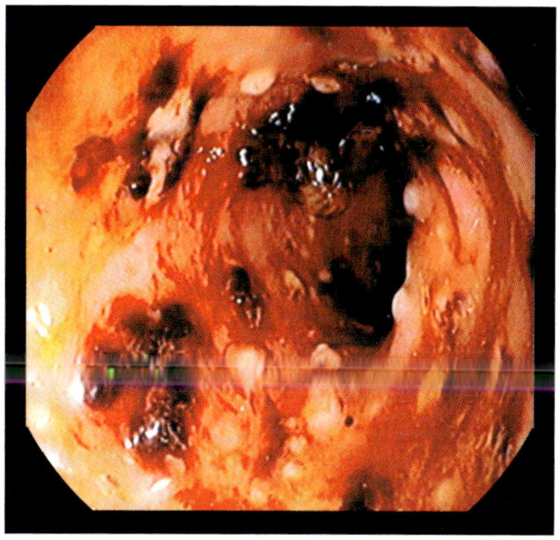

Fig. 13-8. Colite pseudomembranosa com sangramento.

casos, a pesquisa do agente etiológico em exames de fezes (protoparasitológico e culturas) é fundamental para o seu esclarecimento diagnóstico.

Neoplasias

Tanto as neoplasias malignas, quanto as benignas também podem expressar-se por algum tipo de sangramento (oculto, sangue vivo ou coagulado misturados às fezes, melena ou enterorragia), que ocorre em razão da ulceração ou necrose destas (Figs. 13-9 e 13-10). A hemorragia digestiva baixa maciça ocorre em cerca de 7 a 23% dos pacientes que apresentam estas neoplasias no intestino grosso.

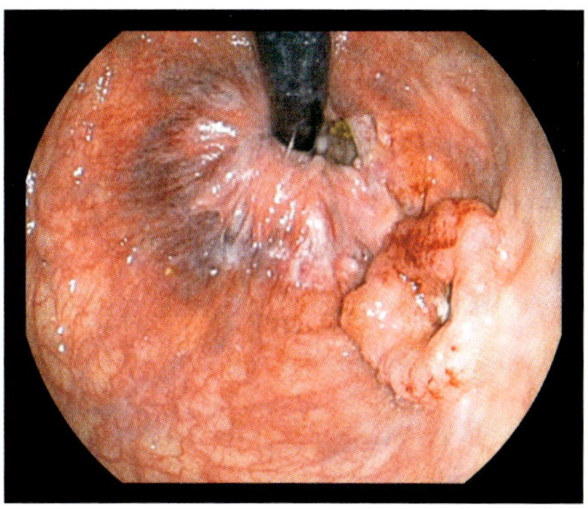

Fig. 13-9. Neoplasia de reto distal.

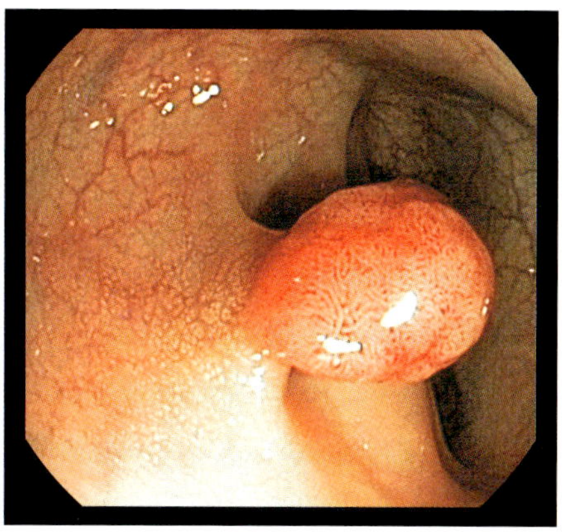

Fig. 13-10. Pólipo de sigmoide.

Afecções proctológicas

As hemorroidas e fissuras também podem manifestar-se com hemorragia digestiva baixa. Em um estudo que avaliou 17.941 pacientes portadores de sangramento anal, 11% destes apresentavam uma afecção proctológica como causa deste fenômeno (Fig. 13-11).[11]

Hemorroidas são diagnosticadas em até 75% dos pacientes com HDB, no entanto, uma relação direta como causa do sangramento existe em apenas 2 a 9% deste casos.[2,24]

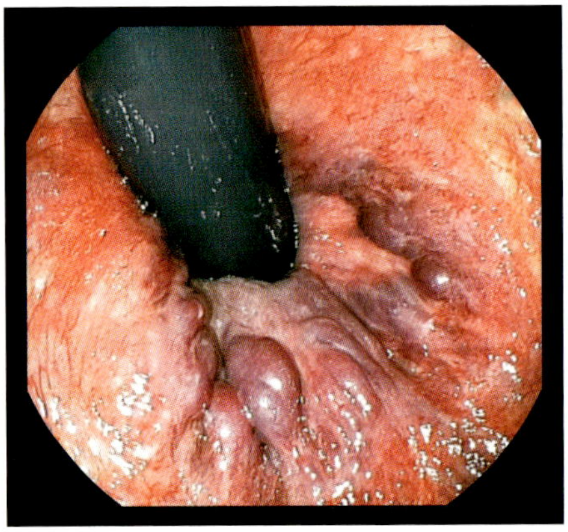

Fig. 13-11. Doença hemorroidária (retroflexão).

Hemorragia pós-polipectomia endoscópica

A hemorragia digestiva baixa é uma eventual complicação das polipectomias endoscópicas, ocorrendo em cerca de 0,2 a 3% destes procedimentos. A hemorragia pode ocorrer de forma precoce ou tardia.

A forma precoce ocorre no momento da execução da polipectomia e habitualmente relaciona-se com a passagem inadequada de corrente elétrica através da alça diatérmica (Fig. 13-12).

A forma tardia ocorre geralmente entre o terceiro e quinto dias após a ressecção, podendo, no entanto ocorrer até 2 semanas após o procedimento, e decorre da queda da escara.

Causas actínicas

As alterações actínicas podem ser precoces ou tardias, sendo que estas últimas podem ocorrer até 30 anos após a irradiação.

As lesões actínicas do intestino grosso podem ocorrer em pacientes submetidos à irradiação pélvica decorrente de neoplasias de próstata, reto, colo uterino ou bexiga (Fig. 13-13).

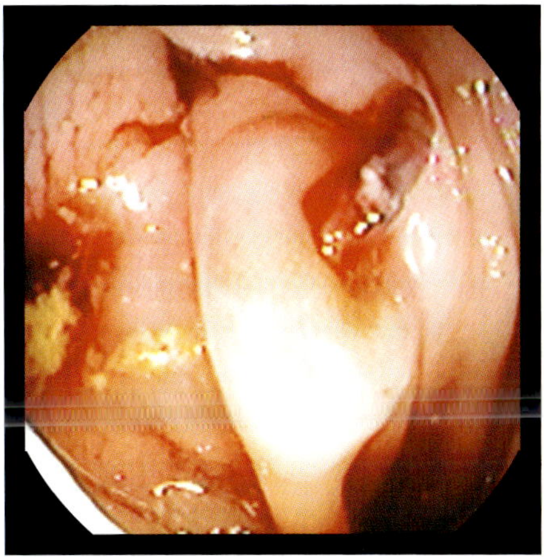

Fig. 13-12. Sangramento pós-polipectomia.

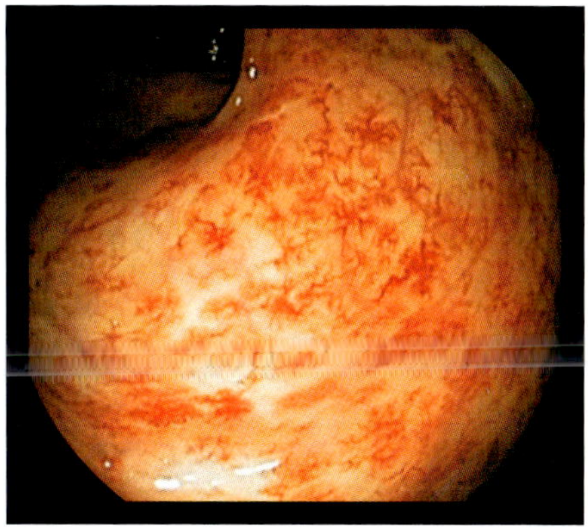

Fig. 13-13. Retite actínica.

Costumam acometer preferencialmente o reto e o sigmoide distal, no entanto podem comprometer também o cólon transverso, o ceco e o íleo terminal quando estes segmentos ocupam a pelve durante o processo de irradiação.

Coagulopatias

Sangramento espontâneo na ausência de lesões orgânicas pode ocorrer em pacientes portadores de coagulopatias.

Este evento ocorre em cerca de 50% dos portadores de leucemia aguda com contagem de plaquetas abaixo de 20.000/mm^3. Esta incidência cai para 0,8% quando a contagem plaquetária sobe para mais de 20.000/mm^3.

Nestes casos a colonoscopia pode mostrar sangramento oriundo de uma mucosa endoscopicamente normal e a presença de equimoses na parede intestinal.

Outras situações, como outras leucoses, hemofilia, púrpuras, aplasia de medula, uso de medicamentos anticoagulantes, também podem causar sangramento intestinal.

Medicamentosas

O uso de anti-inflamatórios não esteroides e corticoides costuma ser outra causa de HDB.

O uso destes medicamentos pode ocasionar lesões diretas na mucosa gastrointestinal, levando à formação de úlceras, associadas ou não a distúrbios da coagulação também promovidos por eles.

Outras causas

Além das causas descritas anteriormente, a HDB pode ocorrer no pós-operatório de hemorroidectomias, outras cirurgias proctológicas e após cirurgias colorretais (nestas últimas o sangramento é proveniente da anastomose, podendo ser precoce, já no pós-operatório imediato, ou tardio, coincidindo com a queda da escara da anastomose).

Alguns pacientes com obstipação intestinal severa podem desenvolver uma úlcera retal, por isquemia, consequente à pressão de bolo fecal endurecido na ampola retal (úlcera estercoral).

Da mesma forma, a úlcera solitária do reto, decorrente da isquemia secundária ao prolapso retal interno, também pode acarretar sangramento.[8]

Sangramento após biópsia por punção da próstata pode ser intenso e requerer medidas hemostáticas (Fig. 13-14).

Por fim, o trauma anorretal acidental, criminoso ou por empalamento também são causas possíveis de hemorragia de intensidade variável.

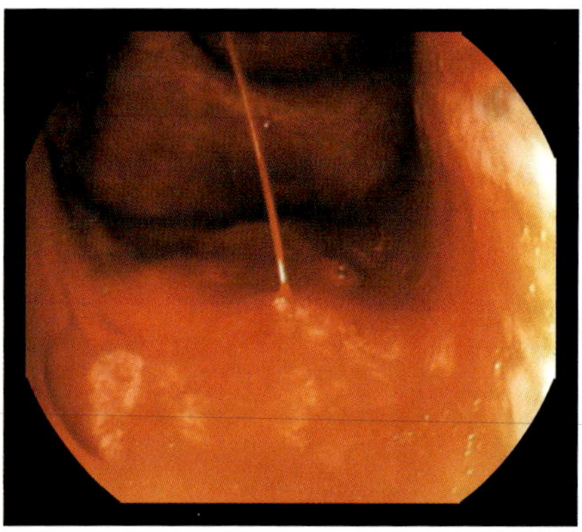

Fig. 13-14. Sangramento pós-biópsia por punção da próstata.

ARSENAL TERAPÊUTICO

Tratamento endoscópico

Seguindo o sucesso da evolução da terapêutica endoscópica na hemorragia digestiva alta, a colonoscopia tem demonstrado benefícios no tratamento da HDB.

Basicamente existem quatro modalidades de hemostasia:

- Termocoagulação.
- Terapia por injeções.
- Métodos mecânicos.
- Terapia tópica.

Para a aplicação de qualquer um destes métodos é necessário o diagnóstico da causa do sangramento, verificação de estigmas de sangramento e boa visibilidade do local.

Termocoagulação

Os aparelhos para termocoagulação podem atuar por contato direto (*heater-probe*), por absorção de energia luminosa ou através da passagem de corrente elétrica (monopolar, bipolar e coagulação de plasma de argônio).

A coagulação bipolar decorre da passagem de corrente elétrica entre dois eletrodos que se encontram na extremidade do acessório e, ao contrário da coagulação monopolar, a energia não atravessa o corpo do paciente, ficando restrita ao tecido abordado.

Na coagulação monopolar um eletrodo neutro é aplicado ao corpo do paciente, e a descarga elétrica caminha da área da aplicação até o *probe*, sendo que a coagulação ocorre de maneira mais profunda.

No coagulador de plasma de argônio (APC) a energia é conduzida até o alvo através de um feixe de gás argônio que se ioniza com a ativação do cautério. A profundidade de coagulação com o APC varia de 0,8 a 3 mm (Fig. 13-15).

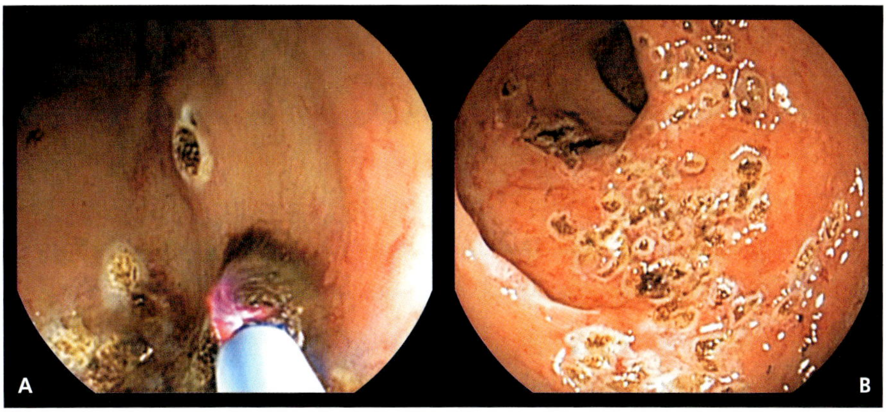

Fig. 13-15. (**A**) Aplicação de argônio em retite actínica. (**B**) Estado final, após aplicação de argônio.

Terapia por injeções

O tratamento por injeções consiste na injeção no local do sangramento de soluções hemostáticas através de agulhas com extensão de Teflon, que são introduzidas pelo canal de trabalho do colonoscópio.

A substância mais utilizada é a adrenalina que leva à hemostasia tanto pelo seu efeito vasoconstritor como também pela compressão exercida sobre o vaso.

Outras substâncias, esclerosantes, podem também ser utilizadas, como a etanolamina, o polidocanol, a glicose hipertônica e o álcool absoluto.

Em varizes retais também é possível a injeção de cianoacrilato (como nas varizes do fundo gástrico).

■ Métodos mecânicos

Existem basicamente três métodos mecânicos utilizados para a hemostasia: os clipes metálicos, as alças destacáveis e as ligaduras elásticas.

Os clipes têm-se mostrado eficazes e seguros na hemostasia, quando é possível reconhecer o vaso sangrante (Fig. 13-16).

As alças destacáveis (*Endoloop*) são úteis, quando ocorre sangramento após polipectomia e ainda existe um pedículo, onde pode ser feita a sua aplicação.

As ligaduras elásticas inicialmente só eram utilizadas no reto distal e canal anal em decorrência do risco de perfuração. No entanto, recentemente passaram a ser utilizadas no cólon, principalmente para o controle da hemorragia causada por divertículos, com eficácia e sem o temido risco de perfuração.[25,26]

As ligaduras também são úteis no controle do sangramento hemorroidário e eventualmente nas varizes retais. A aplicação que classicamente é realizada por anuscópios, com dispositivos específicos, pode também ser feita com um gastroscópio flexível em retrovisão (Fig. 13-17).

Como ocorre no controle endoscópico do sangramento digestivo alto, a associação destes métodos pode ser a melhor conduta em uma série de situações.

Assim, no sangramento de divertículos é possível a injeção de adrenalina associada à utilização de corrente elétrica (monopolar, bipolar ou argônio) ou a aplicação de hemoclipes (Figs. 13-18 e 13-19).

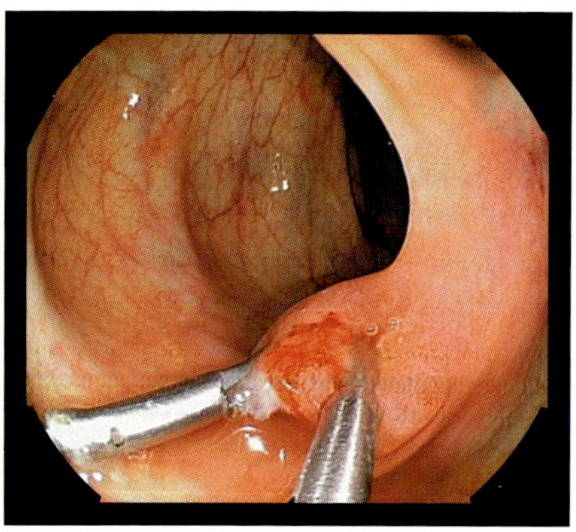

Fig. 13-16. Aplicação de clipes em sangramento pós-polipectomia.

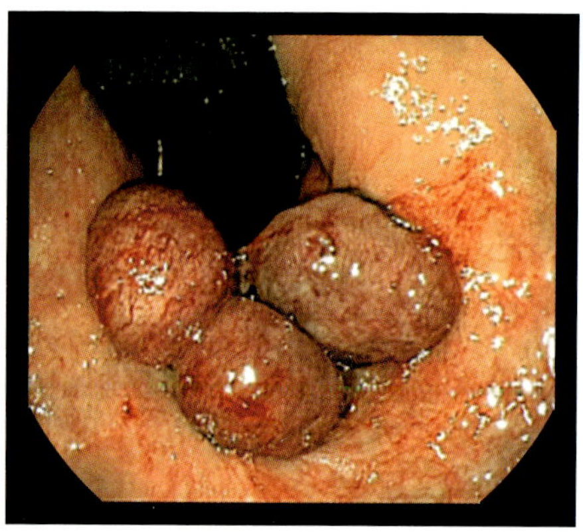

Fig. 13-17. Ligadura elástica endoscópica de hemorroidas.

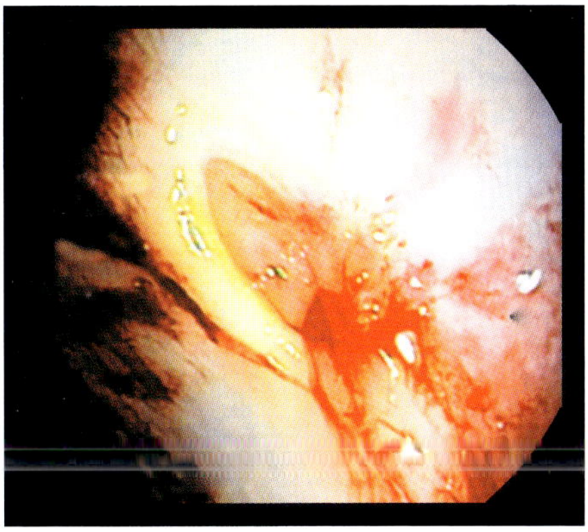

Fig. 13-18. Injeção de adrenalina em sangramento de óstio diverticular.

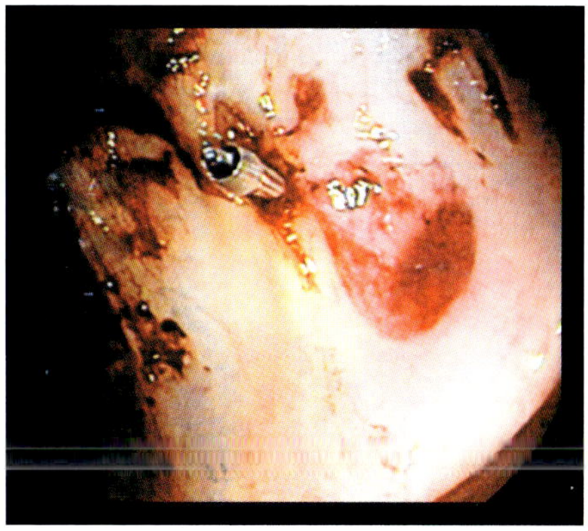

Fig. 13-19. Colocação de clipe em vaso de óstio diverticular sangrante.

O tratamento endoscópico das ectasias vasculares pode ser feito com sucesso por injeção local de agente esclerosante ou pela cauterização com *probes* térmicos de contato ou com plasma de argônio. O tratamento deve iniciar-se pela periferia da lesão (Fig. 13-20).

A hemostasia endoscópica, como método terapêutico, pode prevenir a ocorrência de novo episódio de sangramento, bem como a necessidade de colectomias.

Recomenda-se tatuar a área tratada para eventual abordagem endoscópica ou mesmo cirúrgica.[27]

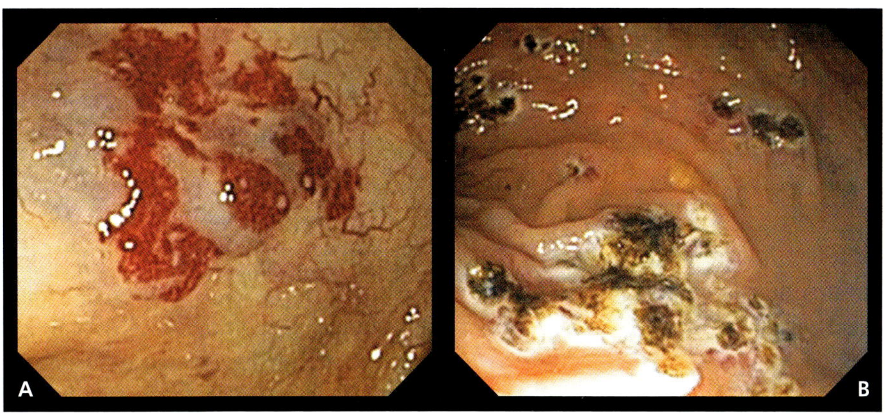

Fig. 13-20 (**A**) Ectasia vascular do ceco. (**B**) Estado pós-APC.

▪ Terapia tópica

Recentemente foi descrito na literatura endoscópica o uso do T-325 (*Hemospray Cook Medical Bloomington,Ind*) na hemostasia de lesões no trato digestório baixo. Trata-se de nanopó mineral, com capacidade de coagulação usada em forma de *spray* em lesões hemorrágicas. O pó é aplicado por cateteres endoscópicos propelido por CO_2 pressurizado. Ele não contém proteínas animais ou humanas e não é tóxico. Holter *et al.* relataram nove pacientes com hemorragia digestiva baixa aguda tratados com Hemospray.[28] Foi obtida hemostasia inicial em todos os pacientes, ocorrendo ressangramento em dois (22%). Ambos estavam em uso de AAS, e seu sangramento era tipo Forrest Ia.

REFERÊNCIAS BIBLIOGRÁFICAS

1. Barnert J, Messmann H. Diagnosis and management of lower gastrointestinal bleeding. *Clin Gastroenterol Hepatol* 2010;8(4):333-43.
2. Longstreth GF. Epidemiology and outcome of patients hospitalized with acute lower gastrointestinal hemorrhage: a population based study. *Am J Gastroenterol* 1997;92:419-24.
3. Edelman DA, Sugawa C. Lower gastrointestinal bleeding: a review. *Surg Endosc* 2007;21:514-20.
4. Peura DA *et al.* The American College of gastroenterology bleeding registry: primary findings. *Am J Gastroenterol* 1997;92:924-28.
5. Strate LL, Syngal S. Timing of colonoscopy: impact on length of hospital stay in patients with acute lower intestinal bleeding. *Am J Gastroenterol* 2003;98:317-22.
6. Velayos FS, Williamson A, Sousa KH *et al.* Early predictors of severe lower gastrointestinal bleeding and adverse outcomes: a prospective study. *Clin Gastroenterol Hepatol* 2004;2:485-90.
7. Bounds BC, Kelsey PB. Lower gastrointestinal bleeding. *Gastointest Endoscopy Clin N Am* 2007;17:273-88.
8. Barnert J, Messmann H. Management of lower gastrointestinal tract bleeding. *Best Pract Res Clin Gastroenterol* 2008;22:295-312.
9. American Society for Gastrointestinal Endoscopy. An annotated algorithmic approach to acute lower gastrointestinal bleeding. *Gastrointest Endosc* 2001;53:859-63.
10. Barnert J, Messmann H. Diagnosis and management of lower gastrointestinal bleeding. *Nat Rev Gastroenterol Hepatol* 2009;6(11):637-46.
11. Elta GH. Urgent colonoscopy for acute lower-GI bleeding. *Gastrointest Endosc* 2004;59:402-8.
12. Bounds BC, Friedman LS. Lower gastrointestinal bleeding. *Gastroenterol Clin North Am* 2003;32:1107-25.
13. Laine L, Shah A. Randomized trial of urgent vs. elective colonoscopy in patients hospitalized with lower GI bleeding. *Am J Gastroenterol* 2010;105:2636-41.
14. Green BT, Rockey DC, Portwood G *et al.* Urgent colonoscopy for evaluation and management of acute lower gastrointestinal hemorrhage: a randomized controlled trial. *Am J Gastroenterol* 2005;100:2395-402.
15. Schumulewitz N, Fisher DA, Rockey DC. Early colonosdcopy for acute lower gastrointestinal bleeding predicts shortes hospital stay: a metaspecif study of experience in a single center. *Gastrointest Endosc* 2003;58:841-46.

16. Jensen DM, Machicado GA. Colonoscopy for diagnosis and treatment of severe lower gastrointestinal bleeding. Routine outcomes and cost abalysis. *Gastrointest Clin North Am* 1997;7:477-98.
17. Saito K, Inamori M, Sekino Y, *et al.* Management of acute lower intestinal bleeding: what bowel preparation should be required for urgent colonoscopy? *Hepatogastroenterology* 2009;56(94-95):1331-4.
18. Teixeira CV, Averbach M, Correa P *et al.* Endoscopic management of moderate or severe lower gastrointestinal bleeding. *Digestive Disease Week* 2014.
19. McGuire Jr HH. Bleeding colonic diverticula. A reappraisal of natural history and management. *Ann Surg* 1994;220:653-56.
20. Goustout CJ, Wang KK, Ahlquist DA *et al.* Acute gastrointestinal bleeding. Experience of a specialized management team. *J Clin Gastroenterol* 1992;14:260-67.
21. Jensen DM, Machicado DA, Jutabha RJ *et al.* Urgent colonoscopy for the diagnosis and treatment of severe diverticular hemorrhage. *N Engl J Med* 2000;342:78-82.
22. Averbach M, Cutait R, Correa P *et al.* Afecções colorretais em portadores da Síndrome da Imunodeficiência Adquirida e suas manifestações endoscópicas. *Arq Gastroenterol* 1998;35:104-9.
23. Marques Jr OW, Averbach M, Zanoni ECA *et al.* Cytomegaloviral colitis in HIV positive patients: endoscopic findings. *Arq Gastroenterol* 2007;44:315-19.
24. Bramley PN, Masson JW, McKnight G *et al.* The role of an open-access bleeding unit in the management of colonic haemorrhage. A 2-year prospective study. *Scand J Gastroenterol* 1996;31:764-69.
25. Ishii N, Setoyama T, Deshpande GA *et al.* Endoscopic band ligation for colonic 0diverticular hemorrhage. *Gastrointest Endosc* 2012;75(2):382-87.
26. Setoyama T, Ishii N, Fujita Y. Endoscopic band ligation (EBL) is superior to endoscopic clipping for the treatment of colonic diverticular hemorrhage. *Surg Endosc* 2011;25(11):3574-78.
27. Jensen DM. The ins and outs of diverticular bleeding. *Gastrointest Endosc* 2012;75(2):388-91.
28. Holster E, Brullet E, Kuipers EJ *et al.* Hemospray treatment is effective for lower gastrointestinal bleeding. *Endoscopy* 2014;45:75-78.

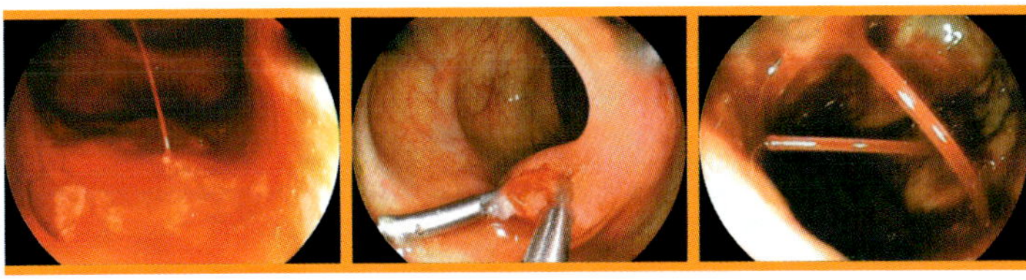

14

VISÃO DO CIRURGIÃO EM 2014 NA HEMORRAGIA DIGESTIVA ALTA

Ulysses Ribeiro Jr.
Vagner Birk Jeismann

INTRODUÇÃO

A hemorragia digestiva alta (HDA) é definida como sangramento digestivo proveniente de qualquer ponto proximal ao ligamento de Treitz. É causa frequente de busca ao atendimento médico, com incidência anual estimada em 102 casos/100.000 habitantes nos Estados Unidos, representando cerca de 80% de todos os casos de hemorragia digestiva.[1,2] Apesar dos avanços progressivos no diagnóstico e tratamento, a mortalidade desses pacientes pode atingir 10% nos casos de etiologia não varicosa e 20% nos casos de etiologia varicosa.[3] A maioria dos casos de hemorragia digestiva alta apresenta-se como hematêmese ou melena, entretanto, o sangramento vivo pode exteriorizar-se como hematoquezia. A endoscopia digestiva permanece como método de escolha, tanto para o diagnóstico, quanto para o procedimento terapêutico na hemorragia digestiva alta. A mortalidade geral por hemorragia digestiva aguda com necessidade de hospitalização permanece elevada e ao redor de 4% para pacientes jovens e 15% em idosos.

As etiologias possíveis da HDA são diversas, e seu correto diagnóstico tem implicação direta na terapêutica. A maioria dos casos pode ser classificada como doença ulcerosa péptica, esofagite, gastrite ou varizes esofagogástricas. Um número não desprezível de pacientes pode apresentar endoscopia digestiva alta (EDA) normal, conforme exposto no Quadro 14-1.[4] A frequência das causas de sangramento digestivo alto pode variar de acordo com a população local, hospital, entre outras razões. Zaltman *et al.* em hospital geral no Rio de

Quadro 14-1. Diagnóstico endoscópico em pacientes com HDA, no Reino Unido

Úlcera péptica	36% (1.826)
Esofagite	24% (1.177)
Gastrite/erosões	22% (1.091)
Exame sem anormalidades	17% (865)
Duodenite/erosões	13% (640)
Varizes esofagogástricas	11% (544)
Mallory-Weiss	4,3% (213)
Malignidade	3,7% (187)
TOTAL	6.543

Adaptado de Hearnshaw *et al.*[4]

Janeiro encontraram a úlcera duodenal como principal causa de sangramento em 21%, varizes esofágicas em 18,7%, úlcera gástrica em 14%, gastrite erosiva em 8,5%, síndrome de Mallory-Weiss em 4%, seguida de erosões esofágicas em 3% e varizes gástricas em 2%.[5]

O tratamento da HDA, eminentemente cirúrgico até o início da década de 1980, foi revolucionado com o desenvolvimento e a disponibilidade da endoscopia digestiva alta e de medicamentos bloqueadores da secreção cloridropéptica, de maneira que, atualmente, a maioria dos pacientes é tratada sem a necessidade de cirurgia. Apesar disso, a presença precoce do cirurgião é de fundamental importância na avaliação e condução desses casos. Sabe-se que a epidemiologia da HDA tem-se modificado nos últimos anos, com um aumento proporcional progressivo de pacientes idosos e com comorbidades.[6] Estes dados devem ser ponderados no momento da indicação cirúrgica. Muitos médicos tendem a ser menos invasivos evitando uma intervenção mais mórbida, como a intervenção cirúrgica em um paciente debilitado, quando muitas vezes deveriam agir de modo contrário, indicando mais precocemente o tratamento cirúrgico para expor ao mínimo este mesmo paciente ao risco da hipovolemia, anemia e politransfusão.

Independentemente da evolução da abordagem da HDA, os objetivos sempre permaneceram os mesmos: adequada avaliação e estratificação iniciais, ressuscitação volêmica precoce, diagnóstico do local e da etiologia do sangramento e controle eficaz e definitivo da hemorragia.

Neste capítulo abordaremos as indicações e as principais técnicas cirúrgicas utilizadas nas causas mais frequentes de HDA.

DOENÇA ULCEROSA PÉPTICA

Apesar da grande evolução do entendimento da fisiopatologia e da terapêutica da úlcera péptica nas últimas décadas, ela permanece como principal causa de HDA em adultos, sendo responsável por um terço até a metade dos casos.[2,4] Porém, a necessidade de tratamento cirúrgico tem diminuído continuamente. Por exemplo, no Reino Unido o número de casos cirúrgicos caiu de 8% para 2% entre 1993 e 2006.[4,7]

Após reposição volêmica inicial com transfusão de hemoderivados para correção da anemia e coagulopatia conforme necessidade, e administração precoce de inibidor de bomba de prótons (IBP), todos os pacientes devem ser submetidos à EDA. Pacientes instáveis hemodinamicamente e com hematêmese ativa devem ser submetidos ao exame em caráter de urgência. Pacientes estáveis após a ressuscitação inicial geralmente são submetidos à EDA na manhã seguinte. As úlceras são comumente classificadas conforme a classificação de Forrest, e o tratamento endoscópico está indicado nos casos de sangramento ativo, coto vascular visível ou coágulo aderido (Quadro 14-2 e Fig. 14-1).[8,9] Apesar de frequentemente realizadas, não se recomendam as endoscopias de revisão de rotina após terapia hemostática. O benefício é pequeno, e os trabalhos que acharam tais resultados foram realizados antes da disseminação do uso de IBP. É provável que a indicação seletiva, como em pacientes com sangramento ativo, seja mais custo-efetiva.[10]

Em 8-15% dos pacientes, a EDA não será bem-sucedida no controle do sangramento. Úlceras grandes, tipicamente em idosos, localizadas na parede posterior do bulbo duodenal ou pequena curvatura gástrica são preditoras de má resposta à terapia endoscópica. Esses pacientes podem ser classificados em

Quadro 14-2. Classificação de Forrest para úlceras sangrantes

Ia	Sangramento ativo em jato
Ib	Sangramento ativo em porejamento
IIa	Coto vascular visível
IIb	Coágulo aderido
IIc	Fundo hematínico
III	Úlcera com base clara

Adaptado de Forrest *et al.*[8]

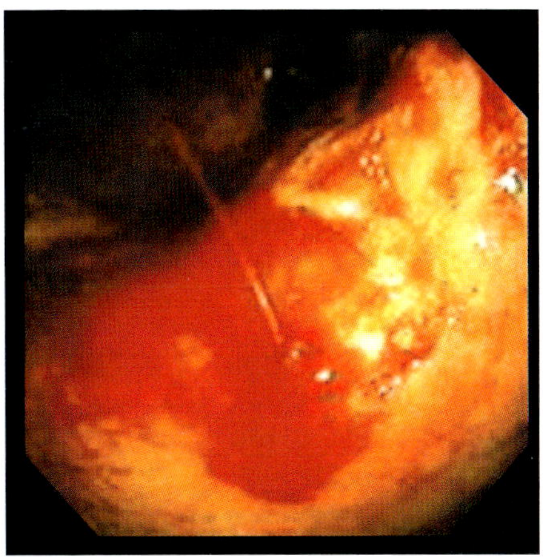

Fig. 14-1. Úlcera de corpo gástrico com sangramento arterial tipo Forrest Ia.

dois grupos: aqueles com sangramento maciço que o tratamento endoscópico inicial falha primariamente, e aqueles com sangramento recorrente após hemostasia endoscópica.[9]

Pacientes com hemorragia maciça que não respondem ao controle primário endoscópico são geralmente candidatos à cirurgia. Embolização por arteriografia é uma alternativa em centros com disponibilidade de logística e equipe treinada, situação rara em nosso meio. Não há dados prospectivos comparando cirurgia de emergência *vs*. embolização angiográfica na úlcera sangrante, porém algumas análises retrospectivas favorecem o tratamento através de radiologia intervencionista, em virtude do número menor de complicações associadas a essa modalidade terapêutica, apesar de a mortalidade ser semelhante, e a taxa de ressangramento ser maior com a embolização (Quadro 14-3).[11-16]

Os pacientes que apresentam ressangramento após hemostasia endoscópica efetiva representam cerca de 20% das EDAs bem-sucedidas e foram alvo de muita discussão nas últimas décadas. Estudo prospectivo randomizado de Lau *et al.*[17] comparando a realização de nova EDA à intervenção cirúrgica demonstrou que 75% dos pacientes apresentam controle a longo prazo do sangramento com a EDA. Nos casos em que a nova intervenção endoscópica falhou, a cirurgia de resgate não apresentou pior desfecho do que a cirurgia de princípio. Análise de subgrupo demonstrou que úlceras maiores do que 2 cm e ressangramentos associados à hipotensão são fatores preditivos para falha da segunda EDA, sugerindo que esses pacientes são mais bem tratados por radiologia intervencionista ou cirurgia. É claro que a abordagem também dependerá muito dos recursos disponíveis e das características individuais do paciente. A repetição da EDA apenas será uma boa opção no caso de fácil acesso ao procedimento, assim como pacientes com comorbidades, idosos e em estado grave não são bons candidatos a repetidas tentativas de controle endoscópico do

Quadro 14-3. Principais resultados das séries comparando embolização à cirurgia para hemorragia digestiva alta após falha da hemostasia endoscópica (%)

	Sucesso clínico			Complicações			Mortalidade		
Estudo	**EA**	**Cirurgia**	**P**	**EA**	**Cirurgia**	**P**	**EA**	**Cirurgia**	**P**
Ang *et al.*[11]	53,3	87,3	< 0,05	46,7	60,3	NS	16,7	19	NS
Ericksson *et al.*[12]	75	82	NS	20	37	NS	3	14	NS
Ripoll *et al.*[14]	71	76,9	NS	0	17,9	NS	25,8	20,5	NS
Venclauskas *et al.*[15]	20,8	22	NS	54,2	66,7	NS	20,8	22	NS
Wong *et al.*[16]	65,6	87,5	< 0,05	40,6	67,9	< 0,05	25	30,4	NS

EA = embolização arterial; NS = não significativo.
Adaptado de Loffroy *et al.*[13]

sangramento e devem ser considerados mais precocemente para o tratamento cirúrgico definitivo.[2]

O tratamento cirúrgico eletivo precoce, como prevenção de ressangramento de pacientes em risco, é tema muito controverso, e não é indicação frequente em nosso meio. Considerando que a cirurgia de emergência no contexto de falha do tratamento endoscópico tem elevada mortalidade (2-36%),[18] Imhof *et al.*[19] desenvolveram estudo prospectivo randomizado comparando tratamento endoscópico com injeção de cola de fibrina à cirurgia eletiva precoce após hemostasia endoscópica inicial em úlceras pépticas de 55 pacientes com sangramento arterial ou vaso visível com 2 mm ou mais. O ressangramento ocorreu em 50% dos pacientes do grupo da EDA e em 4% do grupo cirúrgico, apesar de a mortalidade não ter sido diferente. Há grande expectativa quanto a trabalhos que demonstrem o papel da embolização arterial nesse contexto de adjuvância para prevenção de ressangramento em casos de alto risco.

Uma vez indicado o tratamento cirúrgico, o cirurgião deverá considerar diversos fatores para definir a estratégia operatória a ser adotada. A localização da úlcera, a suposta causa subjacente, a história de sintomas ulcerosos crônicos, os procedimentos cirúrgicos anteriores, as comorbidades do paciente e a estabilidade hemodinâmica estão entre os dados mais importantes.

Basicamente, são consideradas três abordagens mais comuns para as úlceras duodenais sangrantes. Para os pacientes instáveis, o procedimento mais realizado é uma duodenotomia longitudinal atravessando o piloro até o antro gástrico para adequada exposição da úlcera, seguido de suturas hemostáticas da lesão e síntese gastroduodenal transversal de maneira a confeccionar uma piloroplastia à Heineke-Mikulicz. Associa-se a uma vagotomia troncular. Nos pacientes estáveis, uma opção seria a sutura hemostática seguida da vagotomia superseletiva, sem necessidade de piloroplastia. A antrectomia associada à vagotomia troncular, graças a sua maior morbimortalidade, costuma ser reservada para pacientes já submetidos a algum dos procedimentos anteriormente descrito ou com obstrução duodenal.[2] A diminuição do entusiasmo com as gastrectomias deve-se muito ao estudo clínico randomizado e controlado publicado por Millat *et al.*,[20] em 1993, comparando piloroplastia associado à vagotomia troncular à ressecção gástrica. Eles descobriram que o ressangramento era mais frequente (17% *vs.* 3%) na ausência de gastrectomia, entretanto, a mortalidade não foi diferente, e o índice de complicações maiores, especialmente fístulas duodenais, foi significativamente maior após as ressecções gástricas.

Tradicionalmente, sempre se recomendou a adição do procedimento definitivo, ou seja, de alguma forma de vagotomia, à sutura hemostática da úlcera. Essa conduta foi reforçada por dois estudos prospectivos randomizados da década de 1990 que demonstraram aumento da incidência de ressangramento e mortalidade em pacientes tratados sem vagotomia.[21,22] Entretanto, nosso entendimento atual da doença ulcerosa péptica sugere que o tratamento do *Helicobater pylori* e a eliminação dos AINES podem reduzir dramaticamente o risco de novas úlceras. Além disso, com o advento dos IBPs, agora é possível suprimir farmacologicamente a produção gástrica de ácido sem os efeitos colaterais da vagotomia.[23] Essa linha de pensamento, apesar da ausência de dados com melhor nível de evidência no contexto de úlceras pépticas sangrantes, tem sido seguida por cada vez mais cirurgiões, como confirmado em pesquisa com cirurgiões do Reino Unido e dados dos Estados Unidos, demonstrando que a maioria dos cirurgiões nestes países não mais realiza a vagotomia como parte das operações para úlcera duodenal sangrante.[24,25] Em uma série de 43 pacientes operados por úlcera péptica entre 1999 e 2004, dois terços não foram submetidos à vagotomia, e apenas 1 caso (3%) apresentou recidiva.[26]

As úlceras gástricas tradicionalmente são classificadas conforme a classificação de Johnson, publicada em 1965 (Quadro 14-4).[27,28] Aspectos relacionados com a necessidade de vagotomia descritos anteriormente também se aplicam à cirurgia da úlcera gástrica, tornando esta classificação menos relevante na prática clínica atual. Talvez o dado mais importante a ser lembrado nesses casos é que cerca de 4-5% das lesões de aparência benigna são, na verdade, adenocarcinomas, ou, mais raramente, linfomas ulcerados.[29] Portando, sempre que possível, a excisão ou biópsia da lesão deve ser incluída no procedimento. Para úlceras ao longo da grande curvatura, ressecções em cunha associadas à síntese primária do defeito podem ser realizadas com facilidade sem causar deformidades gástricas significativas na grande maioria das vezes. Úlceras na pequena curvatura representam um desafio maior. Para lesões distais, realizam-se, tipicamente, gastrectomias com reconstrução à Billroth I ou II. As lesões próximas à junção gastroesofágica podem ser tratadas ou por gastrotomia anterior associada à biópsia e sutura hemostática da úlcera, ou mesmo gastrectomia parcial com extensão da ressecção ao longo da pequena curvatura, incluindo a úlcera.[23,27]

Quadro 14-4. Classificação de Johnson, modificada por Csendes, para as úlceras gástricas

Tipo	Características	Hipersecreção ácida
I	Pequena curvatura	Não
II	Úlcera gástrica associada à úlcera duodenal	Sim
III	Úlcera pré-pilórica	Sim
IV	Próxima à transição esofagogástrica	Não

Adaptado de Csendes *et al.*,[27] de Johnson *et al.*[28]

VARIZES ESOFAGOGÁSTRICAS

O sangramento por varizes esofagogástricas é a principal complicação aguda da hipertensão portal, com mortalidade, aproximando-se de 30%.[30] Sabe-se que até 50% dos cirróticos apresentam varizes esofagogástricas, sendo mais prevalentes à medida que aumenta a disfunção hepática. Os pacientes que não as têm, desenvolverão esta complicação numa taxa de 5 a 15% ao ano.[31] Varizes de grosso calibre apresentam risco de sangramento de cerca de 15% ao ano, e o risco de ressangramento em 1 ano após o primeiro episódio chega até 60%, sendo mais alto nas primeiras 6 semanas (Quadro 14-5).[32-34] Como acontece com outras doenças endêmicas de países em desenvolvimento, o sangramento por varizes secundárias à esquistossomose em sua forma hepatoesplênica recebe pouca atenção na literatura indexada, sendo a maior parte das evidências obtidas por estudos em pacientes cirróticos por álcool ou hepatites virais. Nesse capítulo, trataremos da visão do cirurgião na ocasião da hemorragia aguda. As profilaxias primária e secundária encontram-se além do objetivo deste texto.

A abordagem inicial do sangramento varicoso é semelhante ao atendimento de qualquer paciente grave, com prioridade à segurança das vias aéreas, reposição volêmica e de hemoderivados com forte *status* hemodinâmico, com alvo de PAS entre 90 e 100 mm Hg e Hb entre 7 e 9 mg/dL. Segundo o Consenso Brasileiro de Hemorragia Digestiva Alta Varicosa, em conformidade com as recomendações internacionais, deve-se iniciar o emprego de vasoconstritores esplâncnicos o mais precocemente possível em pacientes sob suspeita de hemorragia varicosa, antes mesmo da realização de exame endoscópico, sendo a droga de escolha a terlipressina, que deve ser mantida por 2 a 5 dias. A EDA deve, então, ser realizada, preferencialmente, nas primeiras 12 horas de sangramento. A hemostasia endoscópica com ligadura elástica é a técnica preferi-

Quadro 14-5. Fatores de risco para ressangramento na hemorragia digestiva alta varicosa

Precoce (menos de 6 semanas)	Tardio (mais de 6 semanas)
Idade superior a 60 anos	Gravidade da insuficiência hepática
Sangramento inicial grave	Ascite
Ascite	Carcinoma hepatocelular
Sangramento ativo na EDA	Alcoolismo ativo
Sinais vermelhos	Sinais vermelhos
Trombos de plaquetas nas varizes	
Insuficiência renal	

Adaptado de Habib e Sanyal.[34]

da para as varizes de esôfago. Varizes de fundo gástrico isoladas ou GOV2 são mais bem tratadas por adesivos teciduais, como o cianoacrilato. Varizes GOV1 podem ser tratadas com ligadura elástica ou adesivos teciduais. A antibioticoterapia profilática com quinolonas ou cefalosporinas de 3ª geração também faz parte do tratamento clínico desses pacientes.[35,36]

Em 10-15% dos pacientes, o emprego de vasoconstritores esplâncnicos associados ao tratamento endoscópico não será bem-sucedido na hemostasia, ou por falha primária ou ressangramento nas primeiras 48 horas.[2] O consenso de Baveno V, realizado em 2010, definiu a falha do controle do sangramento varicoso como um dos eventos seguintes no intervalo de 5 dias de instituição da terapia: morte, hematêmese franca ou achado de pelo menos 100 mL de sangue no aspirado nasogástrico 2 horas após endoscopia ou início do vasoconstritor esplâncnico, desenvolvimento de choque hipovolêmico, queda de 3 pontos na hemoglobina sérica no período de 24 horas.[36] Pacientes que apresentam ressangramento podem ser submetidos à nova EDA terapêutica.[36] Pacientes com sangramento profuso que obscurece a visão endoscópica e impossibilita o tratamento são candidatos a tamponamento com balão de Sangstaken-Blakemore. Tal medida é eficaz no controle do sangramento em até 85% dos casos. Entretanto, pode ser usado apenas por menos de 24 horas e apresenta alto índice de ressangramento após sua desinsuflação, sendo apenas opção temporária até alguma outra forma de tratamento mais definitiva.[32,36]

A difusão do transplante hepático e do *shunt* portossistêmico intra-hepático transjugular (TIPS) mudou dramaticamente o papel da cirurgia no sangramento varicoso agudo, que apresenta hoje indicações muito restritas. Em virtude de uma mortalidade pós-operatória de 20-50% descrita na cirurgia de emergência,[37] o TIPS, técnica realizada por radiologia intervencionista, tem sido favorecido em relação à cirurgia, e é considerada hoje a abordagem padrão para os pacientes refratários ao tratamento médico-endoscópico, sendo a intervenção cirúrgica considerada na falha, indisponibilidade ou presença de contraindicação ao TIPS.[36,38] O TIPS é um procedimento que pode ser considerado minimamente invasivo, cujo maior ponto fraco é a necessidade de reintervenções decorrente de estenose ou trombose, que pode chegar a 50% no seguimento de 10 anos (Quadro 14-6).[39,40]

Existem, basicamente, três tipos de procedimento cirúrgico descritos no contexto de HDA varicosa: *shunts* portossistêmicos não seletivos, *shunts* portossistêmicos seletivos e procedimentos de desvascularização.

Quanto aos *shunts* não seletivos, decorrente dos riscos proibitivos de encefalopatia com as anastomoses portocavas terminolaterais ou laterolaterais, foi popularizado nas décadas de 1980 e 1990 *shunts* parciais calibrados com prótese de PTFE de 8 mm interpostas entre a veia porta e a veia cava inferior, com

Quadro 14-6. Contraindicações ao TIPS

Absolutas	Relativas
Insuficiência cardíaca congestiva grave	Hepatocarcinoma, principalmente central
Hipertensão arterial pulmonar grave (PAP > 45 mm Hg)	Obstrução das veias hepáticas
Doença hepática policística	Trombose de veia porta
Sepse não controlada	Coagulopatia grave, trombocitopenia (< 20.000/mm^3)
Obstrução biliar não tratada	Hipertensão arterial pulmonar moderada

Adaptado de Boyer e Haskal.[40]

baixos índices de encefalopatia descritos, apesar de persistir a tendência de se evitar essa operação em pacientes com encefalopatia descompensada.[41,42] A necessidade de dissecção da veia porta em pacientes que são potenciais candidatos a transplante hepático é considerada uma desvantagem. Pacientes portadores de insuficiência cardíaca ou hipertensão pulmonar graves não são bons candidatos a derivações portossistêmicas.[2]

O *shunt* seletivo mais difundido é a anastomose esplenorrenal distal, introduzido por Warren *et al.*[43] O procedimento é tipicamente associado à ligadura da veia gástrica esquerda. O território esofagogástrico é, então, drenado pelos vasos gástricos curtos para a veia esplênica e, finalmente, para a circulação sistêmica. O fluxo portal, assim como sua hipertensão, é mantido pela veia mesentérica superior. Apresenta como principal desvantagem a perda de sua seletividade com o passar do tempo, à medida que novos ramos colaterais vão desenvolvendo-se. O agravamento da ascite também é descrito.[2,41] A cirurgia de Warren não costuma ser realizada em situações de emergência em razão da maior complexidade técnica e maior tempo operatório.[2]

Os procedimentos de desvascularização ou desconexão azigoportal são considerados a única opção no contexto de trombose portal. O principal representante foi o descrito por Sugiura, e recebeu diversas modificações com o tempo. A cirurgia foi originalmente descrita por abordagem transtorácica, mas atualmente a via abdominal é a mais utilizada. Procede-se à ligadura dos vasos que irrigam o esôfago distal e estômago proximal. A secção e anastomose esofágica, inicialmente consideradas essenciais por descontinuar a vascularização mucosa e submucosa, têm sido questionadas recentemente.[44] A realização de piloroplastia e esplenectomia também fazem parte da operação descrita originalmente. O principal argumento a favor desta operação é a relativa facilidade em sua realização, porém seus opositores relatam altos índices de recidiva das varizes graças à formação de circulação colateral, embora bons resultados a longo prazo têm sido descritos.[45]

Em resumo, a cirurgia deve ser preferida ao TIPS na presença de suas contraindicações (Quadro 14-6), desde que também não contraindiquem a cirurgia. Pacientes com boa reserva funcional hepática, que permanecerão longo período sem necessidade de transplante hepático também são maus candidatos ao TIPS. As condições clínicas do paciente também devem ser levadas em consideração, sendo que em pacientes instáveis, o TIPS é favorecido por ser procedimento mais rápido e menos invasivo. A escolha da técnica cirúrgica entre os *shunts* não seletivos e a desconexão ázigo-portal dependerá da *expertise* local e da patência da veia porta. Sendo os procedimentos de desvascularização mais simples tecnicamente, podendo ser realizados no contexto de trombose portal, ao contrário do que acontece com os *shunts*. Os *shunts* seletivos, como a derivação esplenorrenal distal, graças a sua maior complexidade técnica, não são boa opção no contexto de cirurgia de urgência/emergência.[45]

GASTROPATIA HIPERTENSIVA

A gastropatia hipertensiva é extremamente comum em pacientes cirróticos, com prevalência relatada de até 80%.[46] Porém, é causa rara de sangramento agudo nesses pacientes, ocorrendo em 2,5%.[47] A apresentação mais comum, especialmente em pacientes com gastropatia hipertensiva grave, é sangramento crônico oculto, resultando em anemia.[38] O aspecto endoscópico característico é descrito como o de "pele de cobra", mais frequente no fundo e corpo do estômago.[48]

O manejo, na maioria dos casos, resume-se a betabloqueadores, reposição de ferro e suporte transfusional.[38] Nos pacientes com sangramento agudo, vasoconstritores esplâncnicos parecem ser benéficos, enquanto resultados da EDA são desapontadores.[48,49] Apesar do nível de evidência ruim, casos refratários costumam ser encaminhados para TIPS ou para *shunt* portossistêmico cirúrgico.[48]

ECTASIA VASCULAR ANTRAL

A ectasia vascular antral, também conhecida como "estômago em melancia", é uma causa incomum de HDA. É frequentemente confundida com a gastropatia hipertensiva, pois ambas podem ocorrer em pacientes cirróticos. O diagnóstico é com base no aspecto endoscópico, mas pode ser confirmado por biópsia, que evidencia ectasia vascular e proliferação de células fusiformes.[50]

O tratamento é fundamentalmente endoscópico, e a antrectomia permanece reservada para os raros casos refratários. Importante ressaltar que a descompressão portal, como, por exemplo, através do TIPS, não reduz o sangramento.[51]

LESÕES NEOPLÁSICAS

Na maioria das ocasiões, neoplasias do esôfago, estômago e duodeno apresentam sangramento de maneira oculta. Anemia é comum, porém hemorragia franca é um evento raro.[6] O sangramento tumoral é causa de cerca de 3% das HDAs (Quadro 14-1), geralmente representando estágio avançado da doença de base.[4,52] Em uma série de 42 pacientes com hemorragia tumoral importante, quase a totalidade apresentava histologia maligna. A neoplasia mais comum foi o adenocarcinoma gástrico. A mortalidade em 30 dias desses pacientes foi de 10% e, em 1 ano, de 89%.[53] Em uma casuística mais recente de 106 pacientes, a origem do sangramento foi esofágica em 16%, gástrica em 73% e duodenal em 11%, sendo que 75% dos pacientes apresentavam doença metastática.[54]

Estudo realizado no Instituto do Câncer do Estado de São Paulo – ICESP-HCFMUSP avaliou 147 pacientes com câncer que apresentaram episódios de HDA. O tumor foi o local de sangramento mais comum em 23,8%, seguido de varizes esofagogástricas em 19,7%, úlcera péptica em 16,3% e erosões gastroduodenais em 10,9%. Nos pacientes portadores de câncer do trato gastrointestinal alto, a principal causa do sangramento foi o tumor em 84,4%, seguido de úlcera péptica em 6,3% e varizes em 3,1% (Figs. 14-2 e 14-3).[52] As taxas de ressangramento e mortalidade foram elevadas, mesmo nos pacientes submetidos a tratamento endoscópico (28,6% *vs*. 14,7%, p = 0,34; 43,9% *vs*. 44,1%, p = 0,67, respectivamente).[52]

Todos os pacientes devem ser submetidos à EDA para confirmação diagnóstica, identificação do sítio do sangramento e avaliação do *status* do sangramento, visto que apenas 30% apresentam hemorragia ativa.[52] Nesses pacientes, a EDA também oferece possibilidades terapêuticas, como injeção de álcool ou solução com epinefrina, coagulação com plasma de argônio, clipes hemostáticos, eletrocauterização mono e bipolar, com sucesso na hemostasia de até 86%, porém deve ser visto como terapia temporária, pois cerca de 50% dos pacientes apresentaram novo sangramento em menos de 6 meses.[54] Casos refratários

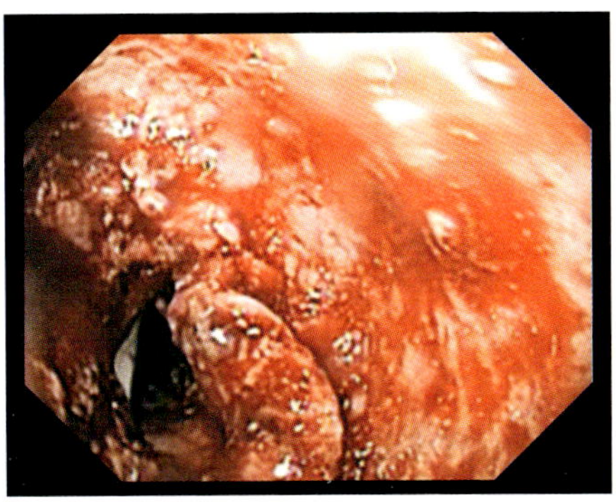

Fig. 14-2. Imagem endoscópica de neoplasia avançada hemorrágica subestenosante de esôfago mediadistal.

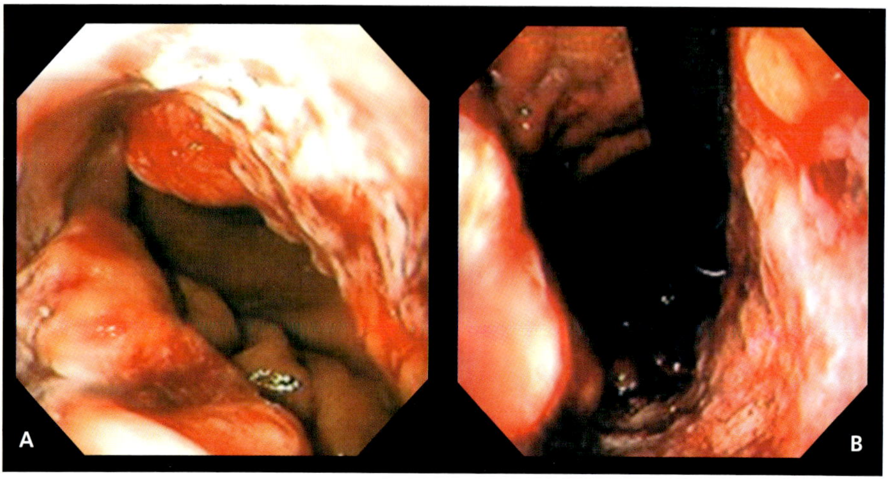

Fig. 14-3. (**A** e **B**) Imagens endoscópicas de adenocarcinoma hemorrágico da cárdia e fundo gástrico.

devem ser avaliados individualmente, sendo as principais opções terapêuticas a ressecção cirúrgica, quando factível e quando o paciente apresenta boas condições clínicas, ou a embolização por radiologia intervencionista. Pacientes estáveis hemodinamicamente, com doença localmente avançada ou metastática, ou mesmo sem condições clínicas para o tratamento cirúrgico, podem ser encaminhados para radioterapia hemostática.[52,55]

LESÃO DE DIEULAFOY

Trata-se de entidade incomum, porém com potencial para causar hemorragias maciças. Caracteriza-se pela presença de uma artéria submucosa anormalmente calibrosa, com 1-3 mm, em íntimo contato com a superfície mucosa. Apesar de poderem ser encontradas em todo o trato digestório, a maioria das lesões de Dieulafoy situa-se no estômago proximal, ao longo da pequena curvatura.[56]

A EDA representa o método de diagnóstico e de tratamento de escolha. O desenvolvimento das técnicas endoscópicas reduziu a mortalidade das lesões de Dieulafoy de 80 para 8,6%. A hemostasia através da EDA é bem-sucedida em até 90% dos casos, e a embolização por arteriografia é a opção mais aceita nas lesões endoscopicamente inacessíveis, permanecendo o tratamento cirúrgico na falha da endoscopia e da radiologia intervencionista. O tratamento nesses casos costuma ser ressecção em cunha guiada por tatuagem pré-operatória da lesão, ou mesmo, através da EDA intraoperatória. As vias laparoscópica ou aberta podem ser utilizadas.[57,58]

ÚLCERAS DE CAMERON

Erosões ou úlceras de Cameron são consideradas espectros da mesma doença. São lesões lineares presentes no fundo gástrico herniado pelo hiato esofágico, presentes em cerca de 5% dos pacientes com hérnia hiatal na EDA, com aumento da prevalência com sacos herniários maiores.[59] Sua etiopatogenia é pouco conhecida. Cameron associou as lesões ao trauma mecânico do esôfago relacionado com os movimentos respiratórios, porém infecção pelo *Helycobacter pylori*, estase gástrica, estase vascular, refluxo ácido e isquemia também foram sugeridos como possíveis fatores causais.[60]

A associação de grandes hérnias hiatais a sangramento oculto crônico e consequente anemia ferropriva é bem estabelecida, com prevalência descrita de até 3,8% de lesões de Cameron como causa em pacientes com hemorragia digestiva oculta.[61,62] Já o relato dessas úlceras como causa de sangramento agudo volumoso é muito menos frequente na literatura, com a maior série relatando nove casos entre 3.543 HDAs (0,2%).[62] O tratamento na fase aguda costuma ser conservador, com IBP e correção das reservas de ferro com suporte transfusional se necessário. A taxa de ressangramento oculto ou evidente no primeiro mês pode chegar próximo a 10%, e até a um terço dos pacientes mantidos em tratamento clínico por períodos mais prolongados.[62,63] Apesar de haver controvérsia na literatura, favorece-se o tratamento cirúrgico após resolução da fase aguda, em virtude da recidiva muito baixa no seguimento a longo prazo dos pacientes operados.[64]

SÍNDROME DE MALLORY-WEISS

A síndrome de Mallory-Weiss é caracterizada por lacerações lineares na mucosa esofágica e gástrica na transição esofagogástrica, tipicamente associada a episódios de vômito em etilistas. Não é causa rara de HDA, correspondendo a cerca de 5% dos casos (Quadro 14-1).[35] Em mais de 90% das vezes, o sangramento é autolimitado, e, no momento da EDA, menos de 25% dos pacientes apresentam sangramento ativo. Nesses pacientes, a hemostasia endoscópica é extremamente eficaz.[65,66] O tratamento cirúrgico fica, então, reservado para os raros casos que permanecem sangrando apesar da terapia endoscópica. A operação costuma constituir-se de gastrotomia anterior seguida de sutura dos pontos sangrantes. O ressangramento é raro na ausência de cirrose.[2]

FÍSTULA AORTOENTÉRICA

Fístulas aortoentéricas são situações raras, porém com alta letalidade. A mortalidade é de 100%, quando nenhum tratamento é instituído. Fístulas em sua forma primária são menos frequentes, com incidência de 0,04% a 0,07% em estudos de necropsia.[67] Já a forma secundária é complicação bem reconhecida da cirurgia da aorta e ocorre em 0,5 a 2,3% dos casos pós-operatórios de correção de aneurisma aórtico (Fig. 14-4).[68]

A causa mais comum de fístula primária é a presença de aneurisma da aorta abdominal infrarrenal. Outras etiologias incluem tumores, corpo estranho, radioterapia e infecções. Entre os aneurismas, os de origem aterosclerótica correspondem a cerca de 70%, sendo o restante de etiologia infecciosa ou traumática.[67,69] Nas fístulas secundárias, o tempo transcorrido entre a primeira intervenção e o desenvolvimento da fístula pode variar de poucos dias a décadas.[70]

Dois tipos de fístula aortoentérica secundária foram descritos. No tipo 1, desenvolve-se uma fístula aortoentérica verdadeira, também denominada fístula prótese-entérica. Essa forma é a mais comum (80-85%) e, frequentemente, é responsável por hemorragia digestiva maciça (Fig. 14-5). No tipo 2, observamos uma fístula paraprotética, que se manifesta por um quadro de sepse em 75% dos casos.[47]

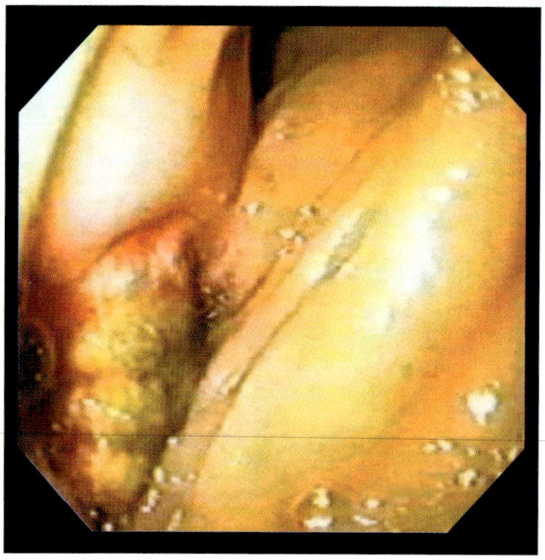

Fig. 14-4. HDA severa: prótese vascular colocada 6 anos atrás em aneurisma de aorta abdominal erodida para a terceira porção duodenal.

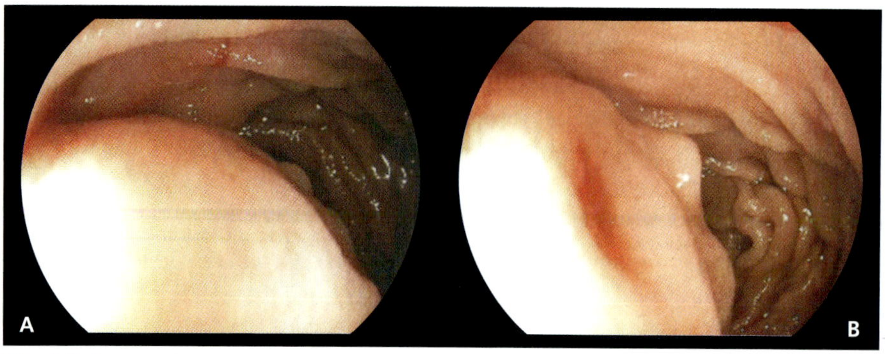

Fig. 14-5. (**A** e **B**) Imagens endoscópicas de uma fístula aortoentérica no duodeno.

A tríade clássica de sangramento gastrointestinal, dor abdominal e massa abdominal pulsátil ocorre em apenas 10% dos casos, sendo o sangramento o sinal mais frequente (64%).[67,69]

O diagnóstico pode ser feito principalmente por tomografia e endoscopia. A tomografia pode demonstrar ar no retroperitônio e dentro do trombo na aorta, desaparecimento do plano entre a aorta e o duodeno e extravasamento de contraste para o trato gastrointestinal, sendo este último sinal patognomônico. A endoscopia é bastante útil para excluir outras causas de sangramento gastrointestinal, mas pouco sensível para diagnosticar comunicação da aorta com o duodeno.[68,70]

O tratamento é cirúrgico e consiste na obturação da comunicação entre a aorta e o segmento intestinal envolvido, frequentemente necessitando enterectomia, seguido do tratamento definitivo da condição vascular subjacente. Nos casos de fístulas primárias pode-se proceder ao reparo do aneurisma com prótese ou à confecção de *bypass* extra-anatômico após a ligadura da aorta infrarrenal. Condutas semelhantes podem ser preconizadas nos casos de fístula secundária, com a diferença de que a retirada da prótese prévia faz parte da operação. O *bypass* extra-anatômico é preferido na maioria das vezes graças à infecção local.[67] Em casos selecionados, o tratamento endovascular pode ser uma opção.[71]

HEMOBILIA

A hemobilia pode ocorrer em pacientes que sofreram trauma hepático, submetidos a biópsia do fígado, manipulação do sistema hepatobiliar, e/ou como ocorre com a colangiopancreatografia retrógrada endoscópica (CPRE), colangiografia trans-hepática percutânea, ou TIPS, ou apresentam carcinoma hepatocelular ou uma infecção parasitária biliar. O diagnóstico pode ser confirmado, utilizando-se um duodenoscópio de visão lateral para identificar o sangramento advindo da papila. O sangramento contínuo, persistente ou recorrente é tratado pela embolização através de arteriografia, e o tratamento cirúrgico é raramente utilizado.[2,72]

HEMOSUCCUS PANCREATICUS

Hemosuccus pancreaticus é uma forma rara de sangramento digestivo alto que ocorre mais comumente em pacientes com pancreatite aguda, pancreatite crônica, pseudocisto de pâncreas, ou o câncer de pâncreas ou após CPRE com manipulação do ducto pancreático. Também pode resultar de ruptura de aneurisma da artéria esplênica para o ducto pancreático. A tomografia computadorizada pode demonstrar doença pancreática se previamente insuspeita. A endoscopia com um duodenoscópio de visualização lateral revela sangue saindo da papila duodenal. O tratamento da hemorragia grave é geralmente a embolização angiográfica ou cirurgia.[72]

SANGRAMENTO PÓS-ESFINCTEROTOMIA

Sangramento pós-esfincterotomia endoscópica ocorre em aproximadamente 2% dos pacientes. Os fatores de risco potenciais incluem coagulopatias, uso de anticoagulantes, hipertensão portal, insuficiência renal, o tipo e duração da esfincterotomia. A hemostasia pode ser obtida com métodos endoscópicos, como a injeção de epinefrina ou hemoclipes.

CONCLUSÕES

O grande avanço e o aumento da disponibilidade da endoscopia digestiva e radiologia intervencionista, assim como o advento dos medicamentos bloqueadores da secreção cloridropéptica proporcionaram aprimoramento diagnóstico e terapêutico das principais causas de hemorragia digestiva alta. Atualmente indica-se o tratamento cirúrgico para os casos em que a endoscopia ou radiologia intervencionista não coibiram o sangramento, ou para as hemorragias maciças, em que não se pode estabilizar hemodinamicamente o paciente.

REFERÊNCIAS BIBLIOGRÁFICAS

1. GF. Epidemiology of hospitalization for acute upper gastrointestinal hemorrhage: a population-based study. *Am J Gastroenterol* 1995;90(2):206.
2. Sarosi GA, Rege RV. Surgical approach to acute upper gastrointestinal bleeding. In: Kim KE. *Acute gastrointestinal bleeding – Diagnosis and treatment,* 1ed. Totowa: Humana Press, 2003. p. 135-48.
3. Crooks C, Card T, West J. Reductions in 28-day mortality following hospital admission for upper gastrointestinal hemorrhage. *Gastroenterology* 2011 July;141(1):62-70.
4. Hearnshaw SA, Logan RF, Lowe D *et al.* Acute upper gastrointestinal bleeding in the UK: patient characteristics, diagnoses and outcomes in the 2007 UK audit. *Gut* 2011;60:1327-35.
5. Zaltman C, de Souza HSP, Castro MEC *et al.* Upper gastrointestinal bleeding in a Brazilian hospital: a retrospective study of endoscopic records. *Arq Gastroenterol* 2002;29(2):74-78.
6. Loperfido S, Baldo V, Piovesana E *et al.* Changing trends in acute upper-GI bleeding: a population-based study. *Gastrointest Endosc* 2009;70(2):212.
7. Rockall T, Logan R, Devlin H *et al.* Incidence and mortality from acute upper gastrointestinal haemorrhage in the United Kingdom. *BMJ* 1995;311:222-26.
8. Forrest JA, Finlayson ND, Shearman DJ. Endoscopy in gastrointestinal bleeding. *Lancet* 1974 Aug.;2(7877):394-97.

9. Lau JY, Barkun A, Fan DM *et al.* Challenges in the management of acute peptic ulcer bleeding. *Lancet* 2013 June 8;381(9882):2033-43.
10. El Ouali S, Barkun AN, Wyse J *et al.* Is routine second look endoscopy eff ective after endoscopic hemostasis in acute peptic ulcer bleeding? A meta-analysis. *Gastrointest Endosc* 2012;76:283-92.
11. Ang D, Teo EK, Tan A *et al.* A comparison of surgery versus transcatheter angiographic embolization in the treatment of nonvariceal upper gastrointestinal bleeding uncontrolled by endoscopy. *Eur J Gastroenterol Hepatol* 2012;24:929-38.
12. Eriksson LG, Ljungdahl M, Sundbom M *et al.* Transcatheter arterial embolization versus surgery in the treatment of upper gastrointestinal bleeding after therapeutic endoscopy failure. *J Vasc Interv Radiol* 2008;19:1413-18.
13. Loffroy R, Estivalet L, Cherblanc V *et al.* Transcatheter embolization as the new reference standard for endoscopically unmanageable upper gastrointestinal bleeding. *World J Gastrointest Surg* 2012 Oct. 27;4(10):223-27.
14. Ripoll C, Bañares R, Beceiro I *et al.* Comparison of transcatheter arterial embolization and surgery for treatment of bleeding peptic ulcer after endoscopic treatment failure. *J Vasc Interv Radiol* 2004;15:447-50.
15. Venclauskas L, Bratlie SO, Zachrisson K *et al.* Is transcatheter arterial embolization a safer alternative than surgery when endoscopic therapy fails in bleeding duodenal ulcer? *Scand J Gastroenterol* 2010;45:299-304.
16. Wong TC, Wong KT, Chiu PW *et al.* A comparison of angiographic embolization with surgery after failed endoscopic hemostasis to bleeding peptic ulcers. *Gastrointest Endosc* 2011;73:900-8.
17. Lau JY, Sung JJ, Lam YH *et al.* Endoscopic retreatment compared with surgery in patients with recurrent bleeding after initial endoscopic control of bleeding ulcers. *N Engl J Med* 1999;340:751-56.
18. Schoenberg MH. Surgical therapy for peptic ulcer and nonvariceal bleeding. *Langenbecks Arch Surg* 2001;386(2):98-103.
19. Imhof M, Ohmann C, Röher HD *et al.* DUESUC study group. Endoscopic versus operative treatment in high-risk ulcer bleeding patients – Results of a randomised study. *Langenbecks Arch Surg* 2003;387:327-36.
20. Millat B, Hay JM, Valleur P *et al.* Emergency surgical treatment for bleeding duodenal ulcer: oversewing plus vagotomy versus gastric resection, a controlled randomized trial. French Associations for Surgical Research. *World J Surg* 1993;17:568-73.
21. Kubba AK, Choudari C, Rajgopal C *et al.* The outcome of urgent surgery for major peptic ulcer haemorrhage following failed endoscopic therapy. *Eur J Gastroenterol Hepatol* 1996;8:1175-78.
22. Poxon VA, Keighley MR, Dykes PW *et al.* Comparison of minimal and conventional surgery in patients with bleeding peptic ulcer: a multicentre trial. *Br J Surg* 1991;78:1344-45.
23. Lee CW, Sarosi Jr GA. Emergency ulcer surgery. *Surg Clin North Am* 2011 Oct.;91(5):1001-13.
24. Gilliam AD, Speake WJ, Lobo DN *et al.* Current practice of emergency vagotomy and *Helicobacter pylori* eradication for complicated peptic ulcer in the United Kingdom. *Br J Surg* 2003;90(1):88-90.
25. Wang YR, Richter JE, Dempsey DT. Trends and outcomes of hospitalizations for peptic ulcer disease in the United States, 1993 to 2006. *Ann Surg* 2010;251(1):51-58.

26. Sarosi Jr GA, Jaiswal KR, Nwariaku FE *et al.* Surgical therapy of peptic ulcers in the 21st century: more common than you think. *Am J Surg* 2005 Nov.;190(5):775-79.
27. Csendes A, Braghetto I, Calvo F *et al.* Surgical treatment of high gastric ulcer. *Am J Surg* 1985;149(6):765-70.
28. Johnson D. Duodenal and gastric ulcer. In: Schwartz SI, Elllis H. (Eds.). *Maingot's abdominal operations.* 9th ed. Norwalk (CT): Appleton-Lange, 1989. p. 599.
29. Hopper AN, Stephens MR, Lewis WG *et al.* Relative value of repeat gastric ulcer surveillance gastroscopy in diagnosing gastric cancer. *Gastric Cancer* 2006;9(3):217-22.
30. Luketic VA, Sanyal AJ. Esophageal varices. I. Clinical presentation, medical therapy, and endoscopic therapy. *Gastroenterol Clin North Am* 2000;29:337-85.
31. Cales P, Desmorat H, Vinel JP *et al.* Incidence of large oesophageal varices in patients with cirrhosis: application to prophylaxis of first bleeding. *Gut* 1990;31(11):1298-302.
32. D'Amico G, Pagliaro L, Bosch J. Pharmacological treatment of portal hypertension: an evidence-based approach. *Semin Liver Dis* 1999;19:475-505.
33. Bosch J, García-Pagán JC. Prevention of variceal rebleeding. *Lancet* 2003;361:952-54.
34. Habib A, Sanyal A. Acute variceal hemorrhage. *Gastrointest Endoscopy Clin N Am* 2007;17:223-52.
35. Bittencourt PL, Farias AQ, Strauss E *et al.* 1º Cons ens o Brasileiro de Hemorragia Digestiva Alta Varicosa da SBH. *Gastroenterol Endosc Dig* 2011;30(Suppl 2):10-30.
36. de Franchis R, Baveno V Faculty. Revising consensus in portal hypertension: report of the Baveno V consensus workshop on methodology of diagnosis and therapy in portal hypertension. *J Hepatol* 2010 Oct.;53(4):762-68.
37. Soutter DI, Langer B, Taylor BR *et al.* Emergency portasystemic shunting in cirrhotics with bleeding varices—a comparison of portacaval and mesocaval shunts. *HPB Surg* 1989;1:107-16.
38. Garcia-Tsao G, Bosch J. Management of varices and variceal hemorrhage in cirrhosis. *N Engl J Med* 2010 Mar. 4;362(9):823-32.
39. Rosemurgy AS, Bloomston M, Clark WC *et al.* H-graft portacaval shunts vs TIPS; 10 year follow-up of a randomized trial with comparison to predicted survivals. *Ann Surg* 2005;241:238-46.
40. Boyer TD, Haskal ZJ, American Association for the Study of Liver Diseases. The role of transjugular intrahepatic portosystemic shunt in the management of portal hypertension. *Hepatology* 2005;41(2):386.
41. Costa G, Cruz Jr RJ, Abu-Elmagd KM. Surgical shunt versus TIPS for treatment of variceal hemorrhage in the current era of liver and multivisceral transplantation. *Surg Clin North Am* 2010 Aug.;90(4):891-905.
42. Sarfeh IJ, Rypins EB, Mason GR. A systematic appraisal of portocaval H-graft diameters. Clinical and hemodynamics perspectives. *Ann Surg* 1986;204:356-63.
43. Warren WD, Zeppa R, Fomon JJ. Selective trans-splenic decompression of gastroesophageal varices by distal splenorenal shunt. *Ann Surg* 1967;166:437-55.
44. Johnson M, Rajendran S, Balachandar TG *et al.* Transabdominal modified devascularization procedure with or without esophageal stapler transection—an operation adequate for effective control of a variceal bleed. Is esophageal stapler transection necessary? *World J Surg* 2006 Aug.;30(8):1507-18.
45. Voros D, Polydorou A, Polymeneas G *et al.* Long-term results with the modified Sugiura procedure for the management of variceal bleeding: standing the test of

time in the treatment of bleeding esophageal varices. *World J Surg* 2012 Mar.;36(3):659-66.

46. Primignani M, Carpinelli L, Preatoni P *et al.* Natural history of portal hypertensive gastropathy in patients with liver cirrhosis. The New Italian Endoscopic Club for the study and treatment of esophageal varices (NIEC). *Gastroenterology* 2000;119(1):181.
47. Mohammadzade MA, Akbar MH. Secondary aortoenteric fistula. *MedGenMed* 2007;9(3):25.
48. Cubillas R, Rockey DC. Portal hypertensive gastropathy: a review. *Liver Int* 2010 Sept.;30(8):1094-102.
49. Iwao T, Toyonaga A, Shigemori H *et al.* Vasopressin plus oxygen vs vasopressin alone in cirrhotic patients with portal-hypertensive gastropathy: effects on gastric mucosal haemodynamics and oxygenation. *J Gastroenterol Hepatol* 1996;11(3):216.
50. Payen JL, Calès P, Voigt JJ *et al.* Severe portal hypertensive gastropathy and antral vascular ectasia are distinct entities in patients with cirrhosis. *Gastroenterology* 1995;108(1):138.
51. Spahr L, Villeneuve JP, Dufresne MP *et al.* Gastric antral vascular ectasia in cirrhotic patients: absence of relation with portal hypertension. *Gut* 1999;44(5):739.
52. Maluf-Filho F, Martins BDC, Lima MSD *et al.* Etiology, endoscopic management and mortality of upper gastrointestinal bleeding in patients with cancer. *United European Gastroenterology Journal* 2013;1(1):60-67.
53. Savides TJ, Jensen DM, Cohen J *et al.* Severe upper gastrointestinal tumor bleeding: endoscopic findings, treatment, and outcome. *Endoscopy* 1996;28(2):244.
54. Sheibani S, Kim JJ, Chen B *et al.* Natural history of acute upper GI bleeding due to tumours: short-term success and long-term recurrence with or without endoscopic therapy. *Aliment Pharmacol Ther* 2013;38(2):144.
55. Novaes PERS, Possik RA, Peres O *et al.* Hemostatic radiation therapy in advanced gastric cancer. *Acta Oncol Bras* 1987;7(3):101-3.
56. Lara LF, Sreenarasimhaiah J, Tang SJ *et al.* Dieulafoy lesions of the GI tract: localization and therapeutic outcomes. *Dig Dis Sci* 2010 Dec.;55(12):3436-41.
57. Baxter M, Aly EH. Dieulafoy's lesion: current trends in diagnosis and management. *Ann R Coll Surg Engl* 2010 Oct.;92(7):548-54.
58. Bouillot JL, Aubertin JM, Fornes P *et al.* Dieulafoy's ulcer: combined endoscopic and laparoscopic treatment. *Endoscopy* 1996;28(4):394.
59. Cameron AJ, Higgins JA. Linear gastric erosion. A lesion associated with large diaphragmatic hernia and chronic blood loss anemia. *Gastroenterology* 1986;91:338-42.
60. Moskovitz M, Fadden R, Min T *et al.* Large hiatal hernias, anemia, and linear gastric erosion: studies of etiology and medical therapy. *Am J Gastroenterol* 1992;87:622-26.
61. Ruhl CE, Everhart JE. Relationship of iron-deficiency anemia with esophagitis and hiatal hernia: hospital findings from a prospective, population-based study. *Am J Gastroenterol* 2001;96:322-26.
62. Camus M, Jensen DM, Ohning GV *et al.* Severe upper gastrointestinal hemorrhage from linear gastric ulcers in large hiatal hernias: a large prospective case series of Cameron ulcers. *Endoscopy* 2013;45(5):397-400.
63. Boyd EJ, Penston JG, Russell RI *et al.* Hiatal hernial ulcers: clinical features and follow-up. *Postgrad Med J* 1991;67:900-3.

64. Cougard P, Sala JJ, Favre JP *et al.* Ulcers of the neck of hiatal hernias. 15 cases. *J Chir (Paris)* 1985;122:399-402.
65. Sugawa C, Benishek D, Walt AJ. Mallory-Weiss syndrome. A study of 224 patients. *Am J Surg* 1983;145:30-33.
66. Bharucha AE, Gostout CJ, Balm RK. Clinical and endoscopic risk factors in the Mallory-Weiss syndrome. *Am J Gastroenterol* 1997;92:805-8.
67. Lozano FS, Muñoz-Bellvis L, Norberto ES *et al.* Primary aortoduodenal fistula: new case reports and a review of the literature. *J Gastrointest Surg* 2008;12:1561-65.
68. Kim JY, Kim YW, Kim CJ *et al.* Successful surgical treatment of aortoenteric fistula. *J Korean Med Sci* 2007;22(5):846-50.
69. Lemos DW, Raffetto JD, Moore C *et al.* Primary aortoduodenal fistula: a case report and review of the literature. *J Vasc Surg* 2003;37:686-89.
70. Geraci G, Pisello F, Li Volsi F *et al.* Secondary aortoduodenal fistula. *World J Gastroenterol* 2008;14(3):484-86.
71. Shapiro M, Addis MD, Ellozy SH *et al.* Successful endovascular treatment of bleeding aortoenteric fistula: a case report. *Ann Vasc Surg* 2006;20(6):817-19.
72. Stabile BE, Stamos MJ. Surgical management of gastrointestinal bleeding. *Gastroenterol Clin North Am* 2000 Mar.;29(1):189-222.

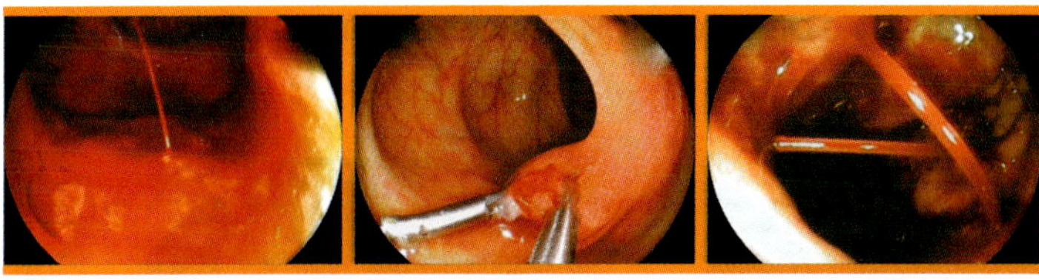

15

Visão do Cirurgião em 2014 na Hemorragia Digestiva Baixa

Paulo Roberto Arruda Alves
Renzo Ruiz
Angelita Habr Gama

INCIDÊNCIA

O tratamento cirúrgico na HDB, historicamente, é necessário em 10 a 25% dos casos, porem estas porcentagens vem caindo por dois fenômenos paralelos: melhora da eficiência do tratamento endoscópico e da arteriografia seletiva e o entendimento que, na grande maioria dos sangramentos, ocorre parada espontânea, permitindo o reestudo e abordagem eletiva.[1] Entretanto, eventuais hemorragias maciças podem se tornar verdadeiros desafios diagnósticos e terapêuticos, conferindo dificuldade de conduta e determinando risco aos pacientes.

INDICAÇÕES

O cirurgião é chamado a intervir em casos de hemorragia digestiva baixa em três situações básicas, citadas a seguir.

1. **Quando há instabilidade hemodinâmica persistente ou recorrente**: a diretriz SIGN 2008 afirma que os pacientes em estado de choque devem receber reposição do volume de líquidos sem demora. Soluções coloidais ou cristaloides podem ser usadas para conseguir a restauração de volume antes de administrar produtos sanguíneos.[2] Transfusão de glóbulos vermelhos deve ser considerada após a perda de 30% do volume corrente.

   Os sinais de comprometimento hemodinâmico incluem alterações posturais com dispneia, taquipneia e taquicardia. Uma queda da pressão na posição ortostática de mais de 10 mm Hg ou um aumento na frequência cardíaca superior a 10 batimentos por minuto, é indicativa de, pelo menos, 15% de perda de volume sanguíneo. As recomendações da *American Academy of Family Physicians* (AAFP 2009) afirmam que a tontura postural grave, com um aumento de pulso postural de pelo menos 30 batimentos por minuto é um indicador sensível e específico de perda aguda de sangue de mais de 630 mL.[3]

A necessidade de hemotransfusão varia de acordo com a idade e condições clínicas do paciente. Como regra básica, o objetivo seria alcançar um nível de hematócrito alvo de aproximadamente 20-25% em pacientes jovens e em torno de 30%, naqueles idosos e de alto risco. A correção das coagulopatias com plasma fresco nos casos de INR alterado (> 1,5) ou transfusão de plaquetas devem ser considerados ainda que a conduta cirúrgica não seja adotada inicialmente. Um critério de pior prognóstico, que sugere sangramento persistente de grande monta é a necessidade de hemotransfusão de mais de 6 concentrados de hemáceas em menos de 24 horas.

2. Quando recidiva o sangramento após tratamento endoscópico: antes de indicar qualquer procedimento cirúrgico, sempre vale a pena repetir a avaliação endoscópica alta e baixa. Assim teremos a confirmação da causa do sangramento além do diagnóstico de recidiva ou persistência do mesmo.[4,5]
3. **Quando a origem do sangramento é definitivamente de tratamento cirúrgico pela sua natureza ou extensão:**[6,7]
   - *Sangramentos originados de doenças anais que atingem volumes consideráveis e são persistentes:* a possibilidade de que o sangramento seja de origem anal já deve ser suspeitado quando, durante o preparo para a colonoscopia, observa-se a alternância de eliminação de líquido com resíduo fecal sem sangue e sangue praticamente sem fezes. Outro achado que sugere sangramento orificial é ausência de sangue no reto em um paciente em que se observou enterorragia até o fim do preparo. A atribuição definitiva da responsabilidade do sangramento a uma condição orificial depende da visão direta do sangramento na inspeção anal ou na anuscopia. A causa mais frequente é a doença hemorroidária ou mesmo sangramento de uma artéria do plexo hemorroidário, mesmo sem grandes hemorroidas.
   - *Hemangiomas colorretais:* usualmente não há qualquer dificuldade diagnóstica, porém o tratamento pode ser bastante difícil quando os hemangiomas se estendem ao reto distal. Nos hemangiomas cólicos se realiza a

ressecção do segmento acometido, porém quando os hemangiomas se estendem para o reto pode ser necessária uma proctocolectomia com anastomose colo anal com todas suas implicações funcionais de urgência evacuatória ou incontinência.

- *Nos sangramentos por doença isquêmica com risco de perfuração ou com perfuração:* as isquemias raramente levam a sangramentos que justificam a indicação cirúrgica. A cirurgia é motivada pelo achado endoscópico de área necrótica, que pode levar perfuração, ou pela presença de irritação peritoneal, com ou sem pneumoperitônio. A extensão da ressecção é determinada pelo achado cirúrgico.[8]
- *Sangramentos volumosos em doenças inflamatórias:* nas DDII são bastante raras as operações motivadas pelo sangramento. Estes sangramentos volumosos ocorrem em colites fulminantes e levam a indicar a colectomia total ou proctocolectomia dependendo do grau de acometimento retal.
- *Sangramentos volumosos em colites infecciosas:* a situação é semelhante à das DDII, quando não se consegue o controle medicamentoso da colite. Foi uma indicação mais frequente quando o controle da SIDA era menos eficiente.
- *Ectasias vasculares múltiplas ou comprometendo áreas extensas do colón:* a evolução mais típica se caracteriza por anemia crônica com prejuízo funcional em paciente idoso, com múltiplas lesões que resistem ao tratamento endoscópico pela multiplicidade, pela extensão e, não menos importante, pela associação com nefropatias, hepatopatias e coagulopatias primárias ou secundárias.

ESTRATÉGIA

O cirurgião tem como objetivo inicial continuar o esforço de recuperar a condição hemodinâmica enquanto reavalia se a origem do sangramento está estabelecida de forma definitiva, para então decidir como intervir. Antes da definição da cirurgia vale a pena repetir a propedêutica endoscópica e, caso não tenha sido realizada, pesar as vantagens e riscos da arteriografia diagnóstica e terapêutica, entre os quais a ameaça à função renal, as isquemias viscerais no caso da utilização de vasoconstritores e embolização.[9]

Inicialmente, os agentes vasoconstritores, tais como a vasopressina, podem ser utilizados. Um estudo experimental de tratamento da HDB por infusão arterial seletiva de vasoconstritores, como a epinefrina com propranolol e vasopressina, foi relatado. Apesar da epinefrina e propranolol terem reduzido drasticamente o fluxo sanguíneo mesentérico, eles também causaram um aumento de recuperação no fluxo de sangue (rebote) e sangramento recorrente.

A vasopressina é um hormônio da hipófise que causa intensa vasoconstrição no leito esplâncnico. A vasoconstrição diminui o fluxo sanguíneo e facilita a formação do tampão hemostático no vaso sangrante. Infusões de vasopressina são mais eficazes no sangramento diverticular, que é arterial, em oposição à hemorragia causada por angioectasias, a qual é do tipo venocapilar. Os resultados são menos satisfatórios em pacientes com aterosclerose grave e coagulopatia.

Infusões intra-arteriais da vasopressina devem começar a uma taxa de 0,2 L/min, com repetição de angiografia após 20 minutos.[10] O sangramento para em cerca de 91% dos pacientes que receberam vasopressina intra-arterial, mas recorre em 50% dos pacientes quando a infusão é interrompida. Se o sangramento persiste, a taxa de perfusão é aumentada para 0,4-0,6 L/min. Uma vez que o sangramento é controlado, a infusão é continuada em um ambiente de cuidados intensivos por 12-48 horas e, em seguida, reduzida ao longo das próximas 24 horas. Em pacientes com ressangramentos, a cirurgia deve ser considerada.

Durante a infusão de vasopressina, os pacientes devem ser monitorizados para hemorragia recorrente, isquemia do miocárdio, arritmias, hipertensão e sobrecarga de volume com hiponatremia. Infusão seletiva mesentérica de nitroglicerina, usada para tratar principalmente hipertensão, induz a contração da parede intestinal e espasmos, que não deve ser confundido com isquemia da parede do intestino. Não administrar vasopressina na circulação sistêmica por via intravenosa, pois isso causa vasoconstrição coronária, diminuição do débito cardíaco, e taquifilaxia. Infusões de vasopressina são contraindicadas em pacientes com doença arterial coronariana grave e doença arterial periférica.

Uma alternativa para a infusão de vasopressina é a embolização com agentes tais como a esponja de gelatina (GelFoam®), molas helicoidais, álcool polivinílico, e celulose oxidada. Como dito anteriormente, a angiografia seletiva mesentérica tornou-se largamente utilizada na avaliação de hemorragia digestiva baixa grave porque tem a vantagem de ser tanto diagnóstica quanto terapêutica. O sangramento pode ser detectado a taxas tão baixas como 0,5-1,0 mL/minuto. Enquanto o extravasamento é, obviamente, uma evidência inequívoca de uma fonte de sangramento, a angiografia também pode demonstrar outras lesões, como tumor ou angiodisplasias. Quando o sangramento é identificado, pode ser instituído o tratamento percutâneo, seja através da injeção vasopressina intra-arterial ou por embolização arterial. Embolização envolve cateterização superseletiva do vaso sangrante para minimizar o risco de necrose, a complicação mais temida, que é a colite isquêmica. Esta modalidade terapêutica é útil em pacientes nos quais a vasopressina é mal sucedida ou contraindicada.

A experiência inicial com embolização gerava complicações como a isquemia intestinal em 20% dos casos.[11] Com o advento do cateterismo superseletivo e embolização da ***vasa recta***, a embolização tem sido realizada de forma mais segura.

Rosenkrantz *et al.*[11] relataram três casos de infarto do cólon. A isquemia e infarto intestinal também foram relatados. Para evitar esta complicação, deve-se realizar a embolização o mais perto possível do ponto de sangramento nas artérias murais terminais. Pelo menos 139 casos foram coletados a partir da literatura médica desde 1972.

A situação cirúrgica mais angustiante é a de iniciar o procedimento de um paciente com hemorragia digestiva sem pelo menos o diagnóstico topográfico. Nesta situação, restam os expedientes de diagnóstico intraoperatório que são sempre muito menos satisfatórios. São eventualmente empregadas a lavagem segmentar, o clampeamento seletivo e a enteroscopia intraoperatória de forma isolada ou combinada, na tentativa de definir o segmento origem do sangramento. O colonoscópio ou enteroscópio é introduzido, e o cirurgião auxilia sua passagem. O avanço do aparelho até o intestino delgado deve ser realizado quando nenhuma fonte de sangramento no cólon é identificada.

A passagem do aparelho pelo delgado pode provocar lacerações superficiais da mucosa e hematomas, que podem ser erradamente identificados como uma fonte de sangramento. Outra estratégia intraoperatória é a de clampear os segmentos do intestino com pinças intestinais para identificar o segmento que se enche de sangue. Se o ponto de sangramento não pode ser diagnosticado por meio de endoscopia intraoperatória, e se as evidências apontam para um sangramento colônico à direita ou à esquerda, o cirurgião pode optar por ressecção parcial do cólon, porém assume-se um risco alto de reintervenção.

Caso nenhum destes recursos leve a identificar o ponto de sangramento, resta a indicação da colectomia subtotal com ileostomia terminal, na esperança de ressecar a origem do sangramento ou, na pior das hipóteses, observar sangramento no pós-operatório, quer pela ileostomia quer pelo ânus.

PROGNÓSTICO

A mortalidade do tratamento cirúrgico da HDB é bastante alta, de 20% quando se localizou com segurança a origem do sangramento, podendo chegar a 60% quando a sede do sangramento não foi identificada. Por outro lado, quanto mais extensas as ressecções, menor a taxa de ressangramento, porém maior a mortalidade perioperatória.[12,13]

REFERÊNCIAS BIBLIOGRÁFICAS

1. Chalasani N, Wilcox CM. Etiology and outcome of lower gastrointestinal bleeding in patients with AIDS. *Am J Gastroenterol* 1998 Feb.;93(2):175-78.
2. Scottish Intercollegiate Guidelines Network (SIGN). *Management of acute upper and lower gastrointestinal bleeding. A national clinical guideline.* SIGN publication; no. 105. Edinburgh (Scotland): Scottish Intercollegiate Guidelines Network (SIGN); Sept. 2008.
3. Wilkins T, Baird C, Pearson AN *et al.* Diverticular bleeding. *Am Fam Physician* 2009 Nov. 1;80(9):977-83.
4. Fusaroli P, Grillo A, Zanarini S *et al.* Usefulness of a second endoscopic arm to improve therapeutic endoscopy in the lower gastrointestinal tract. Preliminary experience - a case series. *Endoscopy* 2009 Nov.;41(11):997-1000.
5. Hunter JG, Bowers JH, Burt RW *et al.* Lasers in endoscopic gastrointestinal surgery. *Am J Surg* 1984 Dec.;148(6):736-41.
6. Vernava AM 3rd, Moore BA, Longo WE *et al.* Lower gastrointestinal bleeding. *Dis Colon Rectum* 1997 July;40(7):846-58.
7. McGuire Jr HH. Bleeding colonic diverticula. A reappraisal of natural history and management. *Ann Surg* 1994 Nov.;220(5):653-56.
8. Macari M, Chandarana H, Balthazar E *et al.* Intestinal ischemia versus intramural hemorrhage: CT evaluation. *Am J Roentgenol* 2003 Jan.;180(1):177-84.
9. Brant B, Rösch J, Krippaehne WW. Experiences with angiography in diagnosis and treatment of acute gastrointestinal bleeding of various etiologies: preliminary report. *Ann Surg* 1972 Sept.;176(3):419-34.
10. Browder W, Cerise EJ, Litwin MS. Impact of emergency angiography in massive lower gastrointestinal bleeding. *Ann Surg* 1986 Nov.;204(5):530-36.
11. Rosenkrantz H, Bookstein JJ, Rosen RJ *et al.* Postembolic colonic infarction. Radiology 1982;142:47-51.
12. Field RJ Sr, Field Jr RJ, Shackleford S. Total abdominal colectomy for control of massive lower gastrointestinal bleeding. *J Miss State Med Assoc* 1994 Feb.;35(2):29-33.
13. Bender JS, Wiencek RG, Bouwman DL. Morbidity and mortality following total abdominal colectomy for massive lower gastrointestinal bleeding. *Am Surg* 1991 Aug.;57(8):536-40; discussion 540-41.

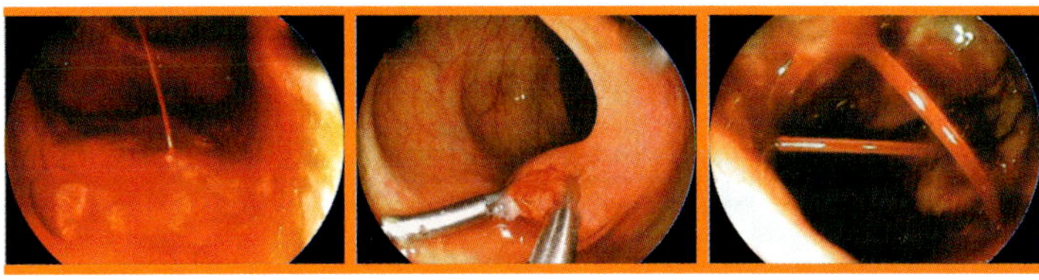

16

Papel da Radiologia Intervencionista no Tratamento da Hemorragia Digestiva

Henrique Salas Martin ▪ José Hugo Mendes Luz
Hugo Rodrigues Gouveia ▪ Raphael Braz Levigard
Felipe Paes Diniz ▪ Bernardo Rodrigues Caetano
Tiago Nepomuceno ▪ Alexandre de Tarso Machado

16-1 Sangramento Varicoso

INTRODUÇÃO

A doença hepática crônica e suas complicações é frequente em todo o mundo e, apesar de existirem variações, as hepatites B e C e o abuso de álcool são responsáveis por cerca de 90% dos casos.[1]

Hepatite autoimune, cirrose biliar primária e secundária, hemocromatose e síndrome de Budd-Chiari são as causas dos 10% restantes.

A cirrose é uma condição irreversível que leva a morte por insuficiência hepática progressiva, hepatomas e sangramento por varizes esofagogástricas.

FISIOPATOLOGIA

O retorno venoso proveniente do estômago, intestinos delgado e grosso, baço e pâncreas drena para o fígado pelo sistema porta, alcança o sinusoide hepático e dai para as veias hepáticas. No fígado cirrótico há um dano permanente do padrão

Quadro 16-1. Hipertensão portal e gradiente de pressão portossistêmico

- A pressão normal na veia porta é 5-10 mm Hg
- O gradiente de pressão portossistêmico normal é 3-6 mm Hg
- Quantitativamente a hipertensão portal existe quando a pressão absoluta na VP é > 11 mm Hg e o gradiente portossistêmico > 6 mm Hg
- Complicações clinicas ocorrem quando o GPS está > 11-12 mm Hg

normal do sinusoide que prejudica a drenagem venosa e gera um aumento do gradiente de pressão entre as veias porta e hepáticas (Quadro 16-1).

Dois outros fatores contribuem para a hipertensão portal: a vasoconstrição de vasos intra-hepáticos que aumenta a resistência no sinusoide e a vasodilatação dos vasos esplâncnicos que aumenta o fluxo sanguíneo para a veia porta.

Quando a hipertensão portal está cronicamente elevada surgem colaterais portossistêmicas que aumentam progressivamente de calibre com a evolução da doença.

Varizes esofagianas são as mais comuns e ocorrem em cerca de 40% dos pacientes cirróticos, sendo seguidas pelas varizes gástricas em cerca de 20% dos casos.

Sangramento dessas varizes é a maior causa de morte em pacientes cirróticos e o risco de um primeiro sangramento é de cerca de 4% ao ano em pacientes com varizes. 70% dos sangramento são provenientes de varizes esofagianas.

Fatores de risco de sangramento digestivo incluem: Child-Pugh classe B ou C e gradiente de pressão sinusoidal corrigido acima de 12 mm Hg.

A mortalidade do sangramento de varizes em 6 semanas é de cerca de 30%

As causas da hemorragia gastrointestinal em pacientes com hipertensão portal podem ser ruptura de varizes esofagianas, gastropatia hipertensiva, úlceras pós-escleroterapia, úlcera péptica, gastrite hemorrágica e Mallory-Weiss.

A radiologia intervencionista tem papel importante no tratamento de sangramentos provenientes de varizes gastroesofágicas, oferecendo opções como: TIPS, BRTO, recanalização e angioplastia da veia porta, embolização percutânea de varizes, angioplastia para tratamento de síndrome de Budd-Chiari, entre outros.[2-10]

Abordaremos somente os tratamentos da radiologia intervencionista mais comumente utilizados na prática clinica e com maior respaldo na literatura atual.

ANASTOMOSE PORTOSSISTÊMICA INTRA-HEPÁTICA TRANSJUGULAR – TIPS

A ideia da criação de uma anastomose portossistêmica transhepática (*TIPS – Transjugular Intra-hepatic Portosystemic Shunt*) é da década de 1960, tendo sido relatada no trabalho pioneiro de Rösch em 1969 a criação de TIPS em cachorros, obtendo patência do *shunt* por até 2 semanas.[11]

Durante as décadas seguintes, mais relatos da criação de TIPS foram publicados. Em 1970, Gutierrez *et al.* demonstrou a criação de *shunts* portossistêmico em cachorros através da dilatação com balão de um trato através do parênquima hepático unindo as veias hepáticas com a veia porta.[12] Essa experiência foi seguida com o trabalho de Colapinto em 1982, tendo criado os primeiros TIPS com dilatação do parênquima hepático com balão em humanos.[13]

Porém, foi apenas com a criação dos *stents* metálicos no final da década de 1980, que os TIPS começaram a ter resultados clínicos satisfatórios. Os trabalhos inovadores publicados por Palmaz no final da década de 1980 demonstraram a criação de TIPS com *stents* metálicos em cachorros, obtendo patência por longos períodos de tempo.[14,15]

Em 1989, Rössler e Richter publicaram uma série de artigos demonstrando os primeiros TIPS com uso de *stents* metálicos em seres humanos.[16]

Desde então muitos trabalhos foram publicados, com refinamento da técnica e seleção dos casos, demonstrando que o procedimento é tecnicamente viável e seguro.

Atualmente, com mais de 25 anos a partir primeira experiência clínica com TIPS no tratamento das complicações da hipertensão portal em seres humanos e depois de mais de 1.000 artigos na literatura, já conseguimos definir melhor em quais pacientes e em que estágio da doença o procedimento está indicado.

O TIPS consiste na criação de uma comunicação seletiva entre uma das veias hepáticas e um ramo portal através do parênquima hepático. O trajeto trans-hepático é mantido aberto com a ajuda de um *stent* metálico, cuja abertura é calibrada de acordo com o gradiente de pressão portossistêmico encontrado (Fig. 16-1).

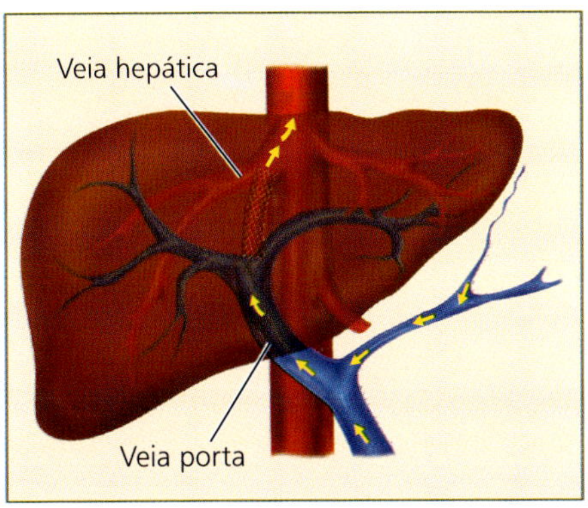

Fig. 16-1. Desenho esquemático do TIPS.

O procedimento deve ser realizado por radiologistas intervencionistas experientes, em sala de hemodinâmica, de preferência com o auxílio de equipe anestésica que conheça procedimento.

O paciente necessita de monitorização constante dos sinais vitais, podendo o procedimento ser realizado sob sedação consciente, porém a anestesia geral é preferida em muitos centros de referência.

O procedimento inicia-se com o acesso vascular percutâneo da veia jugular direita, de preferência guiado por USG, seguido de cateterismo da veia hepática direita ou média. Pode ser realizada a medida do gradiente de pressão portossistêmica através de cateterismo encunhado na veia hepática.

Quando existe disponibilidade de CO_2, realizamos a portografia neste momento para avaliar a anatomia da veia porta e orientar a sua punção.

No caso de impossibilidade da portografia pelo cateter encunhado, pode ser feito acesso vascular a artéria femoral direita, para realização de portografia indireta através do cateterismo da artéria mesentérica superior.

Na sequência é realizado a punção trans-hepática do ramo da veia porta escolhido, através do cateterismo do ramo da veia hepática com o uso de *kits* de acesso hepático específicos.

Após a punção da veia porta devemos realizar seu cateterismo seguido da medida do gradiente de pressão portossistêmico pré.

O comprimento do trajeto trans-hepático é então medido, determinando a escolha do tamanho do *stent* a ser utilizado. A abertura do *stent* deve ser baseada no gradiente de pressão portossistêmico.

Estenose do *stent* por hiperplasia intimal é bastante comum no primeiro ano quando são utilizados *stent* metálicos não recobertos.

Baseados nesses dados foram desenvolvidos *stents* recobertos para uso específico em TIPS (esqueleto de liga metálica recobertos com PTFE), que têm mostrado uma menor taxa de estenose, com patência de 87 e 81% em seis meses e um ano e, por não serem englobados pela parede do vaso, permitem uma melhor manipulação cirúrgica nos casos em que o TIPS é ponte para transplante.

Outra vantagem do *stent* recoberto é que não há risco de contaminação do trajeto trans-hepático com bile, causa comum de trombose aguda do *stent*.

Podemos classificar o sucesso do TIPS em técnico (hemodinâmico) e clínico.

O sucesso técnico se refere à criação bem-sucedida de uma anastomose portossistêmica, obtendo-se gradiente de pressão menor ou igual a 12 mm Hg, embora vários autores considerem gradientes diferentes para cada tipo de indicação (abaixo de 12 mm Hg no tratamento de sangramento e de 8 mm Hg no tratamento de ascite refratária).

O sucesso clínico ocorre quando o sangramento varicoso é controlado ou há diminuição da ascite, bem como uma melhoria da função do fígado em pacientes encaminhados devido à trombose maciça das veias hepáticas.

Encefalopatia hepática é a disfunção encefálico que pode ocorrer durante o curso da doença hepática avançada. A sintomatologia clínica, que via de regra é potencialmente reversível, varia de desorientação, sonolência,
e letargia a torpor e coma. A encefalopatia hepática tem três formas: tipo A, associada à insuficiência hepática aguda, tipo B, associada a anastomose portossistêmica sem doença hepática significativa e tipo C, ou crônica, associada à cirrose hepática.

Quando bem indicado o TIPS oferece sucesso clínico em cerca de 90% dos casos e numerosos estudos prospectivos e retrospectivos têm documentado a eficácia do TIPS no tratamento de sangramentos e ascite refratária (Fig. 16-2).

Indicações

A seleção completa e adequada dos pacientes candidatos ao TIPS é um dos principais fatores determinantes da taxa de sucesso e de mortalidade precoce após o procedimento (Quadro 16-2).

Os pacientes que apresentam escore de Child-Pugh superior a 12 são considerados de alto risco para morte após o procedimento.

A escala MELD (Model of End Stage Liver Disease) foi desenvolvida especialmente para predizer a mortalidade em pacientes eletivos submetidos à TIPS.[17] Sabe-se que os pacientes que apresentam escala MELD maior que 15-18 ou ainda que apresentem um nível de bilirrubina maior que 3,5 mg/dL (60 μmol/L) apresentam um mau prognóstico e devem ser informados sobre seus riscos. O TIPS só deve ser realizado neste grupo de pacientes na ausência de qualquer outra possibilidade de tratamento.[18]

Quadro 16-2. Indicações do TIPS

- Sangramentos agudos de varizes gastroesofagianas incontroláveis por endoscopia e medicamentos
- Recorrência de sangramentos após esclerose de varizes (pelo menos dois episódios)
- Descompressão temporária em pacientes candidatos a transplante hepático
- Ascite refratária ou hidrotórax
- Oclusão venosa hepática (Budd-Chiari).
- Gastropatia hipertensiva
- Síndrome hepatopulmonar
- Síndrome hepatorrenal
- Recanalização da veia porta

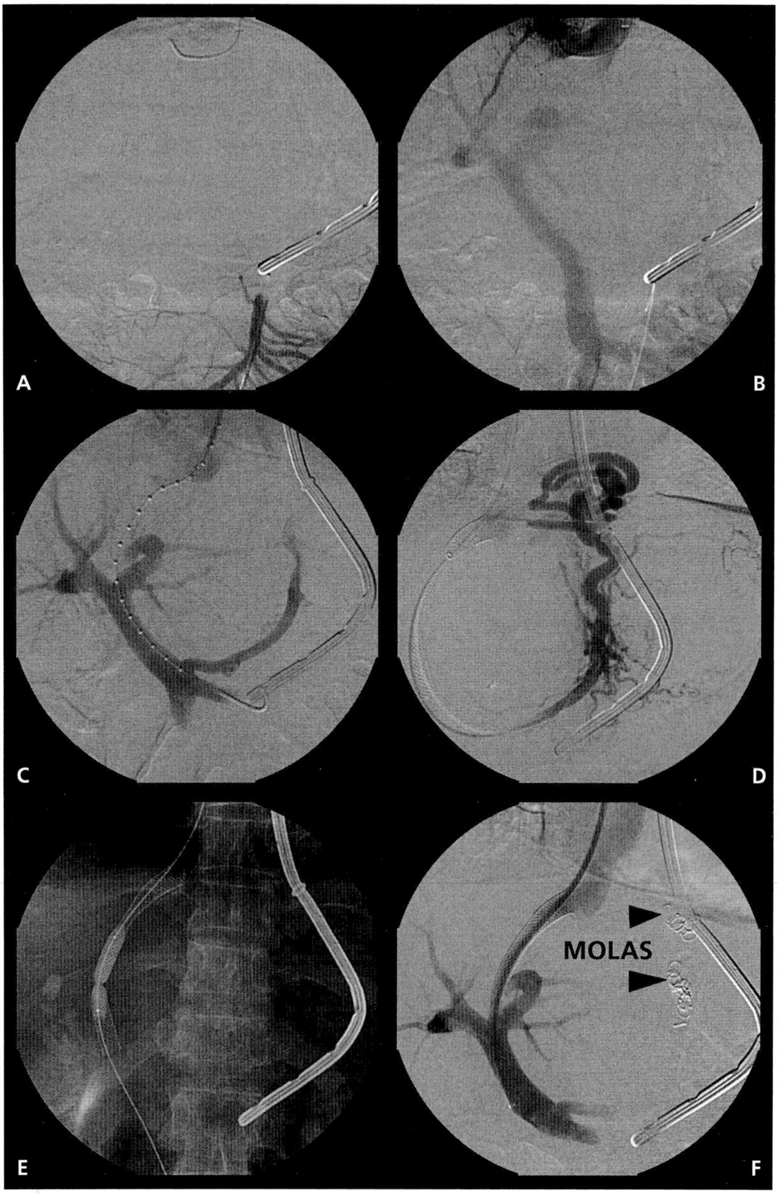

Fig. 16-2. TIPS na urgência. Cirrose alcoólica e sangramento digestivo controlado com balão de Sengstaken-Blakemore. (**A** e **B**) Esplenoportografia arterial (indireta) e flebografia simultânea da veia hepática direita. (**C**) Punção da veia porta esquerda. (**D**) Liberação e dilatação do *stent* com cateter-balão. (**E** e **F**) Cateterismo e embolização da veia gástrica esquerda com molas (*cabeça de setas*).

Os pacientes com hipertensão portal estão sujeitos a apresentar hemorragia digestiva por diversas causas: ruptura de varizes, gastropatia hipertensiva, úlceras pós-escleroterapia, úlceras pépticas, gastrite hemorrágica e síndrome de Mallory-Weiss.

É bem estabelecido que o TIPS seja eficaz no controle do sangramento agudo de varizes gastroesofagianas, estando indicado nos pacientes refratários ao tratamento clínico-endoscópico, com resultados superiores aos do tratamento cirúrgico (Fig. 16-3).[19]

Sabe-se que muitas vezes o sangramento por varizes gástricas isoladas ocorre na vigência de um gradiente de pressão portossistêmico baixo. Nestes casos o TIPS pode não ser a escolha ideal, apesar disso um estudo clínico controlado demonstrou que o TIPS foi superior a embolização endoscópica.[20] Deve-se associar ao TIPS a embolização das varizes gástricas neste grupo de pacientes. Os pacientes que apresentam gradiente pressórico maior que 12 mm Hg se beneficiam do TIPS.[21]

O TIPS também pode ser útil nos casos de prevenção de recorrência de sangramento por varizes esofágicas, gástricas e ectópicas (incluindo varizes intestinais e anorretais) em pacientes refratários ao tratamento clínico e endoscópico. Neste grupo de pacientes a escolha entre o TIPS e o tratamento cirúrgico deve ser individualizada. O TIPS deve ser a escolha em pacientes que apresentam pior função hepática. Nos pacientes com boa reserva hepática, tanto o TIPS quanto a cirurgia apresentam bons resultados. O TIPS deve ser a escolha nos pacientes candidatos a transplante hepático.[19]

Os pacientes que apresentam gastropatia hipertensiva refratária ao tratamento com betabloqueadores também se beneficiam do uso do TIPS.[19]

Os avanços técnicos recentes e melhora no treinamento das equipes tem reduzido complicações e aumentado a patência do TIPS. O maior obstáculo continua sendo a encefalopatia e requer uma seleção criteriosa e multidisciplinar dos pacientes.

Em pacientes com sangramento varicoso agudo e alto risco de ressangramento precoce, estudos recentes mostraram melhora na sobrevida quando o TIPS é realizado precocemente.[22]

Em relação à prevenção de ressangramento (profilaxia secundária), o TIPS ainda é considerado tratamento de segunda linha. Novos estudos com os *stents* recobertos poderão mostrar superioridade do TIPS sobre a terapia medicamentosa padrão.

Contraindicações

As contraindicações ao TIPS estão mostradas no Quadro 16-3.

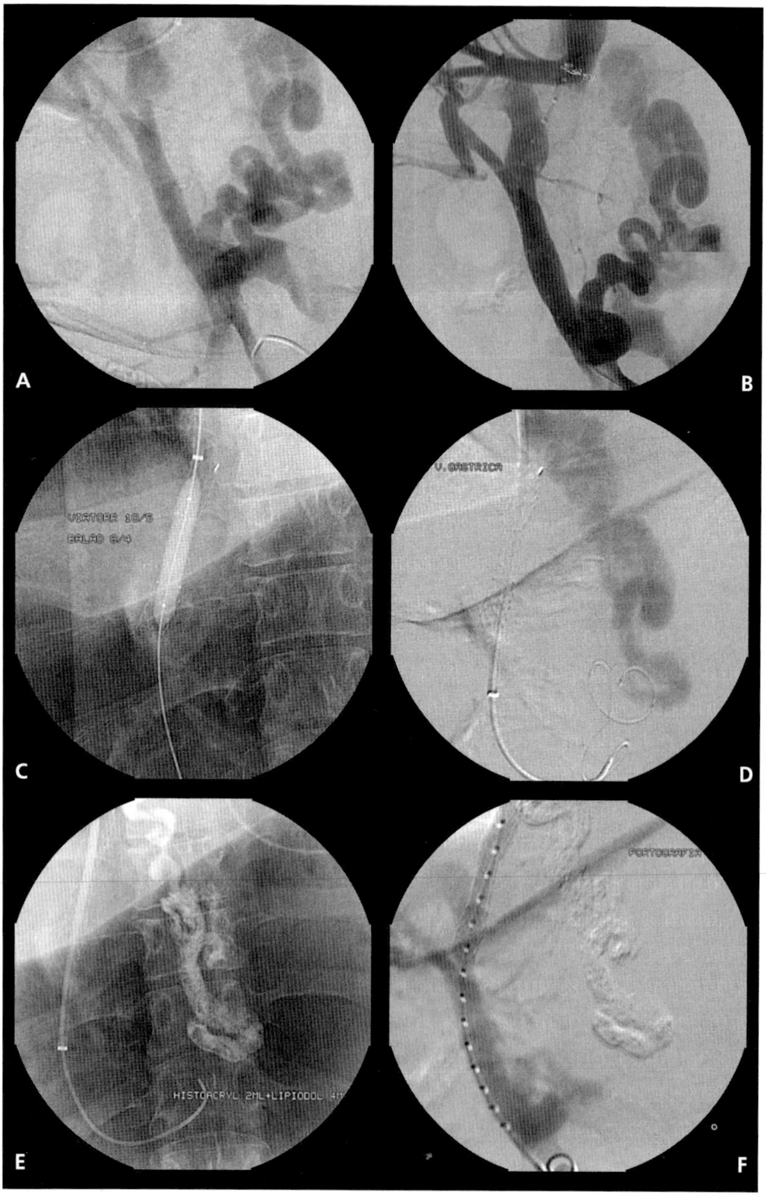

Fig. 16-3. Paciente do sexo masculino, 37 anos, com sangramento agudo por ruptura de varizes esofágicas refratário ao tratamento clínico e endoscópico. (**A**) Portografia indireta (arteriografia mesentérica superior) evidenciando veias gástricas calibrosas e dilatação da veia porta esquerda por recanalização da veia umbilical. (**B**) Cateterismo da veia porta esquerda. (**C**) Dilatação do *stent* recoberto com cateter-balão de 8 mm. (**D** e **E**) Cateterismo e embolização das varizes com mistura de Histoacryl® e Lipiodol. (**F**) Controle final mostrando fluxo preferencial pelo *stent* e embolização das varizes.

Quadro 16-3. Contraindicações ao TIPS

Absolutas	Relativas
▪ Insuficiência hepática severa ▪ Insuficiência cardíaca direita severa ▪ Hipertensão pulmonar ▪ Infecção não controlada ▪ Encefalopatia hepática crônica ▪ CHC envolvendo veias hepáticas	▪ Trombose da veia porta intra-hepática ▪ Cistos hepáticos múltiplos ▪ Insuficiência hepática (Child > 12)

Complicações

As complicações imediatas inerentes ao procedimento são raras e com incidência menor que as anastomoses cirúrgicas e estão relatadas no Quadro 16-4.

Complicações pós-procedimento e efeitos adversos tardios incluem insuficiência hepática progressiva mostrada por aumento na concentração sérica de bilirrubina e ocorrência de encefalopatia hepática crônica recorrente. Sobrecarga de volume cardíaco pode resultar na deterioração da função circulatória em pacientes com cirrose e insuficiência cardíaca preexistente.

Quadro 16-4. Complicações do TIPS

▪ Aparecimento ou piora de encefalopatia hepática = 10-15%
▪ Sangramento no local da punção = 2%
▪ Sangramento devido à punção inadvertida da cápsula hepática = 1%
▪ Hemobilia = 1%
▪ Bacteremia = 3%
▪ Insuficiência renal transitória = 4%
▪ Morte = 0,25%
▪ Encefalopatia incontrolável = 1%
▪ Mau funcionamento do TIPS = trombose (10-15%) e estenose (18-78%)

EMBOLIZAÇÃO PERCUTÂNEA DE VARIZES ESOFAGIANAS

Utilizada entre as décadas de 1970 a 1990 como opção de tratamento do sangramento agudo das varizes esofagianas com controle em 70-90% dos casos.

Apresenta índices de recidiva do sangramento de 37-65% dos casos, poucos meses após a embolização.

Pode ser realizada por acesso trans-hepático e alguns autores descrevem acesso transesplênico, ambos com punções guiadas preferencialmente por ultrassom e radioscopia.

Após o acesso à veia porta é feita a mensuração da pressão e a portografia direta com o cateter posicionado na veia esplênica para estudo das colaterais.

As veias gástricas são cateterizadas seletivamente e a embolização é feita com molas metálicas, cola biológica, gelfoam, polidocanol e oleato de etanolamina (Ethamolin®).

As complicações mais comuns são a trombose da veia porta e os sangramentos peritoneais e subcapsulares hepáticos.

A embolização do trajeto trans-hepático com torpedos de gelfoam ou molas oferece maior segurança ao procedimento.

O uso de sistemas de micropunção nos quais a punção do parênquima hepático e o acesso à veia porta são feito com agulha chiba 22 também diminui as complicações, como pseudoaneurismas e hemobilia.

Atualmente é um procedimento alternativo na impossibilidade do TIPS ou realizado como complemento de angioplastia ou recanalização portal após transplante hepático ou por trombose tumoral (Fig. 16-4).

OCLUSÃO TEMPORÁRIA COM BALÃO POR ACESSO VENOSO RETRÓGRADO (BRTO)

Trata-se de procedimento percutâneo guiado por fluoroscopia para tratamento de varizes gástricas (VG) em pacientes com *shunt* portossistêmico, o que permite seu acesso pelo sistema venoso e veia cava inferior (Fig. 16-5). Foi primeiramente descrito no Japão por Kanagawa *et al.* em 1991 como BRTO (sigla inglesa de *balloon retrograde transvenous obliteration*).[23]

Indicação

A história natural da evolução de pacientes portadores de VG e o seu prognóstico são diferentes daqueles com varizes esofágicas (VE), sendo o mesmo com relação ao tratamento. Taxas de ressangramento e morbimortalidade são maiores na VG quando comparados às VE.[2] Atualmente as VG são melhor tratadas por injeção intravaricosa de adesivo tecidual (cola) pela via endoscópica, enquanto as VE, por ligadura elástica ou esclerose com etamolina.[24,25] No entanto, a presença de derivação portossistêmica espontânea em associação com as VG, que de acordo com Sarin *et al.* ocorre em cerca de 65 a 80%, pode comprometer o tratamento endoscópico por embolização sistêmica do adesivo tecidual através do *shunt*, além de contribuir para maior falha terapêutica, pois o fluxo lava a cola para longe do seu local-alvo, as varizes intragástricas.[24] Ao contrário, nem o tratamento das VE e nem suas complicações são influenciados pela presença ou ausência das derivações portossistêmicas.

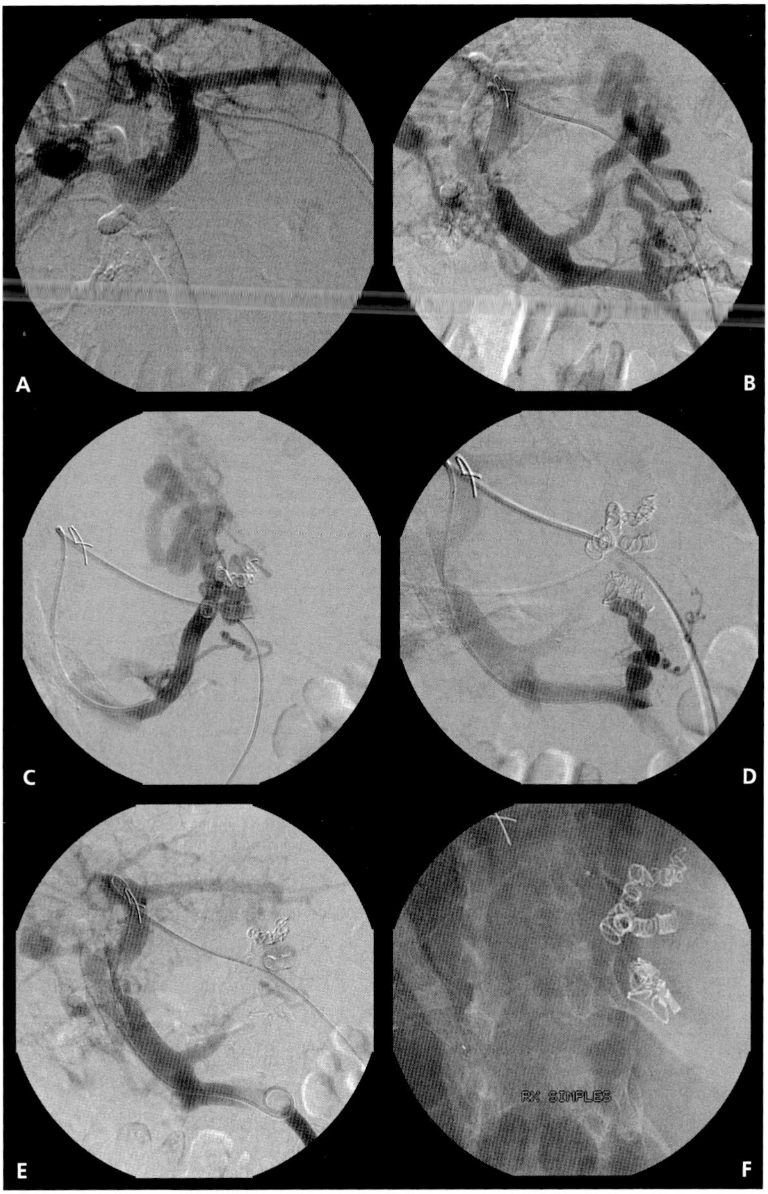

Fig. 16-4. Paciente 55 anos, CHC lobo direito e estenose na veia porta após trombose tumoral. Hemorragia digestiva. (**A** e **B**) Acesso percutâneo ao ramo portal esquerdo e angioplastia da porta com *stent*. (**C** e **D**) Cateterismo seletivo da veia gástrica esquerda e outra tributária, seguido de embolização com molas. (**E**) Controle pós sem evidência de fluxo nas varizes esofagianas. (**F**) Radiografia mostrando as molas.

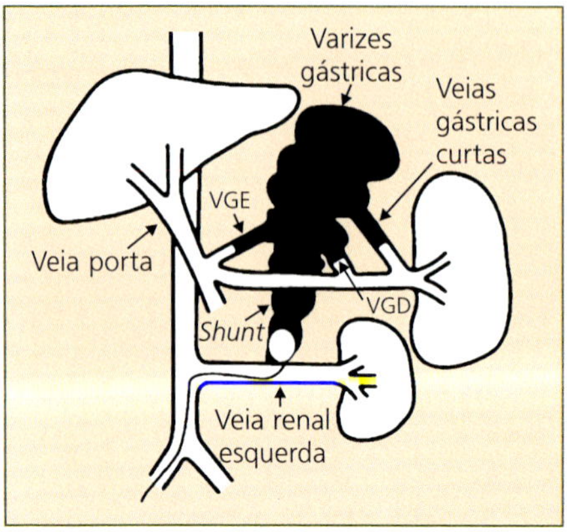

Fig. 16-5. Desenho esquemático ilustrando oclusão temporária com balão por acesso venoso retrógrado de derivação gastrorrenal (*shunt*). Nota-se que é possível interromper o fluxo sanguíneo com cateter-balão envolvendo todo complexo de varizes independente das veias aferentes (veia gástrica esquerda (VGE); veia gástrica direita (VGD) ou veias gástricas curtas).

Por isso indica-se BRTO em pacientes portadores de hipertensão portal de qualquer causa (como por exemplo trombose de veia porta, cirrose, esquistossome e Budd-Chiari) que já apresentaram hemorragia digestiva alta proveniente de varizes de fundo gástrico (profilaxia secundária), sejam isoladas ou em associação com varizes esofágicas, e que tenham derivação portossistêmica espontânea (Fig. 16-6).[26]

Vale salientar que não se indica BRTO como profilaxia primária, ou seja, naqueles pacientes portadores de VG com *shunt* portossistêmico mas que nunca apresentaram qualquer episódio de hemorragia digestiva alta varicosa – salvo em casos selecionados no qual o paciente apresenta contraindicação ao tratamento clínico ou em pacientes portadores de comorbidades graves em que se deseja evitar o primeiro episódio de sangramento devido ao maior risco de complicações maiores e óbito.

Por fim, trata-se de um procedimento essencialmente eletivo e não tem nenhum efeito se realizado na vigência do sangramento com o objetivo de pará-lo, pois a esclerose das varizes só ocorrerá completamente após cerca de 5 a 4 semanas.[25,26]

Planejamento

O diagnóstico tanto das VE quanto das VG é inicialmente feito por endoscopia digestiva alta, no entanto, identificam-se apenas as varizes que se projetam para a luz do esôfago e estômago, não sendo possível localizar os *shunts* espontâneos (p. ex., *shunt* gastrorrenal ou gastrocaval) e nem o restante das varizes perigástricas que estão associadas às recidivas.[25] Para a indicação do BRTO e seu planejamento deve ser realizado estudo anatômico detalhado da anatomia do sistema porta, das varizes e das veias de drenagem para a circulação venosa sis-

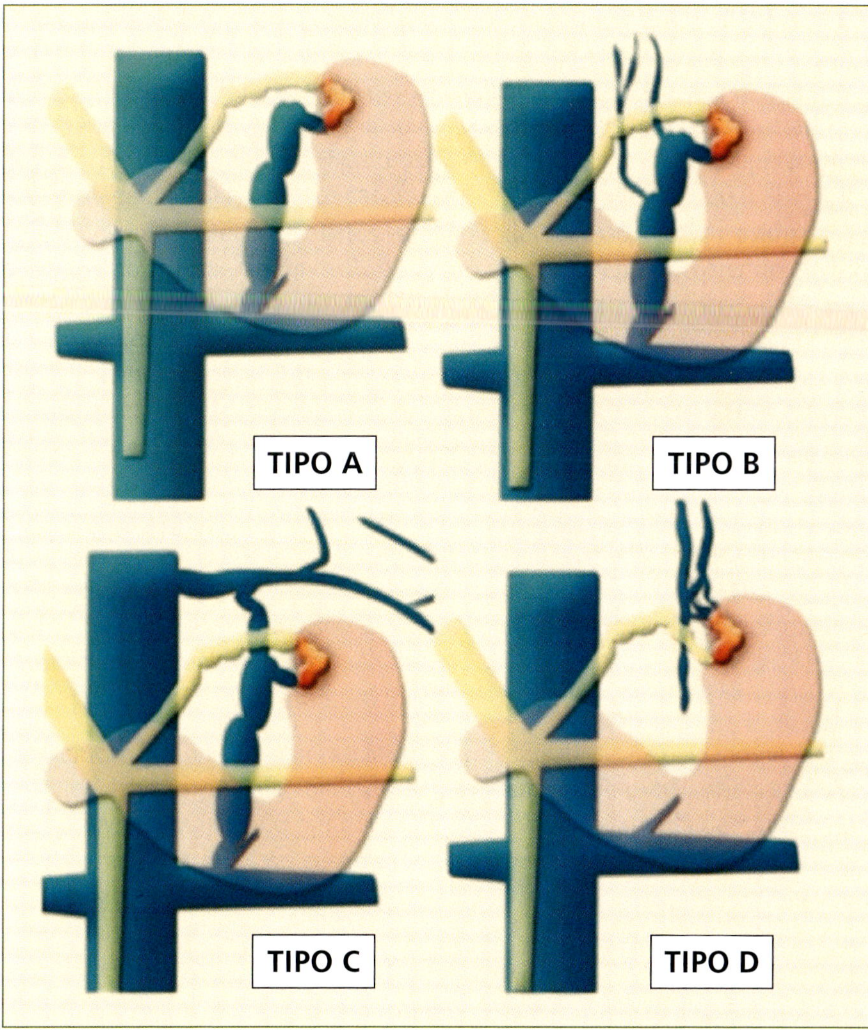

Fig. 16-6. Classificação das derivações portossistêmicas baseada na anatomia das veias de drenagem. Em azul – veia cava inferior e veias renais direita e esquerda; em amarelo – sistema porta. *Tipo A: shunt* único; *tipo B: shunt* único principal com derivações secundárias, *tipo C:* dois *shunts* principais com derivações secundárias e *tipo D:* apenas derivações secundárias e sem possibilidade de acesso pela veia cava.[2]

têmica com angiotomografia computadorizada (TC) ou angiorressonância magnética (RM), ambas com taxas semelhantes de sensibilidade para identificar as estruturas vasculares relacionadas ao procedimento, diferenciando na física na geração de imagens, no meio de contraste utilizado e suas complicações.[26,27]

Técnica

Consiste na injeção de agente esclerosante (oleato de etamolina 5% diluído com contraste iodado na concentração de 1:1) diretamente nas VG e perigástricas após cateterismo super-seletivo e oclusão temporária do *shunt* com balão (associado ou não à embolização de derivações secundárias menores quando necessário) resultando em estase completa do fluxo. O volume da solução esclerosante-contraste é calculado por flebografia prévia identificando todo o complexo de varizes envolvendo o estômago e as regiões próximas a ele. Cerca de 30 minutos após a injeção da etamolina, retira-se o balão e o introdutor e se encerra o procedimento (Figs. 16-7 e 16-8).[28]

Acompanhamento

Hemograma, funções renal e hepática são monitorados no pós-procedimento. Outros exames bioquímicos podem ser realizados de acordo com a história clínica de cada paciente. Não há indicação de se realizar qualquer método de imagem como controle do BRTO até completar cerca de 4 a 6 semanas, período que se espera ocorrer a trombose das varizes esclerosadas. Após esse tempo, recomenda-se fazer o acompanhamento com endoscopia, hemograma, função hepática e método de imagem (TC ou RM) mantendo esse controle a cada seis meses, sendo que todos eles devem ser feitos juntamente com avaliação clínica do hepatologista.[24-27]

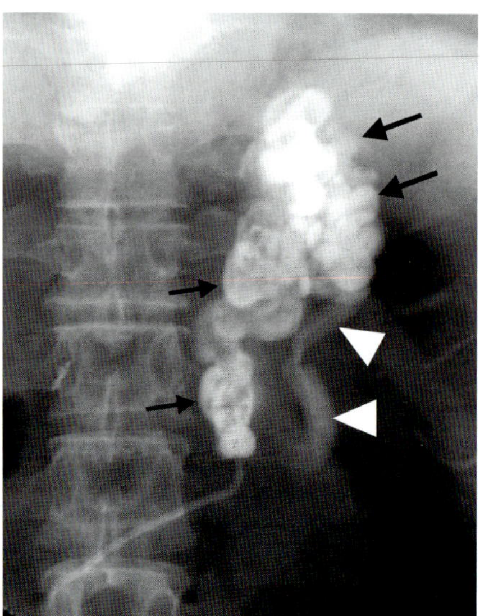

Fig. 16-7. Flebografia sem subtração digital com balão posicionado em *shunt* gastrorrenal resultando em estase do fluxo envolvendo as varizes gástricas e perigástricas (*setas pretas*) para cálculo do volume da solução de esclerosante a ser injetado. Refluxo pela injeção de contraste em veia aferente (*pontas de seta brancas*).

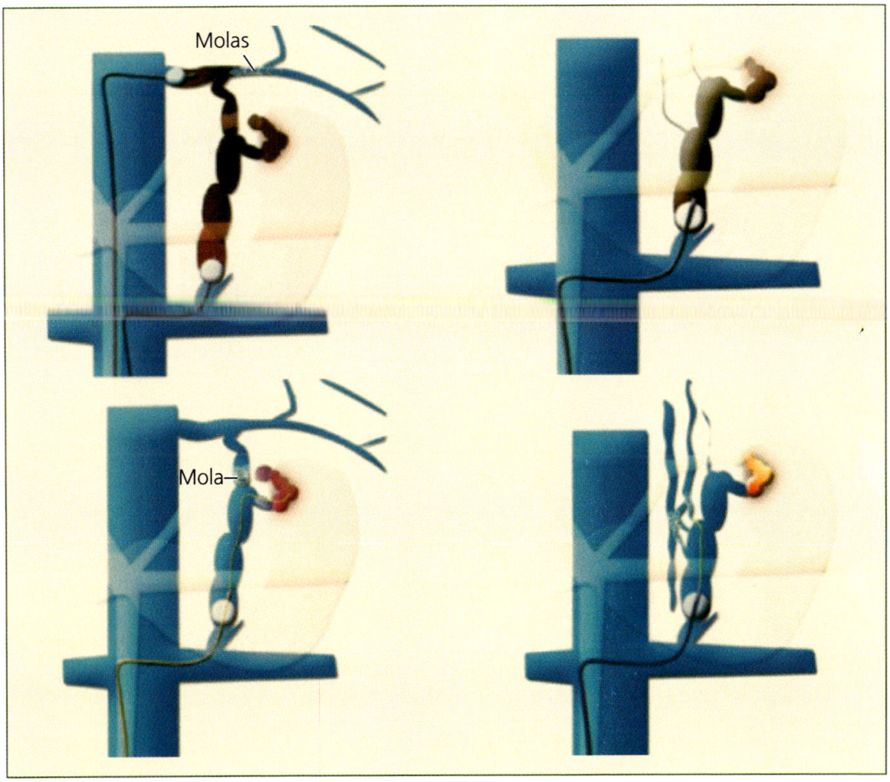

Fig. 16-8. Diferentes técnicas baseadas na classificação anatômica na drenagem das VG (*shunts* portossistêmicos).[3]

Resultados

A principal característica do BRTO é a trombose das varizes intragástricas e perigástricas, reduzindo a possibilidade de recidiva.[16] Uma analogia com o *iceberg* pode ser feita para se compreender esse ponto: enquanto a injeção intraluminal do adesivo tecidual pela endoscopia elimina as varizes intragástricas, ou seja, apenas a parte emergente do iceberg, o BRTO elimina todo o complexo de varizes, tanto na luz gástrica quanto perigástrica - todo o iceberg (Fig. 16-9).

Apesar de haver alguns grupos experientes com centenas de casos já realizados, os artigos publicados na literatura médica se restringem a séries de caso, não havendo nenhum estudo comparativo entre a técnica percutânea e a endovascular, o que limita bastante a relevância científica dos dados apresentados. A partir dessas extensas séries, a taxa de sucesso em erradicar as VG pelo BRTO é em torno de 90 a 95% semelhante à taxa de sucesso do tratamento endoscópico com injeção intraluminal de cola nas VG que é em torno de 85 a 90%.[25,26] A gran-

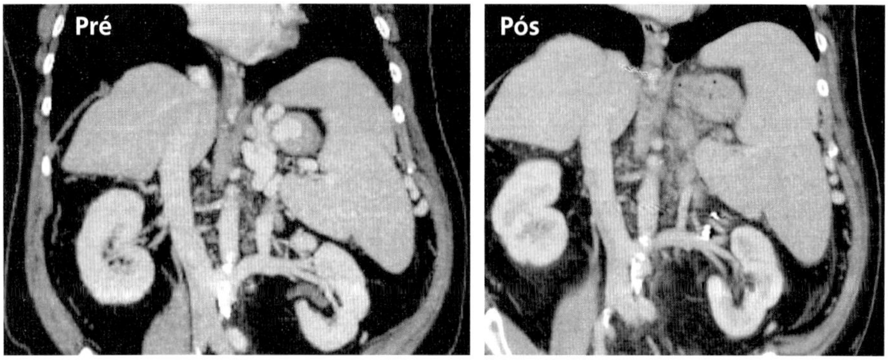

Fig. 16-9. Tomografia computadorizada pré e pós procedimento revelando trombose completa das VG e perigástricas preservando o *shunt* distal, o que é benéfico ao paciente por permitir reduzir a pressão portal.

de diferença está na menor taxa de recidiva das VG quando tratada pela oclusão temporária com balão e, portanto, na menor taxa de ressangramento proveniente das VG (BRTO = 10% contra endoscopia = 25 a 50%).[25,26]

Além dos riscos comuns a todo procedimento endovascular associados à punção venosa, ao cateterismo seletivo, ao meio de contraste iodado e ao uso da fluoroscopia como hematoma, fístula, pseudoaneurisma, sangramento, dissecção, embolia de corpo estranho, nefrotoxidade, choque anafilático e dano biológico pela radiação ionizante, também existe o risco específico do BRTO de elevar a pressão portal pela oclusão do *shunt* aumentando o risco de sangramento, desenvolver novas varizes em outros locais, não tratar a lesão alvo que levou à hipertensão portal e, baseado em fracas evidências, nefrotoxidade induzida pela ethanolamina. Contudo são complicações de baixa incidência, a maioria autolimitada e que dependem de falha técnica. O desenvolvimento de varizes em outros locais possui comportamento mais benigno que as VG e tratamento mais seguro com ligadura elástica no caso de VE, por exemplo. Deve-se sempre preservar o *shunt* portossistêmico utilizando o balão temporário, eliminando apenas as VG e perigástricas.[28] Para reduzir o risco de lesão renal pelo agente esclerosante, há relatos do uso de heptaglobina, no entanto, não existe esse medicamento comercialmente disponível no Brasil com esse propósito.

Outras aplicações

Variações do BRTO podem ser aplicadas no tratamento de encefalopatia persistente por oclusão do *shunt* com material embolizante definitivo como balão destacável, oclusor ou mola; tratamento de sangramento decorrente de varizes no intestino delgado de forma análoga ao de VG e, apesar de controverso, também há relatos do BRTO melhorar a função hepática por permitir que se redirecione o fluxo sanguíneo para o fígado.[29]

A esclerose de VG vem sendo realizada no leste asiático há mais de 2 décadas e, no Brasil, desde 2007. Nessa época não havia relato algum de BRTO sendo realizado em qualquer outro país ocidental. Desde então vem crescendo em nosso meio e também em outros países da América e Europa graças à integração multidisciplinar com gastroenterologistas, hepatologistas, cirurgiões e radiologistas reconhecendo seu papel no controle de hemorragia digestiva alta varicosa em pacientes portadores de VG com *shunt* portossistêmico.

CONCLUSÃO

A Radiologia Intervencionista possui papel já bem definido no tratamento das hemorragias digestivas varicosas e não varicosas. Os avanços tecnológicos aumentam as taxas de sucesso e segurança dos procedimentos.

Os procedimentos de TIPS e embolização para o tratamento da hemorragia digestiva apresentam alta taxa de sucesso técnico e baixo risco de complicações imediatas quando realizados por profissionais devidamente capacitados. Suas indicações devem ser discutidas por equipe multidisciplinar, visando sempre a melhor opção para cada paciente.

REFERENCIAS BIBLIOGRÁFICAS

1. Krajina A, Hulek P, Fejfar T *et al.* Quality improvement guidelines for transjugular intrahepatic portosystemic shunt: CIRSE standards of practice. *Cardiovasc Intervent Radiol* 2012;35:1295-300.
2. Mattos A, Dantas-Correa EB. *Tratado de hepatologia (SBH).* Rio de Janeiro: Rubio, 2010, cap. 68.
3. WEA Saad. Balloon-Occluded retrograde transvenous obliteration of gastric varices: concept, basic techniques, and outcomes. *Semin Intervent Radiol* 2012;29:118-28.
4. Mauro MA, Murphy KPJ, Venbrux AC *et al. Image-Guided interventions: expert radiology series.* Saunders Elsevier, 2008. p. 1167-89.
5. Castañeda-Zuniga R *et al. Interventional radiology.* 3rd ed. Williams & Wilkins, 1997. p. 253-95.
6. Abath C, Centola C. *Normatização de procedimentos endovasculares e intervencionistas – Intervenção endovascular e visceral.* Colégio Brasileiro de Radiologia, 2005.
7. Uflacker R, Mourão G, D'Albuquerque LAC *et al.* Angiografia terapêutica nas doenças do fígado In: Mattos AA, Dantas W. (Eds.). Compêndio de hepatologia. 2a ed. São Paulo: BYK, 2001. p. 863-79.
8. Kaufman JA, Lee MJ. *Vascular and interventional radiology: the requisites.* St Louis: Mosby, 2004.
9. Arai H, Abe T, Takagi H *et al.* Efficacy of balloon-occluded retrograde transvenous obliteration, percutaneous transhepatic obliteration and combined techniques for the management of gastric fundal varices. *World J Gastroenterol* 2006;12(24):3866-73.

10. Carnevale FC. Radiologia intervencionista e cirurgia endovascular. Rio de Janeiro: Revinter, 2006. p. 535-62.
11. Rösch J, Hanafee W, Snow H. Transjugular portal venography and radiologic portacaval shunt: an experimental study. *Radiology* 1969;92:1112-14.
12. Gutierrez OH, Burgener FA. Production of non-surgical portosystemic venous shunts in dogs by transjugular approach. *Radiology* 1979;130:507-9.
13. Colapinto RF, Stronell RD, Birch SJ *et al.* Creation of an intrahepatic portosystemic shunt with a Grüntzig balloon catheter. *Can Med Assoc J* 1982;126:267-68.
14. Palmaz JC, Sibbitt RR, Reuter SR *et al.* Expandable intrahepatic portocaval shunts: early experience in the dog. *Am J Radiol* 1985;145:821-25.
15. Palmaz JC, Garcia F, Sibbitt RR *et al.* Expandable intrahepatic portacaval shunt stents in dogs with chronic portal hypertension. *Am J Radiol* 1986;147:1251-54.
16. Rössle M, Richter GM, Noldge G *et al.* New nonoperative treatment for variceal haemorrhage. *Lancet* 1989;2:153.
17. Malinchoc M, Kamath PS, Gordon FD *et al.* A model to predict poor survival in patients undergoing transjugular intrahepatic portosystemic shunts. *Hepatology* 2000 Apr.;31(4):864-71.
18. Boyer TD, Haskal ZJ. The Role of Transjugular Intrahepatic Portosystemic Shunt (TIPS) in the management of portal hypertension: update 2009. *Hepatology* 2010 Jan.;51(1):306.
19. Lo GH, Liang HL, Chen WC *et al.* A prospective,randomized controlled trial of transjugular intrahepatic portosystemicshunt versus cyanoacrylate injection in the prevention of gastric varicealrebleeding. *Endoscopy* 2007;39:679-85.
20. Tripathi D, Therapondos G, Jackson E *et al.* The role of the transjugular intrahepatic portosystemic stent shunt (TIPSS) in the management of bleeding gastric varices: clinical and haemodynamic correlations. *Gut* 2002;51:270-74.
21. Garcia-Pagán JC, Di Pascoli M, Caca K *et al.* Use of early-TIPS for high-risk variceal bleeding: Results of a post-RCT surveillance study. *J Hepatology* 2013;58:45-50.
22. Garcia-Tsao G, Sanyal AJ, Grace ND *et al.* AASLD Practice guidelines prevention and management of gastroesophageal varices and variceal hemorrhage in cirrhosis. *Hepatology* 2007;46:922-38.
23. Kanagawa H, Mima S, Kouyama H *et al.* A successfully treated case of fundic varices by retrograde transvenous obliteration with balloon. *Nihon Shokakibyo Gakkai Zasshi* 1991 July;88(7):1459-62.
24. Sarin SK, Lahoti D, Saxena SP *et al.* Prevalence, classifi cation and natural history of gastric varices: a long-term follow-up study in 568 portal hypertension patients. *Hepatology* 1992;16:1343-49.
25. Ryan BM, Stockbrugger RW, Mark Ryan J. A pathophysiologic, gastroenterologic, and radiologic approach to the management of gastric varices. *Gastroenterology* 2004;126:1175-89.
26. Hiraga N, Aikata H, Takaki S *et al.* The long-term outcome of patients with bleeding gastric varices after balloon-occluded retrograde transvenous obliteration. *J Gastroenterol* 2007;42:663-72.
27. Ninoi T, Nishida N, Kaminou T *et al.* Balloon-occluded retrograde transvenous obliteration of gastric varices with gastrorenal shunt: long-term follow-up in 78 patients. *AJR* 2005;184:1340-46.
28. Kiyosue H, Mori H, Matsumoto S *et al.* Transcatheter obliteration of gastric varices. Part 1. Anatomic classification. *RadioGraphics* 2003;23:911-20.
29. Wael EA, Saad MD. Balloon-occluded retrograde transvenous obliteration of gastric varices: concept, basic techniques, and outcomes. *Semin Intervent Radiol* 2012;29:118-2

16-2 SANGRAMENTO NÃO VARICOSO

INTRODUÇÃO

Sangramento digestivo agudo é uma razão comum de admissão nos serviços de emergencia e causa importante de morbimortalidade.

Infelizmente, o diagnóstico pode muitas vezes ser difícil por causa da natureza intermitente do sangramento.

São muito comuns entre os idosos, representando mais de 70% das internações por doenças do sistema digestório. A incidência entre os idosos é 10 vezes maior do que entre os adultos jovens e 50% deles estão relacionados ao uso de anti-inflamatórios não esteroides.

A apresentação clínica do sangramento nos idosos pode variar desde a anemia sem sintomas gastrointestinais específicos até as hemorragias maciças.

O sistema digestivo é subdividido em trato gastrointestinal alto (do esôfago ao ligamento de Treitz) e baixo (intestino delgado, cólon e reto). Assim, a hemorragia digestiva é subcategorizada de acordo com o local de ocorrência.

Tal distinção é importante, uma vez que algumas características são relativamente únicas para cada local e podem afetar e determinar a abordagem terapêutica especifica para o sangramento. Assim, estabelecer o local específico e sua etiologia é fundamental para o tratamento de pacientes com hemorragia gastrointestinal grave ou recorrente.

A hemorragia digestiva alta é 6 vezes mais frequente que a hemorragia digestiva baixa.

Dentre as doenças do sistema digestório as úlceras gastrointestinais (40%) e a diverticulose (50%), são as maiores responsáveis por tais sangramentos.

A hemorragia digestiva alta manifesta-se por hematêmese, melena, fezes fétidas e, eventualmente, com sangue vivo e vômitos com aspecto de borra de café e coágulos.

A hemorragia digestiva baixa caracteriza-se por fezes sanguinolentas não fétidas, com exceção daqueles doentes que sangram devido a uma doença intestinal inflamatória.

As medidas de ressuscitação fazem parte da abordagem inicial do paciente com hemorragia digestiva aguda e incluem expansão volêmica e monitorização hemodinâmica. Após estabilização o paciente é encaminhado para endoscopia ou colonoscopia, de acordo com o quadro clinico.

Independentemente da quantidade de sangue eliminado, cerca de 75 a 80% dos episódios de sangramento gastrointestinal tem resolução espontânea.[1]

A abordagem intervencionista pode apresentar taxas de sucesso entre 62-100% para o sangramento digestivo alto e de 80-100% para o sangramento digestivo baixo e será feita revisão da bibliografia atual sobre o assunto.[2,3]

ANATOMIA VASCULAR

Faremos uma abordagem sucinta da anatomia vascular, relevante ao estudo das hemorragias digestivas (Fig. 16-10).

O tronco celíaco é o primeiro ramo ventral da aorta e se divide em três ramos em cerca de 55 a 65% da população.[4] Dá origem aos seguintes ramos:

- Gástrica esquerda.
- Esplênica e ramos para o pâncreas, baço e estômago.
- Hepática comum.
- Gastroduodenal.
- Arcadas pancreaticoduodenais.
- Gastroepiploica direita.
- Hepática própria e ramos hepáticos.

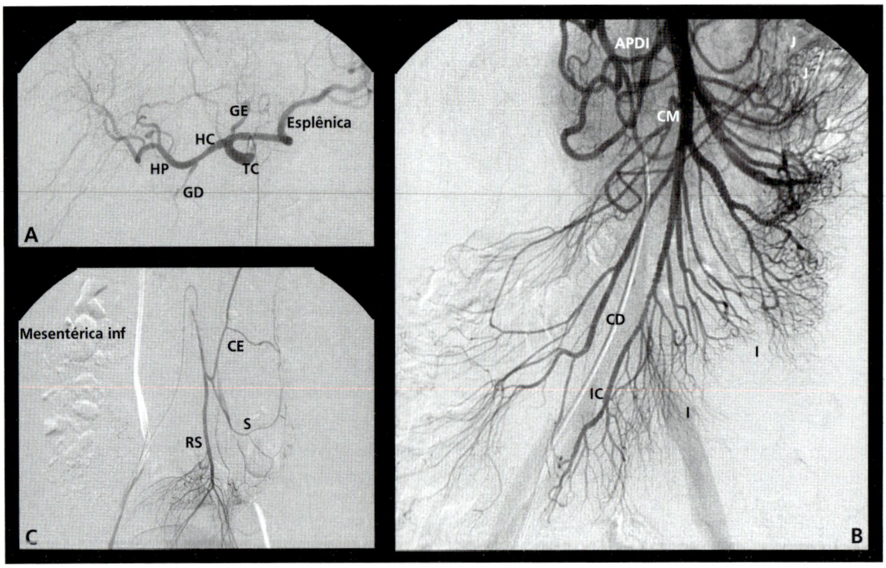

Fig. 16-10. Anatomia vascular arterial. (**A**) Tronco celíaco (TC), gástrica esquerda (GE), esplênica, hepática comum (HC), hepática própria (HP) e gastroduodenal (GD). (**B**) Mesentérica superior: arcada pancreaticoduodenal inferior (APDI), ramos jejunais (J) e ileais (I), cólica média (CM), cólica direita (CD) e ileocólica (IC). (**C**) Mesentérica inferior: cólica esquerda (CE), ramos sigmoidianos (S) e retal superior (RS).

A mesentérica superior é o segundo ramo ventral da aorta, cerca de 1 cm abaixo do tronco celíaco e nutre todo intestino delgado, cólon direito (ascendente) e transverso.[4] Dá origem aos seguintes ramos:

- Arcada pancreaticoduodenal inferior.
- Ramos jejunais e ileais.
- Ileocólica.
- Cólica direita.
- Cólica média.

A artéria mesentérica inferior nutre o terço esquerdo do cólon transverso, o cólon esquerdo (descendente), o sigmoide e parte do reto.[4] Dá origem aos seguintes ramos:

- Cólica esquerda.
- Sigmoidianas.
- Retal superior (hemorroidária superior).

A artéria ilíaca interna (hipogástrica) resulta da bifurcação da ilíaca comum e se divide em tronco anterior e posterior.[4] Do tronco anterior dois ramos tem relevância na pesquisa da hemorragia digestiva, principalmente nos sangramentos retais e nos casos de ateromatose importante da mesentérica inferior. São eles:

- *Artéria retal média:* tem anastomoses com a retal superior e inferior.
- *Pudenda interna:* nutre a genitália externa e dá origem a artéria retal inferior.

As variações anatômicas do tronco celíaco foram descritas por Couinaud em oito tipos:[4]

- *Tipo 1 – tronco celíaco clássico:* tronco hepatogastroesplênico.
- *Tipo 2 – tronco hepatoesplênico:* a gástrica esquerda tem origem independente na aorta.
- *Tipo 3 – tronco hepatogástrico:* a artéria esplênica tem origem independente na aorta.
- *Tipo 4 – tronco hepatoesplênico-mesentérico:* a gástrica esquerda tem origem independente na aorta e a hepática, esplênica e mesentérica superior formam um tronco único.
- *Tipo 5 – tronco gastroesplênico:* as artérias gástrica esquerda e esplênica formam um tronco único e a hepática média, quando presente, com origem na aorta ou na mesentérica superior. Quando a hepática média não existe, é substituída pela hepática direita ou esquerda ou ambas ao mesmo tempo.
- *Tipo 6 – tronco celíaco-mesentérico:* a mesentérica superior nasce do tronco celíaco.

- *Tipo 7 – tronco celíaco-cólico:* a cólica esquerda ou a cólica média com origem no tronco celíaco.
- *Tipo 8 – ausência de tronco celíaco:* os três vasos com origem independente na aorta.

O conhecimento dessas variações anatômicas é importante principalmente nos casos de hemorragia digestiva alta.

Alguns segmentos intestinais têm dupla vascularização e a oclusão proximal dos vasos pode não tratar o ramo responsável pelo sangramento. Exemplos:

- Estômago:
  - Gástrica esquerda: gástrica direita.
  - Gástricas: gastroepiplóicas.
- Duodeno:
  - Arcada pancreaticoduodenal superior: arcada pancreaticoduodenal inferior.
  - Gastroduodenal: gastroepiploicas.
- Cólon (flexura esplênica):
  - Cólica média (mesentérica superior): cólica esquerda (mesentérica inferior).
- Reto:
  - Retal superior (mesentérica inferior): retal média ou retal inferior (hipogástrica).

As variações anatômicas arteriais são fontes de confusão e falso negativo nos estudos angiográficos. Por exemplo, a artéria gástrica esquerda com origem direta na aorta ou a cólica média com origem na pancreática dorsal.

ANGIOTOMOGRAFIA NA PESQUISA DO SANGRAMENTO AGUDO

Os avanços técnicos recentes da tomografia computadorizada ampliaram o papel da angiotomografia (angio-TC) em diversas patologias vasculares, sobretudo na hemorragia digestiva de origem obscura (Fig. 16-11).

A alta velocidade aquisição apresentada pelos equipamentos de TC atuais permite adquirir imagens com alta resolução tridimensional e em intervalos de tempo cada vez mais curtos, tornando viável a aquisição em diferentes fases após a administração do meio de contraste.[5]

Estudos em modelos animais demonstram que a angio-TC é capaz de determinar sangramentos ativos na ordem de 0,3 mL/min, taxa essa ligeiramente maior que a estimada para a arteriografia (0,5 mL/min).[6]

O estudo angiotomográfico deve ser realizado em tomógrafos com multidetectores, preferencialmente com mais de 16 canais.

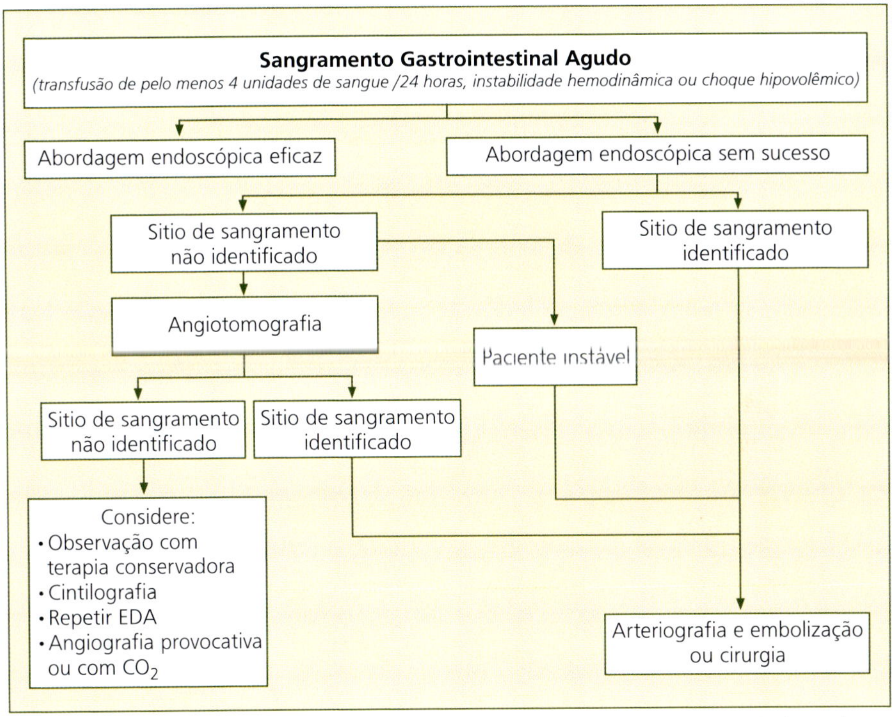

Fig. 16-11. Algoritmo simplificado para o manejo do sangramento gastrointestinal agudo. (Adaptada de Valek e Husty.[7])

O protocolo do estudo deve ser feito nas fases pré-contraste, arterial, portal e tardia, com a infusão de contraste por bomba injetora com fluxo ideal de 4,0 mL/seg. O volume do meio de contraste é calculado de acordo com o peso do paciente, em até 2 mL/kg e até 150 mL de volume total. O contraste oral positivo pode atrapalhar ou até mesmo inviabilizar a pesquisa pela angio-TC e não deve ser administrado na pesquisa da hemorragia digestiva. A análise da angio-TC deve ser feita de forma progressiva, com a identificação das alças intestinais em todas as fases do estudo.

O diagnóstico de sangramento ativo é confirmado na angio-TC com a visualização direta do meio contraste hiperdenso no interior da alça intestinal. Dependendo do volume de sangramento, o mesmo só é confirmado nas fases tardias do exame (Fig. 16-12).

A angio-TC também permite o estudo de todo o trato gastrointestinal e estruturas adjacentes, além de mostrar a anatomia vascular completa da região, definindo a intervenção subsequente ou o tratamento conservador.[7]

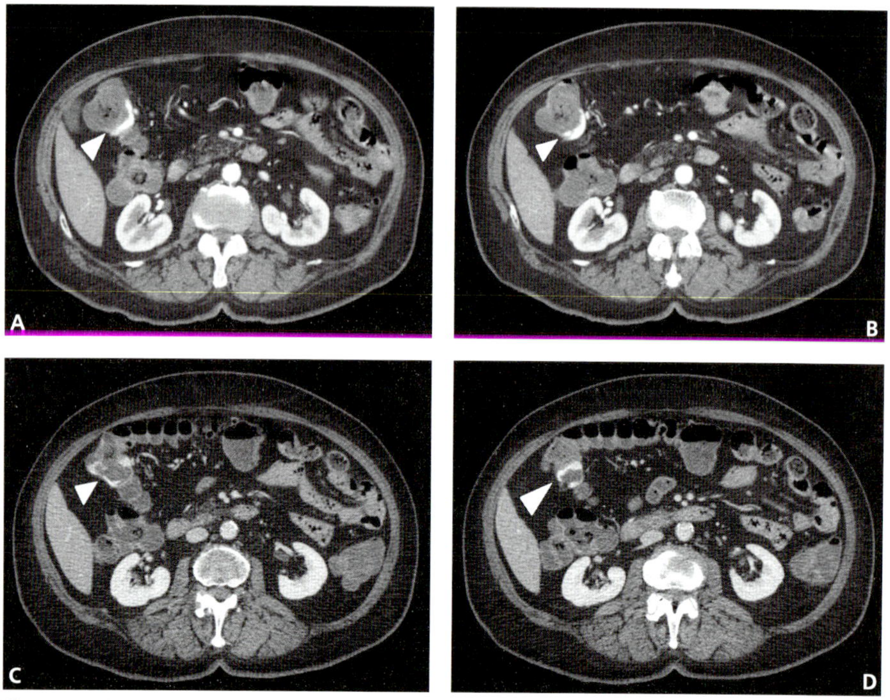

Fig. 16-12. (**A** e **B**) Tomografia computadorizada após contraste evidencia na fase arterial extravasamento do meio de contraste para o lúmem da alça (ângulo hepático). (**C** e **D**) Tomografia computadorizada na fase portal mostrando a progressão do contraste nas porções distais da alça. Arteriografia realizada logo após a TC foi negativa, mesmo com estudo seletivo dos ramos cólicos.

Após a confirmação diagnóstica na angio-TC, a arteriografia mesentérica é direcionada, o que reduz o tempo de exame, o volume de contraste e da exposição à radiação do paciente e da equipe da sala de angiografia.

Mesmo em pacientes hemodinamicamente instáveis, a angio-TC pode ser considerada como método de escolha por ser não invasiva, associada à alta velocidade de realização. Estudos mostram sensibilidade de 90,9%, especificidade de 99% e acurácia de 97,6% quando considerada hemorragia digestiva alta e baixa.[6]

A angio-TC auxilia, ainda, no diagnóstico diferencial entre as duas principais causas de HDB, que são a DDC e a angiodisplasia. Tal dado tem importante fator prognóstico uma vez que a recorrência da HDB é mais comum na angiodisplasia.[8]

ANGIOGRAFIA DIAGNÓSTICA

Angiografia está indicada em pacientes com sangramento espontâneo ou pós-operatório quando não foi possível controle por endoscopia.[9]

É necessário o suporte do médico anestesista mesmo para pacientes estáveis, uma vez que pode haver ressangramento e hemorragia maciça na sala de exame.

A rotina angiográfica inclui:

- Aortografia abdominal: deve ser realizada quando possível, pois avalia variações anatômicas e lesões ateromatosas ostiais.
- Arteriografia seletiva do tronco celíaco.
- Arteriografia seletiva da mesentérica superior.
- Arteriografia seletiva da mesentérica inferior.

Casos selecionados podem ser complementados com:

- Arteriografia seletiva e superseletiva de ramos específicos: sempre que houver dúvida ou imagens suspeitas.
- Arteriografia seletiva das hipogástricas: importante em sangramentos retais.

O cateterismo seletivo de cada ramo com injeções de contraste mais longas e uso de CO_2 podem aumentar a sensibilidade para sangramentos de menor monta (Quadro 16-5).

Importante ressaltar que toda extensão do intestino deve ser estudada quando não temos informação do local do sangramento.

O ideal é iniciar com o estudo do vaso que nutre o local suspeito de sangramento avaliado nos exames prévios, para poupar tempo e volume de contraste.

A angiografia com subtração digital é capaz de detectar sangramentos na ordem de 0,5 mL/min e localiza o sangramento mais rápido e com maior precisão do que a exploração cirúrgica, porém sua sensibilidade é dependente da gravidade da hemorragia, sendo mais elevada nos doentes hemodinamicamente instáveis que necessitam transfusão sanguínea.

Quadro 16-5. Material para embolização

- Microesferas ou micropartículas de PVA (acima de 300-500 μm para reduzir risco de infarto intestinal)
- Micromolas de destacamento controlado 0,014 ou 0,018
- Molas de destacamento livre 0,035
- Adesivos tissulares (cola) – Histoacryl® e Glubran®
- Gelfoam
- Coágulos autólogos
- Onix®
- Drogas vasoconstritoras e vasodilatadoras

Adaptado de Mauro *et al.*[3]

Outros fatores também influenciam a sensibilidade da angiografia:

- Localização da hemorragia (63 a 90% no trato gastrointestinal alto e 40 a 86% no trato gastrointestinal baixo).
- Sangramento localizado ou difuso.
- Sangramento intermitente ou contínuo.
- Sangramento arterial ou venoso.
- Quantidade de ar intraluminal e peristalse – principalmente após realização de EDA e colonoscopia (avaliar o uso de drogas antiperistálticas, se as condições clinicas permitirem).
- Pouca cooperação do paciente e dificuldade de obter um estudo de boa qualidade nos casos de obesidade, dispneia, movimentos involuntários etc. Em casos extremos, podem ser feitas aquisições com protocolos utilizados em coronariografia (cineangio) com taxas de 15 imagens/segundo, sem subtração digital.
- Resíduos de bário no intestino podem dificultar ou impedir a visualização do sangramento ativo e, dependendo da quantidade, contraindicar o estudo até que seja feita lavagem intestinal adequada.

A sensibilidade do método pode ser aumentada usando angiografia provocativa com vasodilatadores ou utilizando o dióxido de carbono (CO_2) como contraste.[7]

O sinal angiográfico clássico de hemorragia ativa é o extravasamento do material de contraste para o lúmen da alça intestinal. Os sinais indiretos incluem principalmente a presença de pseudoaneurismas, hiperemia focal, irregularidades da parede arterial, *nidus angiomatoso* com drenagem venosa precoce (MAVs e angiodisplasias).[7]

Para aumentar as chances de visualizar o local de sangramento, a equipe de radiologia intervencionista deve ser acionada o mais rápido possível e parte das manobras de estabilização do paciente realizadas na sala de angiografia.

A localização de sangramento pode ser facilitada pela colocação de clipes metálicos no local suspeito de sangramento durante o exame endoscópico.[7]

A embolização seguida à angiografia deve ser realizada nos casos onde é identificado sangramento ativo ou lesão com alta probabilidade de sangramento.[7]

Se o sangramento não é visualizado na angiografia, pode ser feita embolização "cega" no local mais provável de sangramento avaliado na angio-TC ou endoscópicamente, principalmente se durante a endoscopia foi feita marcação do local com clipes metálicos.[2]

Nas abordagens multidisciplinares o radiologista pode ser útil na marcação de local especifico para ressecção cirúrgica. Na sala de angiografia é feito cateterismo superseletivo do sítio de sangramento, mantendo-se fixo o posicionamento do cateter. O paciente é então encaminhado para sala de cirurgia e durante o ato operatório é injetado azul de metileno no ramo arterial proporcionando fácil identificação do segmento que será submetido a ressecção.

HEMORRAGIA DIGESTIVA ALTA

A hemorragia digestiva alta tem impacto clinico e econômico importante com incidências reportadas de 48 a 160 casos por 100.000 adultos por ano e mortalidade de 10 a 14%.[1] Porcentagem esta inalterada durante os últimos 30 anos apesar de todos os avanços técnicos recentes e muitas vezes relacionada a aumento das comorbidades associadas.

Em adultos com sangramento agudo a causa é proveniente de úlcera duodenal em 30 a 40% dos casos e úlceras gástricas em 20 a 25%.[10]

Há uma forte relação de sangramento por úlcera peptica com o uso de medicamentos anti-inflamatórios não esteroides (AINEs) ou ácido acetilsalicílico (AAS) em baixas doses (Quadro 16-6).[1]

Os pacientes com hemorragia digestiva alta devem ser estratificados em alto ou baixo risco utilizando escalas prognósticas, pois a identificação precoce dos pacientes de alto risco diminui a morbimortalidade.

Quadro 16-6. Causas de sangramento digestivo alto

Causas de sangramento digestivo alto direto
▪ Úlcera péptica (gástrica e duodenal) ▪ Síndrome de Mallory-Weiss ▪ Gastrite e esofagite ▪ Angiodisplasia ▪ Lesão de Dieulafoy ▪ Ulcera pós-anastomótica ▪ Fístula aorto-entérica (aneurisma ou pseudoaneurisma) ▪ Tumores (particularmente leiomiossarcoma primário e neuroendócrinos de pâncreas) ▪ Doença diverticular duodenal
Causas de sangramento digestivo alto transpapilar
▪ Esfincterotomia endoscópica ▪ Hemobilia (trauma hepático, abscesso hepático, tumores, após biopsia e drenagem biliar) ▪ Ducto pancreático (pseudoaneurisma após pancreatite, tumores e aneurismas)

Adaptado de Mauro *et al.*[3]

São preditores clínicos de risco aumentado de re-sangramento e mortalidade:

- Idade acima de 65 anos.
- Choque hipovolêmico.
- PS elevado.
- Comorbidades.
- Níveis de hemoglobina baixos inicialmente.
- Melena.
- Necessidade de transfusão.
- Sangue "vivo" no exame retal, no vomito ou na sonda nasogástrica.
- Sepse.
- Ureia e creatinina ou aminotransferases elevadas.

Outros fatores preditores incluem: alcoolismo crônico, câncer ativo, condições sócio-familiares inadequadas e APACHE II (*Acute Physiology and Chronic Health Evaluation*) com pontuação acima de 11.

Existem escores para analisar possibilidade de ressangramento e mortalidade, como os escores de Blatchford e Rockall que utilizam apenas os dados clínicos e laboratoriais (antes de endoscopia) para identificar os doentes que necessitam de intervenção.[1]

A embolização arterial do sangramento digestivo alto vem sendo cada vez mais utilizada após falha no tratamento endoscópico. Seus resultados vêm melhorando com a evolução tecnológica e a disseminação das técnicas endovasculares, enquanto a cirurgia ainda mantém alta mortalidade, principalmente em pacientes com comorbidades associadas.

Alguns autores consideram que quanto maior o grau de comprometimento hemodinâmico (pressão sistólica < 100 mm Hg e frequência cardíaca > 100 bpm ou choque clinico), maior a chance de visualizar o local de sangramento.[3]

A abordagem multidisciplinar é necessária e imprescindível para o tratamento desses pacientes e deve ser discutida entre intensivistas, gastroenterologistas, radiologistas intervencionistas, anestesistas e cirurgiões para alcançar o melhor resultado.

A endoscopia persiste como o método de escolha para a abordagem inicial dos pacientes com hemorragia digestiva alta. Atingindo o controle do sangramento em cerca de 95% dos casos.

Após falha do tratamento inicial ou recorrencia do sangramento deve ser considerada uma segunda endoscopia, tratamento endovascular ou cirurgia.

Correção agressiva de disturbios da coagulação é muito importante.

Quando o tratamento endoscópico consegue a hemostasia primária sem recorrencia, a mortalidade é de menos de 2%.[10]

No entanto, ressangramento após a hemostasia endoscópica primária é observada em cerca de 25% dos casos e estes pacientes têm uma mortalidade de cerca de 10%. Em cerca de 5% dos casos não é possível parar o sangramento na abordagem inicial e, nestes casos, a mortalidade é cerca de 30%.[10]

Em estudos não controlados, as taxas de sucesso técnico primário da embolização arterial variam de 52 a 98%, com sangramento recorrendo em cerca de 10 a 20% dos pacientes. Um estudo retrospectivo em centro único não mostrou diferenças significativas entre os resultados da cirurgia e a embolização percutânea, com taxas de ressangramento e mortalidade similares, embora os pacientes no grupo embolização serem mais idosos e com uma maior prevalência de doenças cardiovasculares.

Apesar de incomuns, existem complicações da embolização incluindo isquemia intestinal, estenose duodenal e infartos gastrico, hepático e esplênico.[1]

A alta mortalidade periprocedural de 25 para 30% relatada por alguns autores é, em grande parte, atribuída ao fato dos doentes selecionados para este procedimento terem alto risco cirúrgico, idade avançada e condição clínica precária (Figs. 16-13 e 16-14).

O paciente típico apresenta-se com o seguinte quadro:

A) Hemorragia maciça (necessidade de transfusão de pelo menos 4 U sangue/24 horas) ou instabilidade hemodinâmica (hipotensão e frequência cardíaca acima de 100 bpm ou choque secundário à perda de sangue).
B) Sangramento que não respondeu a terapeutica conservadora, incluindo reposição de volume, antiácidos, agentes bloqueadores H2 ou inibidores da bomba de prótons.
C) Insucesso no tratamento endoscópico após uma ou duas tentativas.[11]

O estudo angiográfico das hemorragias digestivas altas deve ser iniciado pelo tronco celíaco, seguido da artéria mesentérica superior. Quando o local do sangramento foi definido pela endoscopia prévia, a angiografia deve ser mais objetiva.

Os principais achados angiográficos positivos para o sangramento ativo são o extravasamento de contraste para luz intestinal e a identificação de pseudoaneurisma. A presença de opacificação anormal e intensa da mucosa é indicativo de gastrite ou duodenite e, se houver correlação com os achados endoscópicos, pode ser considerado positivo.[11]

Em áreas de dupla vascularização, ambos os vasos devem ser cateterizados e, nos casos de embolização, controles feitos também nos dois vasos (ex.: sangramentos na segunda porção do duodeno devem ser estudados com seletivas

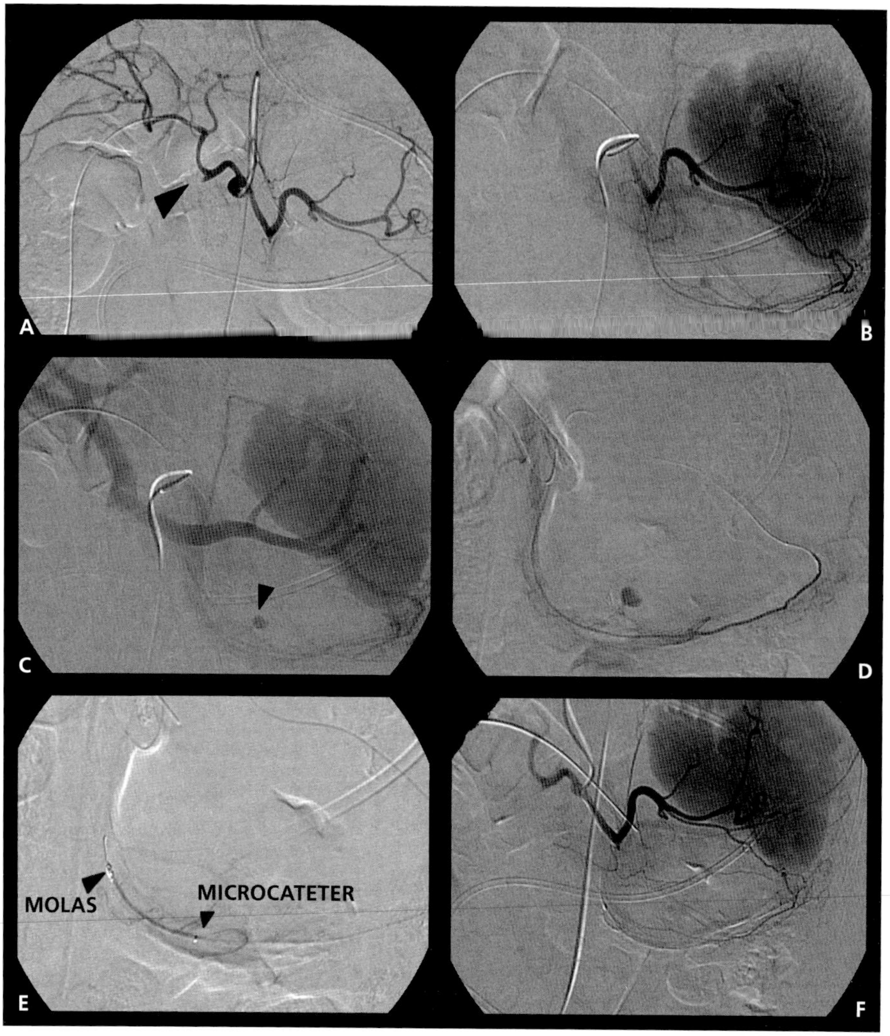

Fig. 16-13. Pós-operatório de duodenopancreatectomia evoluindo com sangramento digestivo alto sem controle pela EDA. (**A**) Angiografia do tronco celíaco mostrando oclusão (ligadura) da gastroduodenal (*seta*). (**B**) Presença de pseudoaneurisma em ramo da artéria gastroepliploica (grande curvatura do estômago), na projeção da anastomose do estômago com o delgado. (**C**) Fase tardia de B (*seta no pseudoaneurisma*). (**D**) Seletiva da gastroepiploica. (**E**) Liberação de micromolas no segmento distal do vaso e embolização do pseudoaneurisma com microesferas. (**F**) Arteriografia de controle sem opacificação da lesão. Evolução sem novos sangramentos.

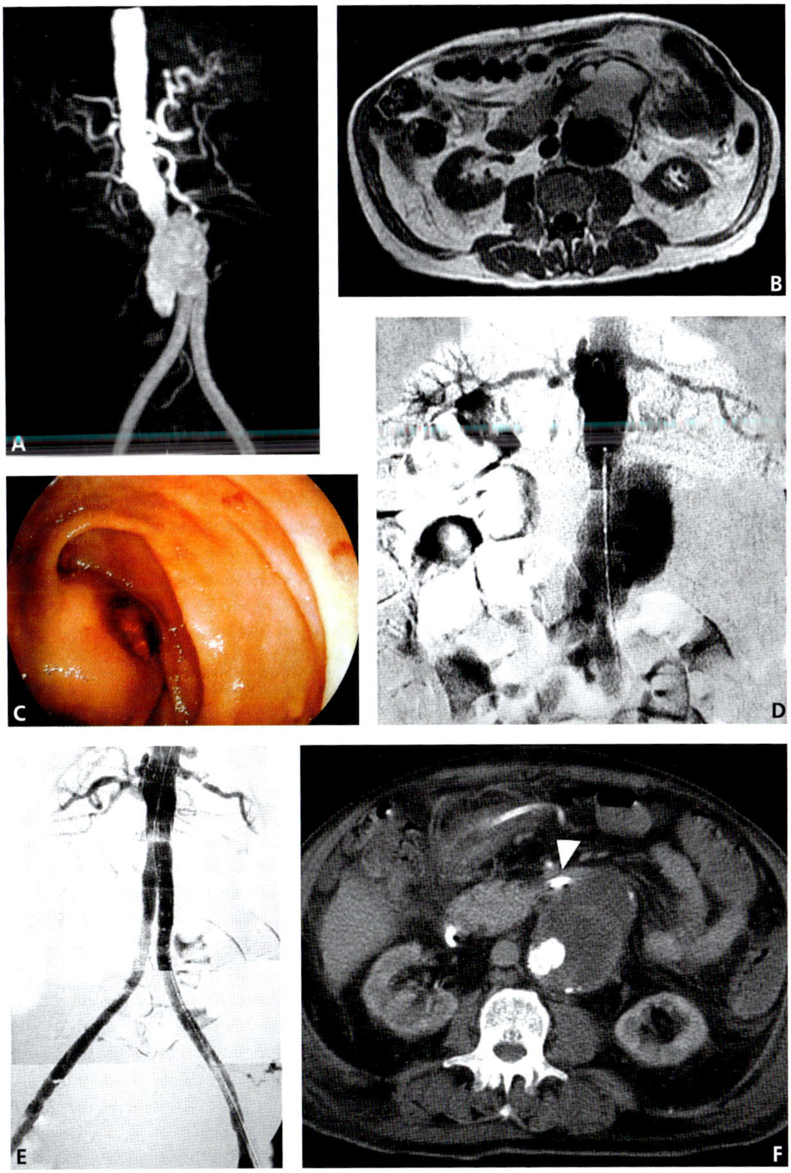

Fig. 16-14. Vasculopata. Relato de cirurgia para correção de estenose aortoilíaca 20 anos antes com implante de enxerto aortobifemoral. (**A** e **B**) O paciente apresenta pseudoaneurisma na anastomose proximal e estava realizando investigação com angio-RM para tratamento endovascular, sendo (**A**) reconstrução da angio-RM em MIP e (**B**) corte axial. No dia em que realizou a angio-RM apresentou hematêmese maciça com broncoaspiração e parada cardíaca. (**C**) Após estabilização foi encaminhado para endoscopia que mostrou massa pulsátil na terceira porção do duodeno. (**D** e **E**) Encaminhado para correção endovascular com arteriografias (**D**) pré e (**E**) pós implante de endoprótese bifurcada. (**F**) TC após o tratamento endovascular mostrando a exclusão do aneurisma e ausência de sinais de infecção no saco aneurismático. Notar a relação da sonda nasoenteral com o saco aneurismático (*seta*). O paciente faleceu após 1 mês pela infecção pulmonar secundária a broncoaspiração.

das arcadas pancreaticoduodenais inferior e superior). Nesses casos a embolização do vaso responsável pelo sangramento deve ser feita inicialmente distal e depois proximal (tipicamente citado como *backdoor* e *frontdoor*) para prevenção de revascularização por colaterais.

Quando o sangramento ativo é identificado, os melhores resultados da embolização são descritos utilizando molas (micromolas) ou adesivos teciduais (cola).

Se não é identificado sangramento ativo a embolização empírica do local suspeito pode ser feita com molas ou gelfoam.[11] A colocação de clipes metálicos pela endoscopia é bastante útil para esses casos e deve ser discutida quando a angiografia inicial foi negativa e há proposta de repetir a endoscopia.

O uso de vasoconstrictores como a vasopressina não é difundido no Brasil e mostra alta taxa de ressangramento (> 50%), além de importantes efeitos colaterais sistêmicos. Pode ser considerada em casos de hemorragia difusa da mucosa, hemorragia diverticular, pós-polipectomia ou lesões inacessíveis aos microcateteres. A dose geralmente é 100 unidades de vasopressina diluídas em 500 mL de soro fisiológico com infusão intra-arterial entre 0,1 a 0,4 unidades/minuto mantida até 16 horas.

HEMORRAGIA DIGESTIVA BAIXA

A hemorragia digestiva baixa (HDB) é importante causa de morbidade e mortalidade na população idosa.[12] É menos comum que a hemorragia digestiva alta e representa 30% dos casos de sangramento gastrointestinal, com taxa de mortalidade de 3,6%.[13,14]

A maior incidência de doença diverticular do cólon (DDC), de angiodisplasia e de neoplasias na população idosa está diretamente relacionada com o surgimento de HDB nessa faixa etária. Além disso, outro importante fator predisponente é o uso de medicamentos antiagregantes plaquetários, anticoagulantes e anti-inflamatórios não esteroides (AINES), o que também é mais comum na faixa etária elevada.[15]

Depois do sangramento, o segundo maior fator de risco para a mortalidade na HDB são as comorbidades, dentre as quais se destacam a doença cardiovascular, hipertensão arterial, cirrose hepática, insuficiência renal, diabetes melito e o câncer.[16]

Por definição a HDB ocorre nos casos de sangramentos intestinais após o ligamento de Treitz e pode estar relacionado ao intestino delgado, cólon e reto. A HDB pode ser aguda ou crônica. A principal forma de apresentação é a hematoquezia, porém pode ocorrer a melena, dependendo da velocidade do trânsito intestinal e do sítio de sangramento.

A hemorragia obscura ocorre na presença de sangramento de localização e causa desconhecidas após a investigação clínica, endoscópica e radiológica. Pode ser silenciosa (sangramento oculto) ou pode se manifestar com hematoquezia ou melena.

As doenças primárias intestinais mais comumente relacionadas com a HDB encontram-se listadas no Quadro 16-7.

A frequência dessas doenças varia de acordo com idade e nível socioeconômico. Nos países da Europa Ocidental, a DDC é a causa principal de HBD e na Ásia, a hemorroida, a fissura anal e o tumor colorretal maligno são mais frequentemente encontrados. A DDC é causa rara de HDB na Ásia.[17,18]

Outras causas menos frequentes de HDB incluem a angiodisplasia, doença inflamatória intestinal, colite infecciosa, outras neoplasias benignas ou malignas (p. ex., GIST), hemorragia pós-polipectomia, úlcera estercoral, úlcera retal solitária, lesão de Dieulafoy, varizes colorretais, malformações vasculares congênitas.

A principal forma de manifestação da HDB nos pacientes com DDC é a hematoquezia. Apesar de cerca de 90% dos divertículos colônicos acometerem preferencialmente o cólon esquerdo, 50-90% dos casos de HDB diverticular são causados pela doença do cólon direito.[19]

A angiodisplasia é uma lesão vascular degenerativa e pode estar presente no intestino delgado ou no cólon e neste é mais comum no ceco e cólon ascendente. É a principal causa de HDB obscura nos países desenvolvidos.[20] O mecanismo de formação parece estar relacionado com episódios repetidos de distensão intestinal associados com aumentos transitórios da pressão intraluminal, resultando em obstrução do fluxo venoso na submucosa, notadamente no ponto onde as estruturas vasculares cruzam a parede muscular intestinal. Esse processo lentamente leva à dilatação das vênulas e capilares e, então, a ectasia

Quadro 16-7. Principais causas de hemorragia digestiva baixa

- Doença diverticular
- Ectasia vascular (angiodisplasia)
- Neoplasias
- Colite (infecciosa, isquêmica ou actínica)
- Doença inflamatória intestinal
- Sangramentos pós-polipectomia
- Hemorroida
- Úlcera estercoral
- Síndrome da úlcera retal solitária
- Lesão de Dieulafoy
- Varizes colorretais

vascular ocorre. É mais comum no cólon ascendente e ceco porque essas regiões apresentam as maiores distensões parietais no repouso.[21]

A apresentação da HDB é amplamente variável, podendo ocorrer tanto o sangramento oculto até a morte por choque hemorrágico. Antes mesmo da exteriorização do sangramento, o paciente pode evoluir com hipotensão e choque de evolução aguda seguidos de disfunção de múltiplos órgãos, principalmente o paciente idoso.

A conduta clínica inicial com a ressuscitação volêmica e correção das discrasias da coagulação são etapas fundamentais do tratamento porque na maioria dos casos a HDB irá cessar espontaneamente.[22]

A diferenciação entre hemorragia digestiva alta (HDA) e HDB através da exteriorização de melena ou hematoquezia pode ser equivocada, dependendo do volume da perda sanguínea e do ritmo intestinal. Ambas as situações podem estar presentes tanto na HDA como na HDB. O aspirado bilioso ou de conteúdo gástrico pelo cateter nasogástrico ajuda a excluir a possibilidade de HDA. Da mesma maneira, a presença de lavado positivo pelo cateter nasogástrico, mesmo no paciente com hematoquezia, deve direcionar a investigação inicial para o trato gastrointestinal superior.

A colonoscopia de urgência com preparo rápido do cólon é considerada o exame de primeira linha após o paciente estar estabilizado hemodinamicamente e possibilita o tratamento das lesões intestinais com sangramento ativo ou recente. Os melhores resultados de acurácia diagnóstica da colonoscopia na HDB aguda variam de 72 a 86%.[23] Porém, em estudo que avaliou a colonoscopia de urgência, a taxa de sucesso no diagnóstico definitivo e do provável do sítio de sangramento foi de apenas 13 e de 67%, respectivamente, mesmo com o preparo adequado do cólon.[24] A visualização direta da lesão fornece informação prognóstica em relação ao risco de ressangramentos e permite biópsia na suspeita de lesões malignas. Uma importante limitação do método é que o intestino delgado não é avaliado e o preparo é completado em 3-4 horas. O sangramento ativo maciço pode dificultar ou até impossibilitar a investigação pela colonoscopia, principalmente quando associado a instabilidade hemodinâmica. Os procedimentos terapêuticos realizados através da colonoscopia incluem a injeção de epinefrina, eletrocoagulação, laser e a ligadura com bandas ou clipes metálicos (Quadro 16-8).

Após a falha do tratamento conservador e da colonoscopia no controle do sangramento, o estudo angiográfico e a embolização estão formalmente indicados, mesmo nos pacientes instáveis hemodinamicamente (Fig. 16-15). Como mencionado anteriormente, é recomendável a realização de TC antes do estudo angiográfico nos pacientes com sítio indeterminado de sangramento. Se a

Quadro 16-8. Métodos de investigação por imagem na HDB[27]

Técnica	Vantagens	Desvantagens	Sangramento mínimo
Colonoscopia	Seguro e efetivo no diagnóstico e tratamento, mesmo de lesões sem sangramento ativo. Possibilidade de biópsia de lesões suspeitas	Riscos inerentes ao método como perfuração, hemorragia. Necessita de preparo adequado. A hemorragia maciça pode impossibilitar a realização do exame. O intestino delgado não é estudado, exceto com o método de cápsula endoscópica	N/A
Cintilografia	Não-invasivo. Técnica de maior sensibilidade. Imagens tardias que são úteis na detecção do sangramento intermitente	Localização anatômica imprecisa. Exame demorado. Complexidade para aquisição de imagens tardias em pacientes mais graves	0,04 mL/min
Tomografia computadorizada	Rápido e não-invasivo. Sensível e amplamente disponível, permite a localização precisa do sítio de sangramento	Radiação ionizante e contraste iodado limitam estudos repetidos	0,3 mL/min
Arteriografia	Localização precisa e tratamento imediato	Exame invasivo, com complicações inerentes ao cateterismo vascular e administração do meio de contraste iodado	0,5 mL/min

Adaptado de Laing *et al.*[8]

TC for negativa para o sangramento ativo, a chance de detecção na arteriografia será baixa e o paciente deve seguir outro fluxo de tratamento.

Podem ocorrer episódios de melena ou hematoquezia no período de 12 a 24 horas após a embolização. Se os exames laboratoriais e os demais dados clínicos se mantiverem estáveis, a maior possibilidade é de sangramento residual, não havendo necessidade de novas intervenções.

A embolização do sítio de sangramento exibe alta taxa de sucesso, que varia de 90-100% imediatamente após o procedimento à 81-91% em 30 dias de controle após a embolização.[25,26]

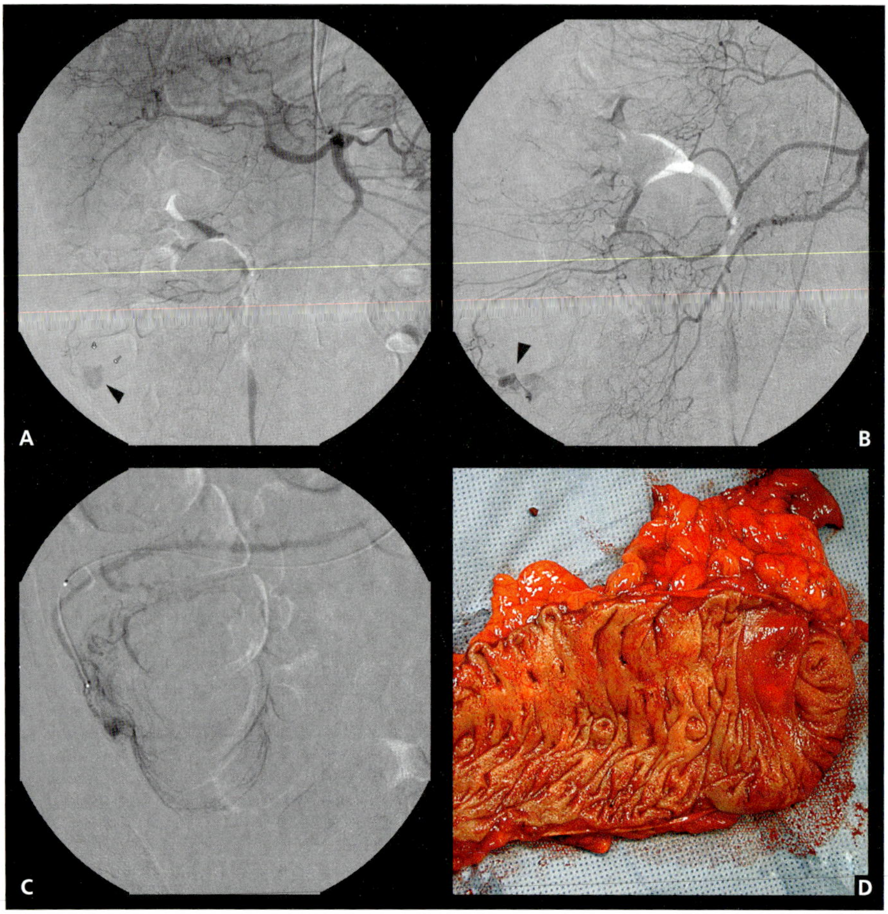

Fig. 16-15. Homem, 74 anos, hemorragia digestiva baixa vultuosa causando instabilidade hemodinâmica. (**A** e **B**) Sangramento ativo volumoso proveniente de ramo distal da artéria cólica direita. (**C**) Cateterismo superseletivo e embolização com microesferas. (**D**) Após estabilização do quadro o paciente foi submetido a colectomia direita eletiva, onde observamos inúmeros divertículos na peça cirurgica

CONCLUSÃO

A Radiologia Intervencionista possui papel já bem definido no tratamento das hemorragias digestivas. Os avanços tecnológicos aumentam as taxas de sucesso e segurança dos procedimentos, destacando-se a angio-TC que reduz o número de angiografias negativas e direciona o tratamento quando positivas.

Os procedimentos de embolização para o tratamento da hemorragia digestiva apresentam alta taxa de sucesso técnico e baixo risco de isquemia intestinal, quando realizados por profissionais devidamente capacitados. Suas indicações devem ser discutidas por equipe multidisciplinar, visando sempre a melhor opção para cada paciente.

REFERÊNCIAS BIBLIOGRÁFICAS

1. Barkun AN, Bardou M, Kuipers EJ *et al.* For the International Consensus Upper Gastrointestinal Bleeding Conference Group. International consensus recommendations on the management of patients with nonvariceal upper gastrointestinal bleeding. *Ann Intern Med* 2010;152:101-13.
2. Drooz AT, Lewis CA, Allen TE *et al.* Quality improvement guidelines for percutaneous transcatheter embolization. *J Vasc Interv Radiol* 2003;14:S237-42.
3. Mauro MA, Murphy KPJ, Venbrux AC *et al. Image-guided interventions: expert radiology series.* Philadelphia: Saunders Elsevier 2008. p. 665-89.
4. Uflacker R. *Atlas of vascular anatomy: an angiographic approach.* Philadelphia: Williams and Wilkins 1997. p. 405-604.
5. Artigas JM, Martí M, Soto JA *et al.* Multidetector CT angiography for acute gastrointestinal bleeding: technique and findings. *RadioGraphics* 2013;33:1453-70.
6. Navuluri R, Patel J, Kang L. Role of interventional radiology in the emergent management of acute upper gastrointestinal bleeding. *Semin Intervent Radiol* 2012;29:169-77.
7. Valek V, Husty J. Quality improvement guidelines for transcatheter embolization for acute gastrointestinal nonvariceal hemorrhage. *Cardiovasc Intervent Radiol* 2013;36:608-12.
8. Laing CJ, Tobias T, Rosenblum DI *et al.* Acute gastrointestinal bleeding: emerging role of multidetector CT angiography and review of current imaging techniques. *RadioGraphics* 2007;27:1055-70.
9. Graça BM, Freire PA, Brito JB *et al.* Gastroenterologic and radiologic approach to obscure gastrointestinal bleeding: how, why, and when? *RadioGraphics* 2010;30:235-52.
10. Andersen PE, Duvnjak S. Endovascular treatment of nonvariceal acute arterial upper gastrointestinal bleeding. *World J Radiol* 2010 July;2(7):257-61.
11. Loffroy R, Rao P, Ota S *et al.* Embolization of acute nonvariceal upper gastrointestinal hemorrhage resistant to endoscopic treatment: results and predictors of recurrent bleeding. *Cardiovasc Intervent Radiol* 2010;33:1088-100.
12. Longstreth GF. Epidemiology and outcome of patients hospitalized with acute lower gastrointestinal hemorrhage: a population-based study. *Am J Gastroenterol* 1997;92:419-24.
13. Peura DA, Lanza FL, Gostout CJ *et al.* The American College of Gastroenterology Bleeding Registry: preliminary findings. *Am J Gastroenterol* 1997;92(6):924-28.
14. Lim J, Ahmed A. Endoscopic approach to the treatment of gastrointestinal bleeding. *Tech Vasc Interv Radiol* 2005;7(3):123-29.
15. Farrell JJ, Friedman LS. Gastrointestinal bleeding in older people. *Gastroenterol Clin North Am* 2000;29:1-36.
16. Comay D, Marshall JK. Resource utilization for acute lower gastrointestinal hemorrhage: the Ontario GI bleed study. *Can J Gastroenterol* 2002;16:677-82.
17. Rockey DC. Lower gastrointestinal bleeding. *Gastroenterology* 2006;130:165-71.

18. Rhee JC, Lee KT. The causes and management of lower GI bleeding: a study based on clinical observations at Hanyang University Hospital. *Gastroenterol Jpn* 1991;26(Suppl 3):101-6.
19. McGuire Jr HH. Bleeding colonic diverticula. A reappraisal of natural history and management. *Ann Surg* 1994;220:653-56.
20. Foutch PG. Angiodysplasia of the gastrointestinal tract. *Am J Gastroenterol* 1993;88:807-18.
21. Reinus JF, Brandt LJ. Vascular ectasias and diverticulosis. Common causes of lower intestinal bleeding. *Gastroenterol Clin North Am* 1994;23:1-20.
22. Chait MM. Lower gastrointestinal bleeding in the elderly. *World J Gastrointest Endosc* 2010;2(5):147-54.
23. Zuckerman DA, Bocchini TP, Birnbaum EH. Massive hemorrhage in the lower gastrointestinal tract in adults: diagnostic imaging and intervention. *AJR* 1993;161:703-11.
24. Angtuaco TL, Reddy SK, Drapkin S *et al.* The utility of urgent colonoscopy in the evaluation of acute lower gastrointestinal bleeding: a 2-year experience from a single center. *Am J Gastroenterol* 2001;96(6):1782-85.
25. Defreyne L, Vanlangenhove P, De Vos M *et al.* Embolization as a first approach with endoscopically unmanageable acute nonvariceal gastrointes- tinal hemorrhage. *Radiology* 2001;218(3):739-48.
26. Aina R, Oliva VL, Therasse E *et al.* Arterial embolotherapy for upper gastrointestinal hemorrhage: outcome assessment. *J Vasc Interv Radiol* 2001;12(2):195-20.
27. Laing CJ, Tobias T, Rosenblum DI *et al.* Acute gastrointestinal bleeding: emerging role of multidetector CT angiography and review of current imaging techniques. *Radiographics* 2007 July-Aug.;27(4):1055-70.

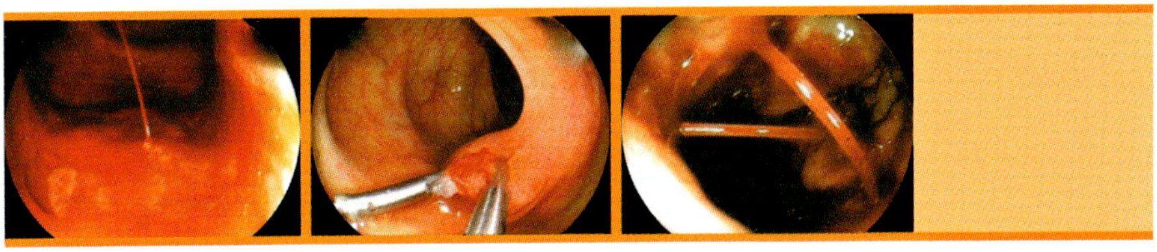

Índice Remissivo

Os números acompanhados por **q** são referentes a quadros, e os números acompanhados por *f* são referentes a figuras.

A

B

C

D

E

F

G

H

I

J

K

L

M

N

O

P

R

S

T

U

V